Training und Therapie mit dem Flossband

SUSLIK | SEIFERT

# TRAINING UND THERAPIE
# MIT DEM FLOSSBAND

## LEISTUNGSSTEIGERUNG, VERLETZUNGSPRÄVENTION UND SCHMERZREDUKTION DURCH VITALITY FLOSSING

Meyer & Meyer Verlag

**Training und Therapie mit dem Flossband**

Bibliografische Information der Deutschen Nationalbibliothek

Die Deutsche Nationalbibliothek verzeichnet diese Publikation in der Deutschen Nationalbibliografie; detaillierte bibliografische

Details sind im Internet über <http://dnb.d-nb.de> abrufbar.

© 2017 by Meyer & Meyer Verlag, Aachen

Fortdruck der 1. Auflage 2016

Auckland, Beirut, Dubai, Hägendorf, Hongkong, Indianapolis, Kairo, Kapstadt,

Manila, Maidenhead, Neu-Delhi, Singapur, Sydney, Teheran, Wien

Member of the World Sport Publishers' Association (WSPA)

Gesamtherstellung: Print Consult GmbH, München

ISBN 978-3-89899-927-4

E-Mail: verlag@m-m-sports.com

www.dersportverlag.de

# INHALT

# DIE AUTOREN

## DOMINIK SUSLIK

Sportwissenschaftler M.A.
Fachbereichsleiter Athletik-Reha-Diagnostik-Therapie Hannover 96 NLZ
Athletiktrainer Handball Bundesliga (TSV Hannover-Burgdorf; MT Melsungen)
Ausbilder und Mitbegründer der PHYSIOCORE Academy
Berater und Referent im Gesundheitswesen
Born2Coach Health | Performance | Movement
Personal Trainer und Rückenschmerztherapeut

## SASCHA SEIFERT

Osteopath
Heilpraktiker
Personal Fitnesstrainer
Physiotherapeut
Sportphysiotherapeut des Deutschen Olympischen Sportbundes (DOSB)
Ausbilder und Mitbegründer der PHYSIOCORE Academy
Therapeutischer Leiter des Sportrehabilitationszentrums REHAmed
Wilhelmshöhe in Kassel
Therapeutischer Leiter beim Handballbundesligisten MT Melsungen
Ausbilder für KINESIOlogisches Taping

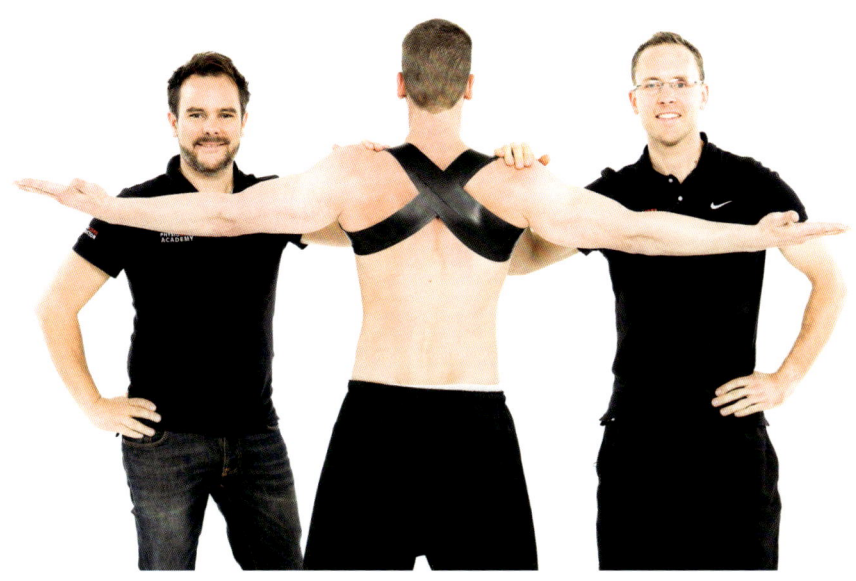

*Sascha Seifert, Therapeut*   *Dominik Suslik, Trainer*

| Vitality Flossing – die perfekte Mischung aus | |
| --- | --- |
| *Therapie* | *Training* |
| *Schmerzreduktion* | *Beweglichkeitssteigerung* |
| *Rehabilitation* | *Prävention* |
| *Regeneration* | *Kraftentfaltung* |
| *Pflege* | *Aktivierung* |

# TEIL I: THEORIE

# EINLEITUNG

## UNSERE MOTIVATION:
## PRÄVENTION UND REHABILITATION

Hallo, lieber Leserinnen und Leser, wir freuen uns, dass Sie sich für das Thema Flossing interessieren.

Bevor wir uns der Theorie und Praxis des Flossings widmen, geht es um Ihre und unsere Motivation, uns dem Thema Flossing zu widmen.

### WAS TREIBT UNS AN? WAS IST UNSER ZIEL MIT DIESEM BUCH?

Als ehemaliger Leistungsfußballer und geprägt durch mehrere Verletzungen habe ich, Dominik Suslik, über die letzten 15 Jahre die unterschiedlichsten Höhen und Tiefen der körperlichen Bewegungs- und Leistungsfähigkeit kennengelernt. Aus eigener Erfahrung kann ich sagen, wie schön es ist, topfit und leistungsfähig zu sein. Schnell zu laufen, hoch zu springen, weit zu laufen, in einem Wettkampf zu gewinnen, sind schöne Gefühle. Ich weiß jedoch auch, wie schmerzhaft es ist, wenn Sie Ihrem Lieblingssport nur eingeschränkt oder gar nicht mehr nachgehen können, weil Ihre Muskeln verspannen, Ihre Gelenke schmerzen und Ihr Körper die Belastung schlecht toleriert.

Als Sportler war ich früh auf der Suche nach  hilfreichen Trainings- und Therapiemethoden hin zu mehr Leistungsfähigkeit. Angefangen bei klassischer Physiotherapie über Manualtherapie bis hin zu Osteopathie, Heilpraxis und weiteren Heilverfahren habe ich die verschiedensten Behandlungsmethoden am eigenen Körper kennengelernt. Diese waren oft hilfreich, jedoch stets abhängig von einem Behandler und teilweise nur ein- bis zweimal die Woche verfügbar.

Mit 23 Jahren hatte mein Körper einmal alles durch: Prellungen, Hämatome, Muskelfaser- und Muskelbündelrisse, Patellaspitzensyndrom, Ermüdungsbrüche, Knochenhautentzündungen, Bänderrisse.

Was ich hatte? Die ständige Lust und der Spaß an Bewegung.

Was mir fehlte? Die richtige Information und das gesunde Verhältnis aus Belastung und Erholung, aus Körperpflege und Leistung.

Das frühe Karriereende und der Spaß und die Lust auf Bewegung hat mich motiviert, den menschlichen Körper zu studieren, Bewegung besser zu verstehen und anderen zu helfen, ihren Sport schmerzfrei und nachhaltiger betreiben zu können.

Über die letzten 10 Jahre entwickeln Sascha Seifert und ich nun schon gemeinsam Ideen und Konzepte hin zu mehr Bewegungs- und Lebensfreude unserer Patienten und Sportler. Sascha als Leiter eines ambulanten Sportrehabilitationszentrums in Kassel und ich als sein ehemaliger Patient, dann Mitarbeiter und heute als Leiter der Abteilung Athletik-Reha-Diagnostik-Therapie am Nachwuchsleistungszentrum von Hannover 96 sowie als Athletik-trainer beim Handballbundesligisten TSV Hannover-Burgdorf.

## WARUM FLOSSING?

Erstmals aufmerksam auf Flossing wurden wir, als uns im August 2013 der ehemalige Belastungsmanager vom englischen Premier League Club FC Liverpool, Fergus Conolly, bei einem Workshop in Bonn das Buch *Becoming a supple leopard* von Dr. Kelly Starrett aus Amerika empfahl (Starrett, 2013). In seinem Buch bezeichnet der Doktor der Physio-therapie das Flossing als „Voodoo Flossing", was darauf zurückzuführen ist, dass die zum Teil phänomenalen Therapieergebnisse bis heute keine wissenschaftliche Evidenz haben.

Da die von ihm aufgezeigten Einsatzmöglichkeiten sehr knapp gehalten waren und es keine weitere Literatur zum Flossband gab, haben wir angefangen, die Therapie- und Trainingsmöglichkeiten mit dem Flossband genauer zu erproben. Einmal angefangen, sind Sie schnell vom Flossingfieber gepackt.

Durch unsere Arbeit mit Profisportlern und Athleten sind wir häufig mit Schmerzen und Bewegungseinschränkungen, die durch Überlastung, Verletzung oder falsches Training ausgelöst werden, konfrontiert.

Die unglaublichen Therapieerfolge, die wir selbst durch den Einsatz des Flossbandes erzielen konnten, haben uns dazu motiviert, ein eigenes Bewegungssystem zu entwickeln. Durch die VITALITY FLOSSING-Methode sollen Athleten, Trainer und Therapeuten die Möglichkeit bekommen, systematisch erfolgreich das Flossband einzusetzen.

Wir wünschen viel Erfolg und Spaß beim Flossen.

Bedanken möchten wir uns bei allen, die an der Entstehung des Buches beteiligt waren. Insbesondere Tim Brandes, Arne Carl, Robert Heiduk und Jan Hagedorn sowie unseren Familien, Freunden und Kollegen, die uns stets bei der Fertigstellung des Buches unterstützt haben.

*Dominik und Sascha*

# MOTIVATION – HANDBALL-EUROPAMEISTER 2016: KAI HÄFNER & ERIK SCHMIDT – LEISTUNGSEXPLOSION UND REGENERATION

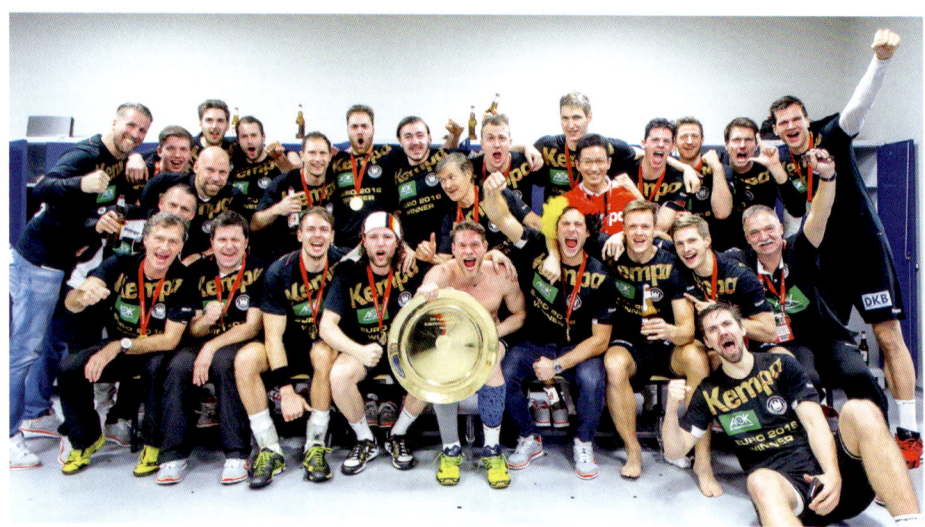

*Abb. 1: #Badboys #Geschafft #Wir sind Europameister.*

Jeder Mensch hat Ziele! Unser Ziel mit der deutschen Handballnationalmannschaft war der Gewinn der Europameisterschaft. Das ist uns gelungen. Der Weg dorthin war pure Emotion und Leidenschaft. Was nach außen hin dynamisch, explosiv und teilweise geschmeidig aussieht, ist verbunden mit Einstellung, konsequenter Arbeit und einer Topfitness. Der harte Boden, die vielen Zweikämpfe, zahlreiche Würfe, Sprünge und Landungen, der enge Spielplan. All das fordert jedoch auch seinen Tribut. Nicht selten geht man mit Schmerzen und Blessuren aus einer Partie. Die Achillessehne zwickt, die Schulter drückt, die Beine sind fest. Umso wichtiger ist es für uns als Hochleistungssportler, viel Zeit in die Körperpflege, Trainingsvor- und -nachbereitung zu investieren. Von aktiven Maßnahmen wie Stretching oder Ausrollen bis zu passiven Maßnahmen wie Massagen oder Triggerpunktbehandlungen findet alles seinen Einsatz. Auch das Flossband ist mittlerweile ein fester Bestandteil unserer Sportausrüstung. Unmittelbar nach harten Spielen nutzen wir es, um lädierte Körperpartien zu umwickeln. Die Kompression entlastet kurzfristig und gibt einem ein befreiendes Körpergefühl. Auch in der Trainingsvorbereitung lässt es sich hervorragend einsetzen. Das Schöne daran, es ist klein, handlich, einfach und schnell selbstständig einzusetzen. Kein langes Warten auf einen Physiotermin. Ein Griff in die Sporttasche und es kann losgehen. In akuten Fällen, z. B. wenn einer umknickt, sollte man das Flossing dem Physio überlassen.

Alles in allem hilft uns die Therapie und das Training mit dem Flossband, im Sportalltag schneller zu regenerieren, uns freier und beweglicher zu fühlen und Schmerzen zu reduzieren. Während der Anwendung fühlt es sich meist sehr intensiv und eng an. Umso befreiender ist das Gefühl, wenn man das Flossband wieder löst.

Profitieren auch Sie von den Vorzügen des Flossbandes und lassen Sie sich von unserem Athletiktrainer, Dominik Suslik, coachen!

*Viel Spaß mit Flossing wünschen*

*Kai Häfner & Erik Schmidt*

# IHRE MOTIVATION –
# BEWEGUNG OHNE SCHMERZGRENZEN

Was treibt Sie an? Was ist Ihr Ziel? Sind Sie auf der Suche nach Schmerzfreiheit? Wollen Sie beweglicher werden? Und wenn dies der Fall ist, bei welcher Körperposition, bei welcher Bewegung oder bei welcher Sportart spüren Sie Einschränkungen?

Gleichgültig, ob Sie Alltagsbewegungen, Freizeit-, Breiten- oder Leistungssport betreiben, Ihr Körper fühlt sich aber vor, während oder danach nicht so geschmeidig an, wie Sie es sich wünschen. Ein Zwicken an der Achillessehne, ein stechendes Knie, eine unbewegliche Hüfte oder ein schmerzhafter Rücken sind Ihnen bekannt?

Dann kann Ihnen der zielgerichtete Einsatz des Flossbandes helfen.

Das vorliegende Buch zum Thema Training & Therapie mit dem Flossband liefert Ihnen einen praktischen roten Faden zur Nutzung des Flossbandes in der Vorbeugung, Ersten Hilfe, Regeneration und Nachsorge von gängigen Beschwerden und Verletzungen. Insbesondere beim und durch Sport.

Körperpartie für Körperpartie arbeiten wir uns hin zu mehr Beweglichkeit und Schmerzfreiheit – vom Großzeh bis hin zu den Fingerspitzen! Zur besseren Übersicht sind die Körperpartien durchnummeriert. Das Buch kann von jedermann zur praktischen Anwendung genutzt werden, umfasst aber auch immer wieder Expertentipps für Therapeuten und Ärzte.

**Unser Ziel:**     Mehr Beweglichkeit und Schmerzfreiheit

**Unser Motto:**     Optimieren durch Komprimieren

Die Ergebnisse sind faszinierend. Flossing ist ein sehr intensiver und meist wirksamer Weg hin zu mehr Beweglichkeit und Schmerzfreiheit. Wissenschaftliche Beweise zu den Wirkungen des Flossings gibt es noch nicht in ausreichendem Umfang (Stand 2015). In einer aktuellen Pilotstudie (Seidenspinner und Kloster 2015) konnte erstmals gezeigt werden, dass Flossing bei Kniescheibenschmerzen die Kraft des M. quadriceps um 37,9 % erhöht und Schmerz reduziert. Durch die zahlreichen positiven Erfahrungsberichte von Sportlern und Athleten sind wir sicher, dass weitere Studien folgen werden.

Die folgenden Seiten liefern Ihnen alle notwendigen Informationen, um das Flossband sicher, einfach, schnell und zielgerichtet einsetzen zu können. Nutzen Sie das Buch als Nachschlagewerk, während Sie mit dem Flossband arbeiten.

Im Grundlagenabschnitt des Buches können Sie sich über die Einsatzmöglichkeiten und Erklärungsmodelle zur Wirkung des Flossbandes informieren. Zur Vorbereitung der Praxis sollten Sie in jedem Fall das Kap. 2 „Methodik" lesen. Die Praxis haben wir in zwei Teile unterteilt. Flossing für den Unterkörper und Flossing für den Oberkörper. Die Kapitel umfassen jeweils 10 leicht verständliche und umsetzbare Screeningverfahren zur Überprüfung Ihrer Beweglichkeit. Diese Screenings können eigenständig vom Sportler oder durch einen Trainer, Therapeuten oder Arzt umgesetzt werden. Ausgehend von der Überprüfung Ihrer Beweglichkeit, ergeben sich konkrete Flossingempfehlungen. Angefangen beim Wrapping, dem Umwickeln der Körperpartie, über gezielte Aktivierungsübungen bis hin zu Trainings- und Therapiemaßnahmen finden Sie, jeder Körperpartie zugeordnet, die passende Empfehlung. Ziel ist es, die Techniken nach Ihrem persönlichen Bedarf auszuwählen. Der Bedarf ergibt sich aus Ihrem persönlichen Bewegungsziel, z. B. Ihrer Sportart, Ihren Beweglichkeitszielen und/oder schmerzhaften Körperpartien. Wie genau Sie Ihre Auswahl treffen, lesen Sie in Kap. 2 „Methodik".

# DAS VITALITY FLOSSING-KONZEPT AUF EINEN BLICK

**Mobilität und Schmerzfreiheit durch VITALITY FLOSSING – fühlen Sie sich beweglich und schmerzfrei wie nie zuvor.**

Ziel des VITALITY FLOSSINGS ist es, die Leistungsfähigkeit zu verbessern, Verletzungen zu vermeiden und Schmerzen zu lindern.

Angefangen bei Screeningverfahren zur Überprüfung Ihrer Beweglichkeit über gezielte Wickeltechniken bis hin zu passiven und aktiven Mobilisationstechniken liefert VITALITY FLOSSING den roten Faden hin zu mehr Beweglichkeit, Schmerzfreiheit und Leistungsfähigkeit.

## BEWEGLICHKEIT – OPTIMIEREN DURCH KOMPRIMIEREN

Das VITALITY FLOSSING-Behandlungs- und -Trainingskonzept umfasst die effektivsten Übungen hin zu ungeahnter Beweglichkeit. Neben muskeldynamischen Übungen, wie Pendeln, Schwingen und Faszientraining, setzt das Konzept über das Flossing vor allem im Bereich Gelenkmechanik und Gewebegleitfähigkeit an! Es handelt sich beim Vitality-Flossband um ein elastisches Latexband, das speziell für kompressionsbasierte Beweglichkeitstechniken entwickelt wurde. Ein geniales Hilfsmittel, das hilft, Gelenkfehlstellungen und falsche Bewegungen zu korrigieren.

Um Bewegungen ausführen zu können, brauchen Muskeln eine zentrale Steuerung, die die Aktivität koordiniert. Diese Rolle übernimmt das Nervensystem. Die verschiedenen Gewebe sind durch Faszienschichten miteinander verbunden. Mit der Methode des VITALITY FLOSSINGS soll Beweglichkeit in die verschiedenen Schichten des Körpers zurückgebracht werden. Durch das Vitality-Flossband kann Ihr Körper beweglicher und schmerzfreier werden. Angefangen bei der Muskeldynamik, über die Gleitfähigkeit des Gewebes bis hin zur Gelenkmechanik ergeben sich zahlreiche mögliche Wirkungsmechanismen. Neben biomechanischen Faktoren kann VITALITY FLOSSING auch auf biochemischer und nervaler Ebene wirken.

**Vitality** steht für Beweglichkeit, Bewegungsfreude, Schmerzfreiheit und Dynamik durch Therapie und Training.

Uneingeschränkte Beweglichkeit ist notwendig, um Kraft und Energie ohne Verluste durch den Körper zu leiten. Der Energietransfer vom Boden über die Füße bis hin zum Rest des Körpers ist fundamental für die Entwicklung von Power und Geschwindigkeit. Je besser wir unseren Körper beherrschen und je besser unsere Beweglichkeit über sämtliche Körperpartien hinweg ist, desto leichter und effizienter können wir uns bewegen. Die Lust auf und der Spaß an schmerzfreier Bewegung sind zentrales Motiv für die Leser dieses Buches und die Anwender von VITALITY FLOSSING. Schmerzfreiheit alleine reicht Ihnen nicht aus. Sie wollen sich frei und beweglich fühlen. Den Weg dorthin zeigen wir Ihnen in der folgenden Übersicht:

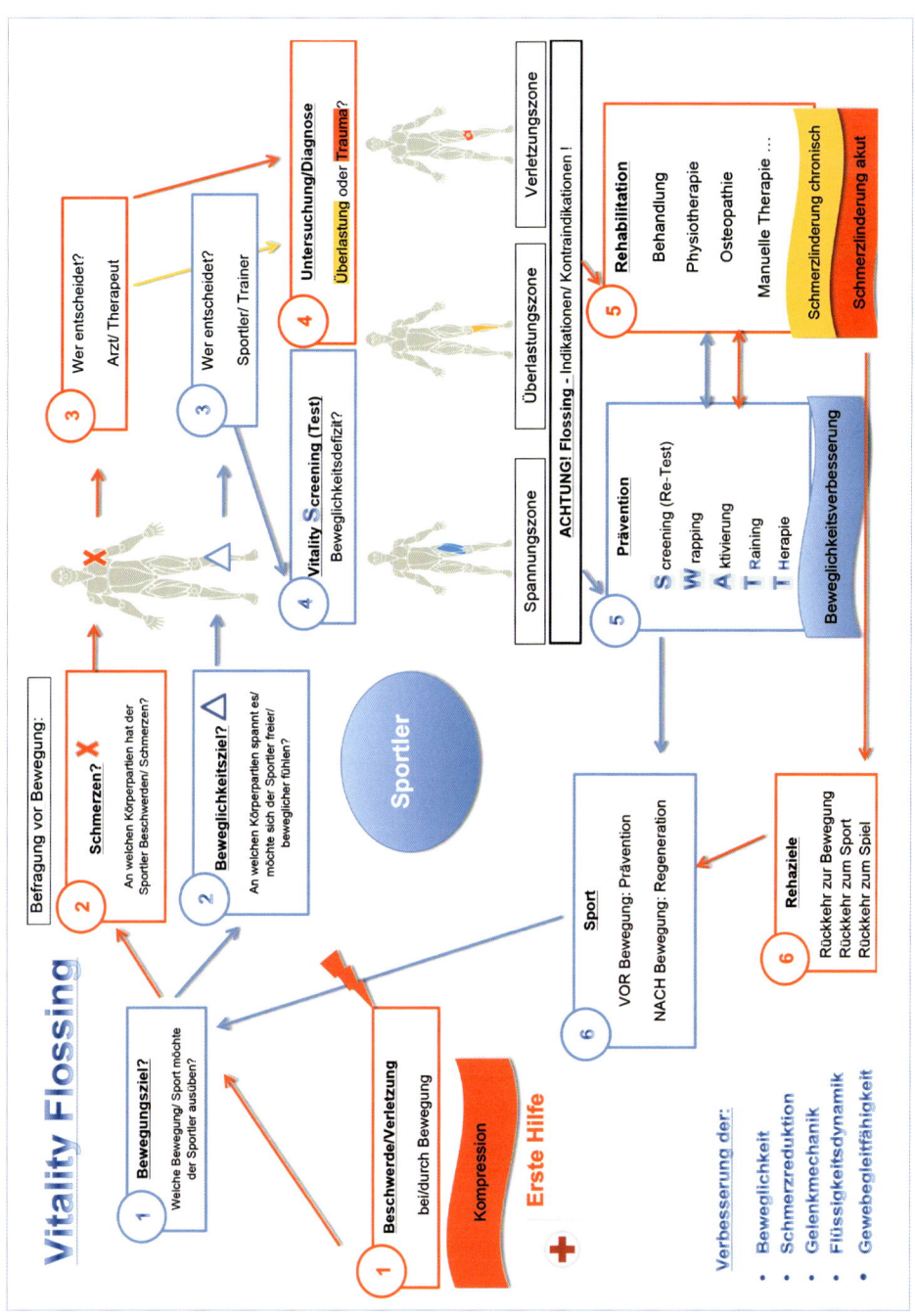

*Abb. 2: Vitality Flossing auf einem Blick. Eigene Darstellung (Suslik, 2016).*

Im Mittelpunkt unseres Konzepts stehen Sie als Sportler und Bewegungsinteressierter. VITALITY FLOSSING soll Ihnen helfen, sich beweglicher und schmerzfreier zu fühlen! Zunächst widmen wir uns der Frage: Was treibt Sie an? Welche Bewegung oder Sportart möchten Sie gerne ausüben bzw. gehen Sie vielleicht schon regelmäßig nach? Von „Haussport" über Belastungen an der Arbeit bis hin zu Freizeitsport, wie Laufen, Fitness oder Teamsport, ist alles denkbar. Mit Ihrem Bewegungsziel vor Augen widmen wir uns dann der Frage, was Sie bei der Ausführung Ihrer Zielbewegung einschränkt. Welche Körperpartie fühlt sich verspannt an oder an welchen Stellen fühlen Sie sich unbeweglich?

Diese Körperpartien markieren Sie mit einem Dreieck △ auf dem Körpermodell auf unserem Vitality-Screeningbogen auf Seite 57! Körperpartien mit dem Ziel „Beweglichkeit" werden im gesamten Buch als Spannungszone bezeichnet und blau gefärbt. Alternativ oder darüber hinaus verspüren Sie vielleicht Schmerzen an bestimmten Stellen Ihres Körpers in Ruhe, bei Bewegung oder nach Bewegung. Diese Stellen markieren Sie bitte mit einem X auf dem Körpermodell auf dem Screeningbogen. Wenn Sie keine Schmerzen haben und lediglich beweglicher werden wollen, dann können Sie sich alleine oder zusammen mit einem Trainer durch die für Sie relevanten Kapitel arbeiten. Wenn Sie an einer Körperpartie Schmerzen empfinden, sollten Sie in jedem Fall Rücksprache mit einem Therapeuten oder Arzt halten. Dieser entscheidet dann mit Ihnen zusammen über das weitere Vorgehen.

Bevor Sie sich der praktischen Anwendung widmen, ist es zwingend notwendig, die Möglichkeiten (Indikationen) und Grenzen (Kontraindikationen) zur praktischen Anwendung des Flossbandes zu beachten. Diese finden Sie auf Seite 49-51. Unter Berücksichtigung der allgemeinen Nutzungshinweise und der Kontraindikationsliste können Sie in die Bewegung gehen. Das Buch arbeitet sich Körperpartie für Körperpartie vom Zeh bis hin zu den Fingerspitzen und zeigt Ihnen zunächst, wie Sie mit einem einfachen Tests die Beweglichkeit der jeweiligen Körperpartie überprüfen können. Diese Tests nennen wir Screenings.

Jedes Screening hat eine Ausgangsposition, eine Zielposition und einen Fehler. Frage ist: Schaffen Sie es von der Ausgangs- in die im jeweiligen Kapitel beschriebene Zielposition? Ja oder nein? Der Fehler zeigt mögliche Ausweichbewegungen, die dazu führen, dass Sie die Zielposition nicht, wie vorgegeben, erreichen. Die Screenings können Sie sowohl in der Prävention von Verletzungen als auch in der Rehabilitation und Reintegration nach Verletzungen einsetzen. Sie können als Entscheidungshilfe dienen, wenn es um die Frage geht, ob die jeweilige Körperpartie ausreichend beweglich für Ihre Zielbewegung ist bzw.

können sie einen Vorher-hinterher-Vergleich machen. Zur besseren Übersicht sind die Körperpartien entsprechend der Screenings durchnummeriert.

Unsere Empfehlung ist es, dass Sie lediglich die Körperpartien screenen, die Sie als Beweglichkeitsziel oder als schmerzhaft markiert haben. Wenn Sie eine Körperpartie als schmerzhaft markiert haben, empfehlen wir darüber hinaus, die Körperpartie darüber und darunter ebenfalls zu screenen, da die Ursache für Beschwerden häufig nicht punktuell zu finden ist, sondern oft von der Beweglichkeit der umliegenden Strukturen mit beeinflusst wird. Anhand der Zahl der markierten Körperpartien ergeben sich die jeweiligen Screenings. Wir empfehlen, zunächst mit maximal drei Screenings zu beginnen. Diese sind innerhalb von 3-6 Minuten umsetzbar. Pro Screening sollten Sie in etwa 30-60 Sekunden je Körperseite einplanen. Wenn Sie mehr als drei Körperpartien markiert haben, dürfen Sie zusammen mit Ihrem Trainer, Therapeuten, Arzt oder selbstständig die drei Prioritäten festlegen. Die Screenings sollten stets vor Trainingsbeginn und nach Trainingsende absolviert werden, um die gewünschten Trainingseffekte unmittelbar überprüfen zu können. Wenn Sie eine der ausgewählten Zielpositionen nicht erreichen, empfehlen wir, zunächst das zugehörige Kapitel (entspricht der Nummer der Körperpartie) durchzulesen, bevor Sie mit dem Training oder der Therapie beginnen. Die Praxis gliedert sich für jede Körperpartie in fünf Bestandteile!

## 1. SCREENING 2. WRAPPING 3. AKTIVIERUNG 4. TRAINING 5. THERAPIE

Nach dem Screening folgt das Wrapping. Hiermit ist das Umwickeln der jeweiligen Körperpartie mit dem Flossband gemeint. Die Zugstärken und -richtungen entnehmen Sie den jeweiligen Kapiteln. Danach folgen Aktivierungs- und Trainingsübungen, die bei Vorhandensein eines Therapeuten oder Arztes durch Therapietechniken ergänzt werden können.

Für die Rehabilitation bei oder nach Beschwerden oder Verletzungen beschreiben wir am Ende jedes Kapitels typische Überlastungssyndrome und Verletzungen für die jeweilige Körperpartie sowie die Möglichkeiten und Grenzen des Flossbandeinsatzes im jeweiligen Fall. Überlastungen durch Fehl- oder Überbelastung von Körperpartien bezeichnen wir im gesamten Buch als *Beschwerdezonen*. Sie sind stets gelb gefärbt. Akute Verletzungen von Körperpartien bezeichnen wir als *Verletzungszonen*. Diese sind rot gefärbt.

Insgesamt sind die Einsatzmöglichkeiten des VITALITY FLOSSING-Konzepts sehr vielseitig. Von der Ersten Hilfe, über die Rehabilitation, Reintegration bis hin zur Prävention und Regeneration bietet das Konzept rund um das Flossband zahlreiche Hilfestellungen hin zu mehr Bewegungsqualität und Schmerzfreiheit bei Ihrem persönlichen Bewegungsziel oder Sport.

# FLOSSING ALLGEMEIN – GRUNDLAGEN

1

## WAS IST FLOSSING?

Wörtlich vom Englischen ins Deutsche übersetzt, bezeichnet *Flossing* die Benutzung von Zahnseide zur Zahnreinigung.

Seit 2014 steht *Flossing* in Deutschland auch für die Anwendung von elastischen Gummibändern, die um Gelenke und Gewebe gewickelt werden, mit dem Ziel der Schmerzlinderung und Beweglichkeitsverbesserung. Einsatzgebiete sind sowohl die Prävention (Vorbeugung von Verletzungen) als auch die Rehabilitation (Nachsorge nach Verletzungen) wie auch die Erste Hilfe bei akuten Verletzungen und Schwellungen. Durch das passive und aktive Bewegen der betroffenen Körperpartie unter Kompression kann der Heilungsprozess beschleunigt werden. Entwickelt wurde die Methode von dem amerikanischen Physiotherapeuten und Crossfitnesstrainer Dr. Kelly Starret 2013 in San Francisco, USA. Dieser hat das Flossing unter dem Namen „Voodoo Flossing" in seinem Fitness-Buch *Becoming a supple leopard* (Starrett, 2013) weltweit verbreitet. Die Bezeichnung als *Voodoo* ist vermutlich auf die teilweise erstaunlich positiven Wirkungen der Methode zurückzuführen, ohne dass es hierfür einen medizinisch-wissenschaftlichen Beweis gibt. Flossing ist jedoch nicht zu verwechseln mit *Blood Flow Restriction Training (BFRT)*.

Flossing hilft beim Lösen von Gewebsverklebungen und verbessert die Durchblutung in Gelenken sowie in Muskel- und im Bindegewebe. In Kombination mit verschiedenen Bewegungstechniken trägt das Flossing dazu bei, Gelenkschmerzen zu beseitigen, die Muskelkontraktion deutlich zu verbessern und die Gleitfähigkeit verklebter Strukturen wiederherzustellen. Sie können es auch hervorragend zur Behandlung von Gewebe- oder Gelenkschwellungen nutzen. Hierzu sind verschiedene Wickeltechniken zu beachten! Die Ergebnisse sind faszinierend. Flossing ist in vielen Fällen ein intensiver und wirksamer Weg hin zu mehr Bewegungsqualität und Vitalität.

1

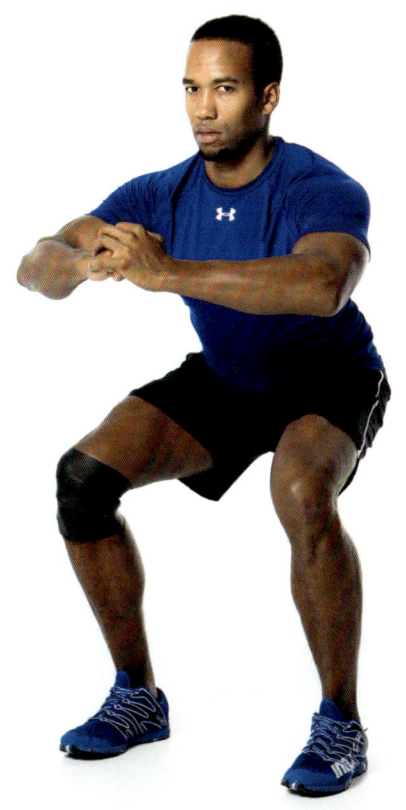

*Abb. 3: Athlet mit Flossband beim Squat*

# WAS IST DAS FLOSSBAND?

Flossbänder werden aus verschiedenen Materialien hergestellt. Hierzu zählen entweder Latex oder Naturkautschuk. Das klassische Flossband hat eine Länge von 2 m. Für Anlagen rund um die Knie, Oberschenkel oder das Becken gibt es auch Bänder mit 5 m Länge. Die Breite der Bänder beträgt 5 cm. Für die Anwendung rund um Finger oder Zehen sind auch Flossbänder mit 1-1,2 m Länge erhältlich. Diese sind 2,5 cm breit. Die Materialdicke variiert von 0,8 mm bis hin zu 1,5 mm. Für die Anwendung ist es wichtig, dass die Bänder ausreichend elastisch sind und „Grip" haben, d. h., sie dürfen nicht zu glatt sein, da sie sonst bei der Anwendung auf der Haut rutschen. Da in der Praxis zum Teil sehr stark an dem Band gezogen wird, um es um die jeweilige Körperpartie zu wickeln, ist vor allem auf die Reißfestigkeit zu achten, d. h., das Band sollte gleichmäßig dehnbar sein. Flossbänder können gefahrlos auf der Haut angewandt werden. Sie sind frei von Schadstoffen und Weichmachern. Sollten Sie oder Ihr Klient eine Latexallergie haben, lässt sich das Flossband auch hervorragend über der Kleidung anlegen.

**Pflege/Reinigung:** Da das Flossband meist direkt auf der Haut eingesetzt wird, sollte es regelmäßig gereinigt werden. Hierzu können Sie das Flossband unter fließendem Wasser abwaschen und anschließend mit einem Handtuch abtrocknen. Sie sollten das Flossband in keinem Fall feucht aufwickeln, da dies zu Wasserflecken führen kann. Auch der Einsatz von gängigen Desinfektionstüchern oder -mitteln ist möglich.

**Empfehlung:** Jeder Sportler sollte sein eigenes Flossband besitzen! Zur Eigenbehandlung und aus hygienischen Gründen. Vor allem die zahlreichen Möglichkeiten der Eigenbehandlung bei Beweglichkeitseinschränkungen oder Überlastungssyndromen machen das Flossband zum unverzichtbaren Tool in jeder Sporttasche. Schnell, praktisch, effizient.

# WAS IST FLOSSING NICHT? VON ROBERT HEIDUK

### FLOSSBÄNDER UND BLOOD FLOW RESTRICTION TRAINING

Die Verwendung der elastischen Flossbänder zieht oft den Vergleich zu einer anderen, derzeit aufstrebenden Trainingsform nach sich. Die Rede ist vom sogenannten *Blood Flow Retriction Training" (BFR)*. Durch die äußerlichen Ähnlichkeiten werden dem Flossing gerne auch Wirkungsmechanismen und Anwendungsmöglichkeiten des BFR-Trainings zugeschrieben. Hier ist jedoch Vorsicht geboten, denn, im Gegensatz zum Flossing, als manualtherapeutische Maßnahme, stellt BFR eine Trainingsform dar.

> **MERKE:**
>
> Flossing = manuelle Therapie
>
> BFR = Trainingsform
>
> Vitality Flossing = ganzheitliches Beweglichkeits- und Bewegungskonzept

## BLOOD FLOW RESTRICTION:
## MUSKELAUFBAU MIT FLIEGENGEWICHTEN

Die Trainingsform BFR beinhaltet die Nutzung von Abschnürbinden, Bandagen oder Manschetten, die rumpfnah um die Arme oder Beine gewickelt werden und den Blutfluss im Körper verringern. Unter diesen Bedingungen wird ein spezielles Krafttraining, Walking oder Ergometertraining durchgeführt. Der verminderte Blutfluss führt sehr schnell zu einem lokalen Sauerstoffmangel, der schon bei geringen Belastungen eine rapide Ermüdung bewirkt. Die hohe Wirksamkeit von BFR-Training wird bereits seit vielen Jahren durch extensive Forschung belegt. Der Hauptnutzen liegt in einem signifikanten Muskelaufbau, schon mit sehr geringen Widerständen.

### KAATSU:

Die Mutter aller BFR-Methoden ist das sogenannte *KAATSU* und wurde schon Ende 1960er-Jahre in Japan von Dr. Yoshiaki Sato erfunden. Auf Japanisch bedeutet KAATSU *zusätzlicher Druck*. KAATSU ist in Japan sehr populär und wird mit einer patentierten Trainingsausrüstung durchgeführt, die Dr. Sato in den letzten 40 Jahren stetig weiterentwickelt hat. Der zusätzliche Druck beim KAATSU wird durch ein spezielles Monitoringgerät und sensorkontrollierte, pneumatische Manschetten erzeugt. KAATSU ist damit der Goldstandard im BFR, da ein individuell angepasster Druck genau reproduziert werden kann und standardisierte, sichere Anwendungsprotokolle vorliegen.

## EXPERTENTIPP: BLOOD FLOW RESTRICTION TRAINING
## MIT FLOSSBÄNDERN?

1. Das Flossband wurde hauptsächlich für die manuelle Therapie entwickelt, würde im BFR also zweckentfremdet eingesetzt und ist daher wenig sicher.
2. Es findet kein Monitoring des korrekten Drucks statt, daher ist der einwirkende Druck für das Training nicht individuell einstellbar und auch nicht genau reproduzierbar.
3. Es besteht die Gefahr der zu festen Anlage der Flossbänder, insbesondere an sensiblen Körperpartien, bei denen Nerven- und Gefäßschädigungen entstehen können.
4. Im Vergleich zu spezialisierten pneumatischen Manschetten ist die Praktikabilität beim Anlegen und Abwickeln im Training mäßig.

**FAZIT:**

Gemessen am derzeitigen Goldstandard im BFR-Training, ist von der Anwendung des Flossbandes für diese Trainingsform abzuraten, da die Zweckentfremdung des Flossbandes zu unsicheren Trainingspraktiken führt.

**Info:** Robert Heiduk ist Diplom-Sportlehrer und Sportwissenschaftler; deutschlandweit führender Experte auf dem Gebiet des Blood Flow Restriction Trainings in Form von KAAT-SU; Gründer und Organisator der deutschen Athletikkonferenz und seit 10 Jahren Experte auf dem Gebiet des Neuroathletiktrainings.

# FLOSSING – ZIELE UND EINSATZGEBIETE

Ziel des Flossings ist es, u. a. körpereigene Heilungsprozesse für die Heilung und Regeneration von Geweben zu nutzen. Weitere Ziele sind:

- Beweglichkeitsverbesserung,
- Schmerzreduktion,
- Lösen von Verklebungen,
- Durchblutungsverbesserung,
- Leistungssteigerung durch mehr Bewegungsausmaß und besseren Gelenkrhythmus,
- Verletzungsprävention,
- schnellere Regeneration und
- schnellere Rehabilitation.

Unser Fokus liegt im Folgenden vor allem bei der Klärung der Begriffe *Beweglichkeit* und *Schmerzen*.

## ZIEL: BEWEGLICHKEIT – WAS BEDEUTET DAS?

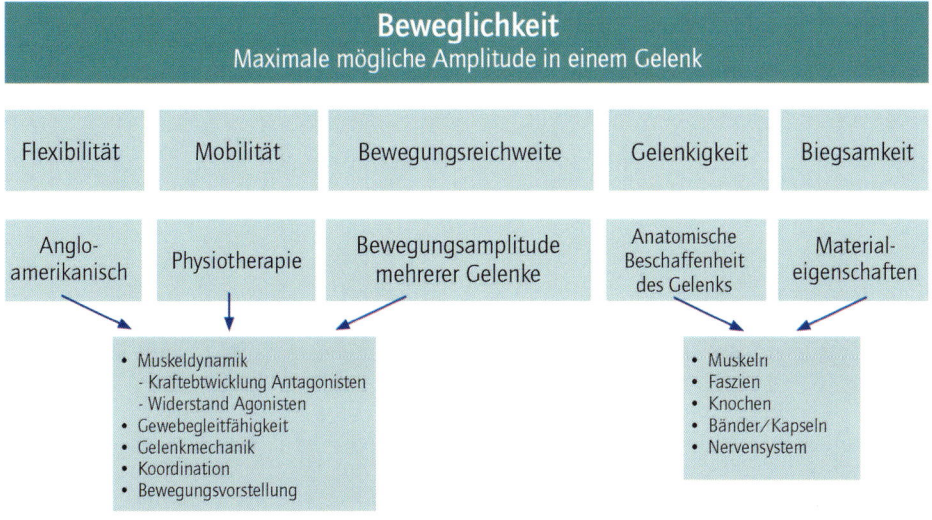

*Abb. 4: Beweglichkeit – was bedeutet das? Modifiziert nach Heiduk.*

Mit dem Begriff *Beweglichkeit* werden verschiedene Begriffe wie *Mobilität*, *Flexibilität*, *Bewegungsreichweite* (*Range of Motion*, kurz ROM), *Gelenkigkeit* oder *Biegsamkeit* in Verbindung gebracht. Kurz steht Beweglichkeit für die maximal mögliche Bewegungsamplitude in einem Gelenk.

Wichtige Elemente des Beweglichkeitstrainings sind u. a. die Muskeldynamik, d. h. das Zusammenspiel von Agonisten und Antagonisten, wie z. B. Bizeps und Trizeps! Weiterhin spielen die Gewebegleitfähigkeit (Bindegewebe), die Gelenkmechanik (Kapseln, Gelenke, Knochen) und die Bewegungskoordination (zentrales Nervensystem) ienne große Rolle.

## ZIEL: SCHMERZEN LINDERN – WAS IST ÜBERHAUPT SCHMERZ?

*Schmerz* ist eine komplexe Sinnesempfindung. Diese wird von Schmerzrezeptoren (Nozizeptoren) des peripheren Nervenssystems ausgelöst und im Gehirn interpretiert und verarbeitet. Werden zum Beispiel Muskeln oder Knochen verletzt, dann senden Schmerzsensoren (Nozizeptoren) des jeweiligen Gewebes Schmerzsignale über die peripheren Nerven hin zum Rückenmark und von dort an das Gehirn. Die freien Nervenendigungen der Schmerzrezeptoren reagieren bei diesem Prozess auf verschiedene Reize. Angefangen bei thermischen Reizen, wie Hitze oder Kälte, über mechanische Reize, wie Druck, eine Verletzung oder Schädigung, bis hin zu chemischen Reizen, wie einer Entzündung, Säuren oder Giften, kann es unterschiedliche Ursachen geben. Die Erregbarkeit der Schmerzrezeptoren kann durch Sauerstoffmangel, einen gesunkenen pH-Wert oder eine unzureichende Elektrolytkonzentration im Blut in der jeweiligen Körperpartie verstärkt werden. In der Hirnrinde wird Schmerz bewusst und im limbischen System bewertet. D. h., es kommt beim Thema Schmerz stets zu einem Wechselspiel aus Sinneswahrnehmung und dem persönlichen Schmerzempfinden, der Psyche. Wir können Schmerzen nach ihrer *Dauer*, *Qualität*, *Lokalisation*, *Ursache*, den *Umständen* und der *Auslösung* unterteilen.

**Dauer:** Schmerzen können akut oder chronisch sein. Im vorliegenden Buch bezeichnen wir Verletzungen als *akute Schmerzen*. Chronische Schmerzen sind für uns sogenannte *Überlastungssyndrome*, die durch wiederholtes Einwirken von Fehl- und Überlastungen auftreten.

Hinsichtlich der **Qualität** von Schmerzen lassen diese sich affektiv oder sensorisch beschreiben. *Affektiv* sind Beschreibungen wie unerträglich, störend, lästig. *Sensorisch* sind Beschreibungen wie drückend, stechend, ziehend, brennend.

**Orte:** Grundsätzlich lässt sich Schmerz an sämtlichen Körperpartien lokalisieren, sowohl oberflächlich als auch in der Tiefe. *Oberflächenschmerz* ist meist gut lokalisierbar, wird oft als hell und stechend beschrieben und klingt schnell ab. *Tiefenschmerz* wird oft als dumpf und brennend beschrieben und hält meist länger an. *Nervenschmerzen* gleichen oft einem Stromschlag und werden als kribbelnd oder brennend beschrieben.

**Ursache** für Schmerzen können Entzündungen, ein Trauma (Unfall), Prellungen, Risse, Frakturen u. v. m. sein.

Sie können in Ruhe, unter mechanischer Belastung und auch bei aktiver oder passiver Bewegung auftreten. Auslöser für Schmerzen in Form von Überlastungen (chronisch) oder Verletzungen (akut) kann Kontakt zu Menschen oder Materialien, zu viel Druck oder Zug, fehlende Beweglichkeit und/oder Stabilität sein.

**Intensität:** Das subjektive Schmerzempfinden lässt sich mittels einer visuellen Analogskala (VAS) oder einer numerischen Ratingskala (NRS) bewerten. Bei einer Schmerzskala kreuzt der Patient oder Sportler an, wie stark er seine aktuellen Schmerzen aktuell empfindet. Dies kann mithilfe von Zahlen, einer Linie oder Smileys erfolgen.

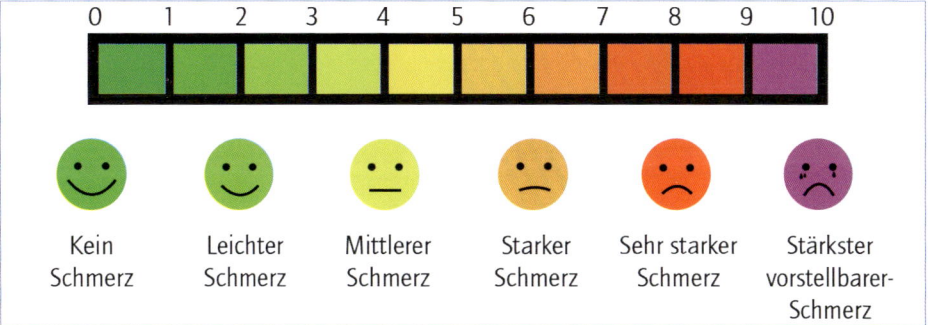

*Abb. 5: Schmerzskala 0-10*

Schmerzskalen dienen der Überprüfung der Therapie und des Trainingserfolgs und können zur Anpassung der Behandlung genutzt werden. Empfehlenswert ist es, die Befragung vor Therapie- und Trainingsbeginn sowie nach Beendigung einzusetzen. Auch währenddessen ist sie zur Überprüfung der Behandlungsintensität denkbar. Während einer Flossinganwendung ist eine subjektive Bewertung des Sportlers von 7 bis 9 unter Berücksichtigung der Kontraindikationen (Grenzen) und Abbruchkriterien vertretbar.

Wie genau die Wirkungsmechanismen zu den Zielen des Flossings aussehen, lesen Sie im nächsten Kapitel.

# FLOSSING – WIRKUNGSMECHANISMEN

Folgende Wirkungen wurden beobachtet:
* Beweglichkeitsverbesserung (Gelenke, Faszien, Muskeln),
* Verbesserung der Verschiebbarkeit von Haut und Gewebe,
* Verbesserung der Gelenkfunktionen,
* Schmerzreduktion,
* Reduktion von Schwellungen sowie
* Mehrdurchblutung.

Bis heute gibt es keine fundierten Studien, die den Wirkmechanismus des Flossings genau untersucht und beschrieben haben. Daher stützen wir uns auf allgemeine Wirkmechanismen, denen Erkenntnisse und neueste wissenschaftliche Untersuchungen aus der Anatomie und Physiologie zugrunde liegen sowie auf Erfahrungen und Beobachtungen in der Anwendung der Methode.

Wir sind uns der Tatsache bewusst, dass unsere Erklärungsmodelle sehr theoretisch sind und keinen Anspruch auf Vollständigkeit erheben können. Unsere Ausführungen dienen lediglich als Denkmodell, wie viele andere auch.

Im Folgenden stellen wir drei grundlegende Systeme vor, welche als Erklärungsmodell für den Wirkmechanismus des Flossings infrage kommen. Sie stehen in Relation und Wechselwirkung zueinander:

1.  Beweglichkeit (Faszien, Gelenke, Gewebe),
2.  Schmerzlinderung (Haut) und
3.  Flüssigkeitsdynamik (Blut, Lymphe).

## WIRKUNG: BEWEGLICHKEITSVERBESSERUNG (FASZIEN, GELENKE, GEWEBE)

Die *Faszien* bilden ein körperumspannendes und verbindendes Spannungsnetzwerk. Sie wirken auch als elastische Stoßdämpfer bei Bewegungen und haben eine wesentliche Rolle bei biochemischen Prozessen. Sie verbinden vom Zeh bis hin zum Kopf sämtliche Organe und Körperpartien miteinander. Nach Verletzungen bilden sie die Grundlage für Heilungsprozesse des Gewebes, denn sie haben die Eigenschaft, auf akute Verletzungen oder chronische Schädigungen zu reagieren. Sie sind reich an Nervenfasern, Rezeptoren und Wassereinlagerungen. Besonders in der oberflächlichen Faszienschicht ist durch den relativ großen Raum, den sie umfasst, die Möglichkeit gegeben, dass sich dort entzündliche Blutbestandteile sammeln können (Bove & Chapelle, 2012). Durch die Kompression und Bewegung beim Flossing kann auf diesen Mechanismus eingewirkt werden. Dies ist dadurch begründet, dass sich in der Beobachtung gezeigt hat, dass sich gerade bei akuten Schwellungen der Abtransport der entzündlichen Blutbestandteile in die Lymphgefäße verbessert. Ziel ist es, dass Nährstoffe und Abwehrkörper besser angeliefert und Abfallprodukte und Gewebswasser schneller abtransportiert werden.

Darüber hinaus kann sich Flossing positiv auf die *Gewebegleitfähigkeit* und die Verschiebbarkeit des Fasziengewebes auswirken. Es ist anzunehmen, dasss Flossing insbesondere die oberflächlichen Faszienschichten der Fascia superficialis erreicht, da diese direkt mit der Haut in Verbindung stehen. Durch die Bewegung unter Kompression wirken u. a. Scherkräfte und zum Teil starker Druck und Zug auf das Fasziennetzwerk. Dies kann sich positiv auf die *Gelenkmechanik* und die Position der beiden Gelenkpartner auswirken. Somit kann Flossing die Funktion und Bewegung von Gelenken unterstützen.

# EXPERTENWISSEN: BEWEGLICHKEITSVERBESSERUNG FASZIEN UND GELENKE

Wie Tesarz (2010) beschreibt, vermitteln die Vater-Pacini-Körperchen innerhalb der Fascia superficialis afferente Informationen an das Zentralnervensystem (ZNS) und haben damit einen bedeutenden Einfluss auf den neuromuskulären Reflexmechanismus und die Körperwahrnehmung. Auch die gelenkumgebenden, bindegewebsartigen Strukturen, wie Bänder, Sehnen und Retinacula, werden durch Flossing direkt beeinflusst.

Es wird davon ausgegangen, dass das Flossband einen neuen Reiz auf die Haut ausübt, der sich mit schon länger bestehenden Schmerzreizen überlagert und diesen dadurch positiv beeinflusst.

### WENN GELENKE VERSTEIFEN

Gelenke müssen bewegt werden, damit sie nicht versteifen. Wird das Gelenk seiner Beweglichkeit beraubt, produziert die Gelenkhaut (Synovia) weniger Flüssigkeit, der Mangel an Be- und Entlastung des Knorpels reduziert seine Versorgung und die Gelenkkapsel und der Knorpel werden spröder. Die faszialen Strukturen bilden *Wasserstoffbrücken* (aphysiologische „Crosslinks"), das Gewebe verbackt. Das Resultat ist eine Reduktion der Beweglichkeit des Gelenks bis hin zur Arthrose.

Es kommt zu Anpassungen der Gelenkstruktur durch eine fehlerhafte Funktion des Gelenks. Bereits nach etwa 30 Tagen haben funktionelle Störungen strukturelle Veränderungen zur Folge. Schon 1892 behauptete A. T. Still (Begründer der Osteopathie), dass eine gestörte Zirkulation der Beginn von Krankheit sei. Mit *Zirkulation* meinte er den venolymphatischen, den arteriellen und den nervalen Fluss.

### KOMPRESSION VERBESSERT DIE GELENKERNÄHRUNG

Eine Theorie ist, dass durch Flossing die Mirkrozirkulation verbessert und die Produktion von Synovialflüssigkeit angeregt wird (Synovia = innere Schicht der Gelenkkapsel). Der Gelenkknorpel wird von der Synovia ernährt. Die Knorpelarkaden, die bei den

Gelenkpartnern aufliegen, saugen sich über Diffusionsprozesse schwammartig voll. Anschließend sind sie besser vorbereitet, Druck- und Scherbelastungen auf die gesamte Knorpelfläche zu verteilen (Schockabsorption).

Neben dem Knorpel profitieren auch andere Bindegewebsarten, wie Menisken, Sehnen, Bänder und Bandscheiben.

## WIRKUNG: SCHMERZLINDERUNG

„Schmerz ist ein unangenehmes sensorisches und gefühlsmäßiges Erlebnis, das mit bereits eingetretenen oder potenziellen Verletzungen einhergeht oder als solches beschrieben wird" (International Association for the Study of Pain, 1994).

Schmerz ist demnach das, was der Mensch als solchen empfindet. Nahezu alle Gewebe werden innerviert, im Besonderen die Haut und das Bindegewebe.

Mit dem Flossband wird direkt auf der Haut gearbeitet, deshalb ist die Funktion der Haut für das Flossing von enormer Bedeutung. Eine besondere Rolle spielen dabei vermutlich die in der Haut befindlichen Mechanorezeptoren. Diese melden u. a. Druck- und Zugspannungen oder können den Muskeltonus regulieren. Durch die Stimulation der Mechanorezeptoren mit dem Flossband können die Schmerzsensoren (Nozizeptoren) überlagert werden.

## EXPERTENWISSEN: SCHMERZLINDERUNG

Besonders empfindlich reagieren die *Ruffini-Rezeptoren* auf Spannungsveränderungen. Ihre Stimulation hat dämpfende Wirkung auf die Sympathikusaktivität.

Bei den *interstitiellen Rezeptoren* handelt es sich um Rezeptoren, die am häufigsten im menschlichen Körper vorkommen. Fälschlicherweise werden sie in vielen Lehrbüchern als *Nozizeptoren* bezeichnet. Aktueller Forschungsstand ist hierzu, dass viele dieser Rezeptoren multimodal sind und der größte Teil als Mechanorezeptoren fungiert, wobei 50 % auf sehr kräftige und 50 % auf sanfteste Reize reagieren. Ihre Stimulation bedingt eine Vasodilatation sowie eine Tonussenkung der Muskeln. Es kommt auch zu einer verstärkten Permeabilität der Gefäßwände, wodurch vermehrt flüssige Blutbestandteile austreten können. Dies führt zu einer Viskositätsänderung im Bindegewebe vom gel- zum solartigen Zustand, die Spannung im Gewebe steigt hierdurch.

| Mechanorezeptoren und ihre Aufgaben / Eigenschaften | |
|---|---|
| **Vater-Pacini-Körperchen** | schnell adaptierend, Vibration und Beschleunigung |
| **Ruffini-Körperchen** | Druckmesser der Gelenkkapsel |
| **Meissner-Tastkörperchen und Merkel-Zelle** | kutan, punktartig schnell und langsam |
| **Muskelspindel** | Längenkontrollsystem |
| **Golgi-Sehnen-Organ** | Spannungskontrollsystem |

## DER EINFLUSS AUF DIE WDR-NEURONEN

Diese multirezeptiven Neuronen sind wahrscheinlich sehr gut durch Flossing beeinflussbar, weil sie auf Reize wie Berührung oder Haarbewegungen reagieren. Häufig werden diese Neuronen durch eine schmerzhafte Reizung in der Peripherie (Haut, Muskeln, Gelenke, Gefäße) und des Interstitiums aktiviert – so kann das Phänomen der Konvergenz erklärt werden.

Die Schmerzwahrnehmung der nozizeptiven Afferenzen (C-Fasern, Aδ-Fasern) wird auf das *Wide-Dynamic-Range-Neuron* (WDR-Neuron) im Hinterhorn des Rückenmarks projiziert. Neben diesen tief liegenden somatischen Afferenzen („deep somatic afferences") werden auch die propriozeptiven Reize aus der Haut, den Muskeln, den Gelenken und den Viszera (den Organen) dort hingeleitet. Die zentrale Schmerzwahrnehmung beruht auf dem Überlaufprinzip des WDR-Neurons. Dieses hat eine Konvergenzfunktion, weshalb eine exakt lokalisierbare Differenzierung der Afferenzen nicht möglich ist. So wird der Schmerz, unabhängig von der Quelle, vom Thalamus oder der Großhirnrinde, irgendwo im Segment lokalisiert. Dies kann als *zentrale Wahrnehmungstäuschung* bezeichnet werden. Besonders ausgeprägt sind diese Schmerzprojektionen bei myofaszialen Störungen und verstärkter zentraler Sensibilisierung. Durch eine Stimulation oder Entlastung der propriozeptiven Afferenz, z. B. durch das Flossband, wird wahrscheinlich die Information verändert, und es kann zur Schmerzreduktion kommen.

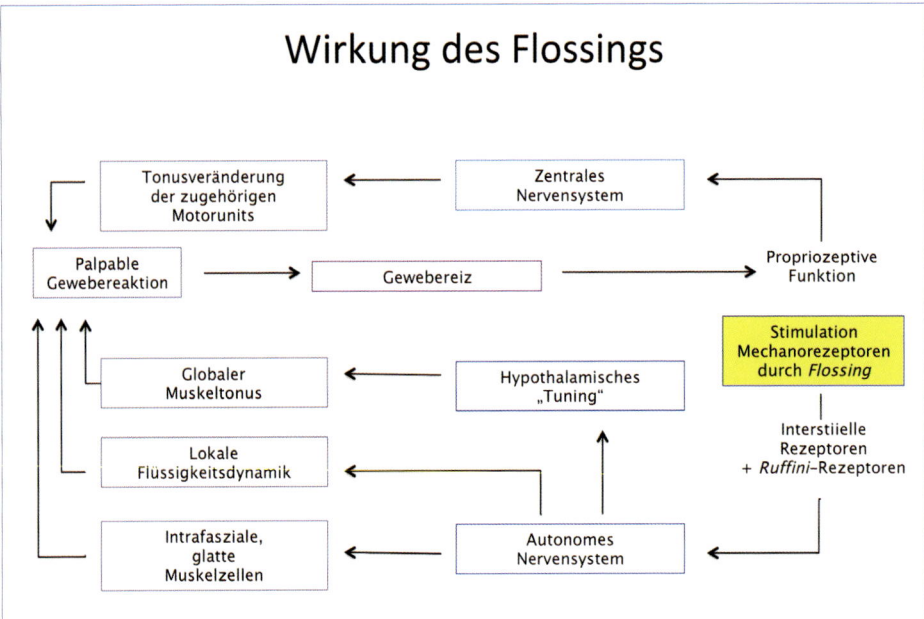

*Abb. 6: Wirkmechanismus des Flossings. Modifiziert nach Schleip.*

Schmerzen führen zu Hormonausschüttungen.

Durch Schmerzen werden die Hormone Histamin, Serotonin, Bradykinin und Prostaglandin ausgeschüttet, diese reizen die Schmerzfaser (Alpha-, Delta- und C-Fasern).

Die Schmerzwahrnehmung ist von Mensch zu Mensch sehr unterschiedlich, sowohl emotionaler Stress als auch Infektionen senken die individuelle Schmerzgrenze.

Mikrotraumen erhöhen die Schmerzschwelle, akute Traumata senken die Schmerzschwelle. Durch Flossing können Schmerzen reduziert werden.

# WIRKUNG: MIKROZIRKULATIONSVERBESSERUNG

Gesundheit, Leistungsfähigkeit und der Alterungsprozess eines Menschen hängen entscheidend von einer funktionierenden Mikrozirkulation von Blut und Lymphe ab.

Allen Lebensvorgängen in unserem Organismus liegen Energieumwandlungen zugrunde, die in jeder Zelle im Wesentlichen durch die kleinste Energieeinheit, Adenosintriphosphat (ATP), realisiert werden. Unabdingbare Voraussetzung für die Bildung von ATP ist die Versorgung aller Zellen mit Nähr- und Vitalstoffen (Makro- und Mikronährstoffe) und erheblichen Mengen an Sauerstoff. Der entscheidende Regelprozess, der die Ver- und Entsorgung der Zellen sicherstellt, ist die *Mikrozirkulation*. Immerhin spielen sich ca. 75 % des gesamten Blutkreislaufs in dem feinen und sehr weiten Netzwerk der kleinsten Blutgefäße (Kapillaren) ab.

Der wichtigste Regulationsvorgang, der die Blutverteilung im Gebiet der Mikrozirkulation steuert, wird *Vasomotion* genannt. Hierbei verengen und erweitern sich die den Kapillaren vor- und nachgeschalteten Blutgefäße autorhythmisch und unterstützen hiermit entscheidend die Pumpleistung des Herzens.

Gerade die Mikrozirkulation hat große Bedeutung für den Organismus. Sie stellt ein wichtiges Blutreservoir dar, beeinflusst den Blutdruck, fördert den Wärmeaustausch und transportiert Sauerstoff und Nährstoffe zu den Zellen. Wir vermuten, dass die regelmäßige Anwendung von Flossing diese Mechanismen positiv beeinflusst.

Durch das feste Umwickeln von einzelnen Körperpartien kommt es kurzzeitig zu einer Minderdurchblutung. Die Kompression wird für ca. 2-5 Minuten aufrechterhalten und mit aktiver und passiver Bewegung kombiniert. Dadurch wird das Gewebe förmlich ausgepresst. Nach Ablauf der Zeit wird das Flossband gelöst, wodurch es zu einer plötzlichen Mehrdurchblutung (Hyperämie) kommt. Auf diese Weise werden vermutlich Stoffwechselreste und Schwellungen „ausgeschwemmt". Inwieweit sich das Flossing unmittelbar auf den Lymphfluss auswirkt, muss noch untersucht werden.

# EXPERTENWISSEN: MIKROZIRKULATIONSVERBESSERUNG (BLUT, LYMPHE)

### DER AXONREFLEX

Dieser Reflex wird in dieser Form nur an der Haut beschrieben (Yaprak, 2008). Er beschreibt das Phänomen, dass die Hautgefäße bei einer Reizung der afferenten C-Fasern, die ihren Ursprung in der Haut haben, am Ort der Einwirkung und in einem Areal in der Umgebung mit Erythem (Hautrötung) und mit Hyperämie (guter Durchblutung) reagieren.

Man nimmt an, dass nach Reizung der C-Faser über einen bisher nicht eindeutig geklärten Mechanismus von freien Nervenendigungen mehrere vasoaktive Substanzen, wie Substanz P, ausgeschüttet werden, die für die typische Reaktion verantwortlich sind (Altmeyer et al., 2013).

*Substanz P* bewirkt eine starke Erweiterung der Blutgefäße und steigert die Durchlässigkeit der Gefäßwand. Zudem bewirkt sie eine Steigerung der Sensitivität der Schmerzneuronen im Rückenmark und hat somit einen wichtigen Einfluss auf die Schmerzwahrnehmung.

Nach einer Anwendung mit dem Flossbandes beobachten wir häufig eine Mehrdurchblutung, die wahrscheinlich auf diese Mechanismen zurückzuführen ist.

### BEDEUTUNG DES FLOSSINGS FÜR DEN KÖRPER

In der Praxis hat sich gezeigt, dass sowohl im Training als auch in der Therapie durch den Einsatz des Vitality-Flossbandes sich sehr schnelle und nachhaltige Erfolge einstellen. Es lässt sich leicht in verschiedene therapeutische Disziplinen integrieren. Besonders in Kombination mit Faszientherapie, z. B. nach Typaldos, ist der Einsatz des Vitality-Flossbandes sehr sinnvoll. Auch bei chronischen und therapieresistenten Fällen erweist sich das Flossband als sehr effektives Trainings- und Therapiehilfsmittel!

### ERKLÄRUNGSANSÄTZE FÜR DIE WIRKUNGSWEISEN DES FLOSSBANDS

Im Mittelpunkt unserer Betrachtungen zur Wirkungsweise des Flossbands stehen Muskelfunktionsketten und Faszien. Viele Sportverletzungen oder Schmerzen im Bewegungsapparat sind Folgen von Fehlfunktionen in Teilen der myofaszialen Ketten.

Die Kenntnis um die myofaszialen Zusammenhänge erlaubt eine zielgerichtete Diagnose und ermöglicht eine entsprechende Behandlung! Zu diesem Zweck setzen wir einfache Screeningtests ein. Die Bedeutung des myofaszialen Gewebes reicht von seiner Eigenschaft als Leitungsbahn für Venen, Lymphgefäße, Arterien und Nerven über seine Stützfunktion für Organe und Knochen bis hin zum Schutz der Strukturen.

## BEDEUTUNG DES NERVENSYSTEMS

Das Nervensystem spielt eine entscheidende Rolle bei der Entstehung sämtlicher Adaptations- und Kompensationsmechanismen.

Es initiiert und koordiniert sämtliche Körperfunktionen. Besonders wichtig für das Nervensystem ist die es umgebende Flüssigkeit, die *Rückenmarksflüssigkeit* (Liquor cerebrospinalis). In seinen Bestandteilen ähnelt es dem Serum des Blutes und der Lymphe. Als Erklärungsmodell für die Wirkungsweisen des Flossbandes dient zum einen die Biodynamik, Neurodynamik und zum anderen die Biomechanik. Aus biomechanischer Sicht tritt bei Gelenkfehlstellungen ein reflektorischer Effekt auf, der von den Rezeptoren des Gelenks herrührt. Dieser lässt sich durch die Bewegung mit den Kompressionsbändern wieder zurechtrücken.

In der Biodynamik spricht man vom sogenannten *primär respiratorischen Mechanismus (PRM)* des Gewebes. Damit ist die Verschiebbarkeit und Gleitfähigkeit des Gewebes bei leichtem Druck gemeint. Vor allem im Bereich von Narben ist dieser Mechanismus stark eingeschränkt.

## PHYSIOLOGIE DES BINDEGEWEBES

Die Grundsubstanz des Bindegewebes wird als *Mukopolysaccharide* bezeichnet und verbindet kollagene mit elastischen Fasern und bindet sich an Wasser. Sie sorgt dafür, dass das Gewebe nach einer Belastung in die Ursprungsform zurückkehrt. Verändern sich die Druckverhältnisse im Gewebe, führt dies dazu, dass die Zellen Wasser aufnehmen bzw. abgeben. Die dabei entstehenden Spannungen werden als *piezoelektrische Aktivität* bezeichnet. Diese reizt die Zellen zur Synthese und zur Ausrichtung der kollagenen Fasern an.

**1**

## WIRKUNGEN AUF EINEN BLICK

- Verbesserte Gelenkbeweglichkeit,
- verbesserter Gelenkrhythmus,
- Beschleunigung der Muskelregeneration nach dem Training,
- Lösen von Gewebeverklebungen,
- Schmerzreduktion,
- Anstieg der Durchblutung des Gewebes,
- verbesserte Sauerstoff- und Substratversorgung,
- Steigerung der Empfindlichkeit der Sinnesrezeptoren, d. h. Steigerung der koordinativen Leistungsfähigkeit,
- Abnahme der viskösen und elastischen Widerstände (Elastizitätserhöhung in Muskeln, Sehnen und Bändern),
- Produktionssteigerung der Synovialflüssigkeit in Gelenken => Steigerung der Belastungtoleranz des Gelenkknorpels,
- Steigerung der psychischen Leistungsbereitschaft => Verbesserung der Wahrnehmung.

# FLOSSING – REGENERATION UND WUNDHEILUNG

VITALITY FLOSSING wird in erster Linie bei akuten und chronischen Verletzungen eingesetzt. Deshalb ist es wichtig, die Regenerationsphasen des Bindegewebes zu kennen. In
der folgenden Beschreibung der Heilungsphasen wird VITALITY FLOSSING im Kontext mit
anderen therapeutischen Maßnahmen dargestellt.

## WUNDHEILUNGSPHASEN
Nach einer Verletzung passiert Folgendes:

### 1. AKUTPHASE/ENTZÜNDUNGSPHASE
**1.1 Vaskuläre Phase (Alarmphase)**

**Ziel:** Gefäßabdichtung

**Dauer:** Erster bis zweiter Tag

**Maßnahmen:** Ruhigstellung, Kühlen, Kompression, Hochlagern, Salbenverbände, Lymphdrainage

**Flossing:** Erste Hilfe zwei Minuten mit 50 % (!) Zug zirkulär gewickelt. Dies kann mehrmals
wiederholt werden. 8-10 x für ~2-3 Minuten. Ein zu starker Zug in der Alarmphase kann
zu einer Sauerstoffunterversorgung führen und somit den Heilungsverlauf verlangsamen.

**1.2 Zelluläre Phase**

**Ziel:** Einleitung der Heilentzündung, Kollagensynthese

**Dauer:** Dritter bis fünfter Tag

**Maßnahmen:** Ruhigstellung, Kühlen, Kompression, Hochlagern, leichte Bewegung unter
Entlastung, Kinesiotaping, Lymphdrainage

**Flossing:** Weiterhin 50 % Zugstärke

### 2. PROLIFERATIONSPHASE
**Ziel:** Autoreparatur des Bindegewebes, Neubildung

**Dauer:** Fünfter bis 21. Tag

**Maßnahmen:** Entstauung, Behandlung der Schmerzstelle, Mobilisation bis zur Schmerzgrenze, Kinesiotaping, Elektrotherapie

**Flossing:** Wrapping, Aktivierung, Training und Therapie

60-80 % Zug auf Verletzungszone semizirkulär

### 3. REMODELLIERUNGSPHASE

**Ziel:** Stabilisation des neu gebildeten Kollagengerüsts (Konsolidierung).

Erhöhung der Belastbarkeit und Verbesserung der Elastizität des heilenden Bindegewebes.

**Dauer:** 21. bis 360. Tag

**Maßnahmen:** Mobilisation und Training bis zur Belastungsgrenze, Osteopathie bei bestehenden Einschränkungen

**Flossing:** Screening, Aktivierung, Training und Therapie 60-80% Zug auf Verletzungszone, semizirkulär gewickelt.

## EXPERTENWISSEN: WUNDHEILUNG

### A. DIE VASKULÄRE PHASE = ALARMPHASE

**Dauer:** Tag der Verletzung bis zweiter Tag

**Natürliches Ziel dieser Phase:** Gefäßabdichtung

**Was passiert in dieser Phase?**

**Körpereigene Blutstillung durch:** das vegetative Nervensystem (sympathische Konstriktion), endokrine Hormone (Vasokonstriktion durch Katecholamine), Blutgerinnung (Thrombusbildung an den Stellen der Gefäßruptur), hohe Konzentration an Schmerzmediatoren.

**Zielsetzungen und Maßnahmen:**
- Unterstützung der körpereigenen Blutstillung durch Anwendung der PECH-Regel:
- PAUSE (Unterbrechung der mechanischen Beanspruchung im Verletzungsgebiet).
- Ggf. partielle (Tape) oder totale Immobilisation (Gips).
- EIS (Kryotherapie).
- Kompression.
- **Flossing** – nur zwei Minuten mit 50 % Zug und Bewegung. Dies kann mehrmals wiederholt werden. 8-10 x für ~2-3 Minuten.

- Kurzzugbinde mit Druck unterhalb von 80-120 mm Hg (eine zu starke Kompression würde aufgrund der resultierenden Hypoxie und mangelnden Substratversorgung den weiteren Heilungsverlauf negativ beeinflussen).
- Eine in gekühltes Wasser getränkte Kompressionsbinde kann die obigen Ziele 2. + 3. gleichzeitig erfüllen.
- Hochlagern.
- Durch das Hochlagern der verletzten Extremität wird der intravasale Druck reduziert und somit ein weiteres Einbluten gemindert.
- Schmerzhafte Aktionen vermeiden.
- Verhindern einer Retraumatisierung.
- Stressvermeidung.
- Kein Alkohol, kein Nikotin.
- Viel Vitamin C, viel Flüssigkeit.
- Im absolut schmerzfreien Bereich darf bewegt werden.

## B. DIE ZELLULÄRE PHASE

**Dauer:** Zweiter bis fünfter Tag

**Natürliches Ziel dieser Phase:** Einleitung der Heilentzündung

**Was passiert in dieser Phase?**

Weiterhin erhöhter Sympathikotonus (der Körper ist in der Kampfphase). Hohe Konzentration an Entzündungsmediatoren mit resultierenden Entzündungszeichen (Rubor (Röte), Tumor (Schwellung), Dolor (Schmerz), Calor (Hitze, Entzündung), Functio laesa (gestörte Funktion).

## KOLLAGENSYNTHESE (TYP III)

**Therapeutische Zielsetzungen und Maßnahmen:**

- Weiterhin Hochlagerung, um das vermehrte Austreten von Plasmaflüssigkeit aus den durch die Entzündung erhöht permeablen Blutgefäßen zu vermindern.
- Kompression **Flossing, Zug bis ca. 80 %**.
- Funktionelle Verbände und kinesiologisches Taping.
- Aktive und passive schmerzfreie Mobilisation im matrixbelastenden Bereich zur Stimulation der Kollagensynthese (Typ III).
- Z. B. Pendelübungen und Slidingübungen nach Schulter- oder Knieverletzungen, hubfreie Mobilisationen bei Bandscheibenschäden.
- Senkung der sympathischen Reflexaktivität durch Techniken im sympathischen Ursprungsgebiet:
  - für den Kopf/die HWS: C8-T H3/4;*
  - für die O-EX: TH2/3-TH8;
  - für die U-EX: TH10-L2;
  - für BWS und Rippen: TH1-TH12;
  - für die LWS: TH10-L2;
  - für das ISG: TH10-L2.

**Techniken:**

- Flossing,
- Funktionsmassagen,
- Wärmeanwendungen (z. B. heiße Rolle),
- Elektrotherapie,
- kinesiologisches Taping.

*
TH = Thoraxal = Brustwirbelsäule (BWS)
C = Cervical = Halswirbelsäule (HWS)
L = Mubal = Lendenwirbelsäule (LWS)
ISG = Iliosakralgelenk

**C. DIE PROLIFERATIONSPHASE** (Wachstum und Vermehrung von Zellen)

**Dauer:** Fünfter bis 21. Tag

**Natürliches Ziel dieser Phase:**

√ Autoreparatur.

**Was passiert in dieser Phase?**

√ Synthese aller Strukturkomponenten des Bindegewebes durch Fibroblasten und Myofibroblasten (= Stadium der Neubildung).

**Therapeutische Zielsetzungen und Maßnahmen:**

- Ähnlich wie die Handwerker einer Baustelle auf eine ausreichende Versorgung mit Baumaterialien angewiesen sind, benötigen auch die genannten Bindegewebszellen eine gute Versorgung mit Nähr- und Baustoffen sowie mit Sauerstoff.

**Deshalb müssen Techniken gewählt werden, die die lokale Durchblutung verbessern:**

- Flossing,
- Querfriktionen,
- Funktionsmassagen,
- Lymphdrainage,
- MT (Stufe I-II intermittierend),
- aktive, schmerzfreie Bewegungen,
- Elektrotherapie,
- Wärmetherapie,
- vegetative Techniken im sympathischen Ursprungsgebiet.

**D.** DIE UMBAUPHASE

**Dauer:** 21.-360. Tag

**Natürliche Ziele dieser Phase:**
- Stabilisation des neu gebildeten Kollagengerüsts (Konsolidierung).
- Erhöhung der Belastbarkeit und Verbesserung der Elastizität des heilenden Bindegewebes.

**Was passiert in dieser Phase?**
- Umbau vom in der Proliferationsphase dominierenden Kollagen Typ III in das belastungsstabilere Kollagen Typ I.
- Crosslinks sorgen für eine erhöhte Stabilität.
- Durch entsprechende Konfrontation mit vielseitigen Belastungsvarianten (z. B. durch die Therapie) formiert sich die gesamte Konstruktion aus Zellen, Matrix und Kollagen zu einem belastungs- und leistungsfähigen Gesamtgewebe.
- Nach 6-10 Wochen hat das neue Bindegewebe etwa 60 % der ursprünglichen Zugkraft zurückgewonnen, die in den nächsten 2-6 Monaten immer größer wird.

**Therapeutische Zielsetzungen und Maßnahmen:**
- Flossing mit Training und Hausaufgabenprogramm.
- Weiterhin flankierende Massagen (QFs, Funktionsmassagen, ...) sowie physikalische Therapie u. a. zum Auflösen wasserlöslicher Crosslinks.
- Progressive Steigerung der Belastungsintensität z. B. in der MTT.
- Schmerzfreie Mobilisation im kollagenen Belastungsbereich.
- Tapes, die beim Training getragen werden, werden in der Konsolidierungsphase (21.-60.Tag) mehr und mehr „gelockert", d. h., auch die traumatisierenden Richtungen werden langsam wieder freigegeben.
- Falls intensiv und ausdauernd immobilisiert werden muss (z. B. nach Frakturen mit Gips), werden nach ca. sechs Wochen nichtwasserlösliche Crosslinks entstehen. Dann muss der verkürzte Kapsel-Band-Apparat mit manueller Therapie (Stufe II-III) mobilisiert werden.

# FLOSSING – MÖGLICHKEITEN

Flossing kann sowohl in der Prävention als auch in der Rehabilitation eingesetzt werden. Angefangen bei Beweglichkeitseinschränkungen über Schmerzen durch Überlastungen bis hin zur Ersten Hilfe nach Verletzungen bietet Flossing umfangreiche Anwendungsmöglichkeiten (Indikationen):

## PRÄVENTION – SPANNUNGSZONEN

**Ziel:** Beweglichkeitsverbesserung
- Vom Großzeh über den Rumpf bis hin zu den Fingerspitzen
- Als Regenerationsmaßnahme

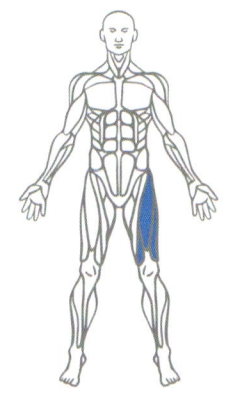

## REGENERATION UND REHABILITATION – ÜBERLASTUNGSZONEN

**Ziel:** Linderung von akuten oder chronischen Überlastungsbeschwerden
- Muskelkater
- Hallux valgus
- Plantarfaszienreizung
- Impignement oberes Sprunggelenk
- Achillessehnenreizung
- Wadenverhärtung
- Schienbeinkantensyndrom
- Patellaspitzensyndrom (Springerknie)
- Oberschenkelverhärtung
- Muskelverspannung an der Oberschenkelrückseite
- Schmerzen an der Knieaußenseite (Läuferknie)
- Springende Hüfte außen
- Fußballerleiste
- Adduktorenschmerzen
- Hüftimpignement
- Hüftbeugerverspannung

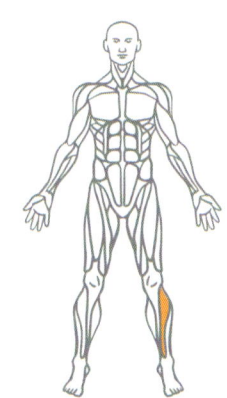

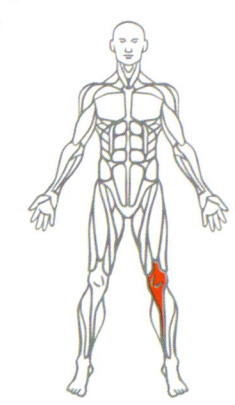

- ISG-Syndrom
- Schambeinentzündung
- Piriformissyndrom
- LWS-Syndrom
- BWS-Syndrom (Verspannung der Atemhilfsmuskulatur)
- HWS-Syndrom (Nackenverspannungen)
- Bizepssehnenreizung
- Golferellbogen
- Tennisarm
- Werferschulter
- Schulterimpignement
- Mausarm
- Handgelenkschmerzen
- Sehnenscheidenentzündung am Finger (SMS-Daumen)
- Bewegungseinschränkungen nach Operationen (ab Tag drei)
- Bänder- und Sehnenprobleme/Insertionstendopathien
- Arthrose
- Beckenstörungen (auch Schambeinentzündungen)
- Narbenpflege

## ERSTE HILFE – VERLETZUNGSZONEN

**Ziel:** Erstversorgung und Nachsorge bei und nach akuten Verletzungen
- Verrenkungen (Luxationen) der Sprunggelenke oder der Schulter
- Sehnenrisse (Achilles)
- Bänderrisse (Sprunggelenk)
- Prellungen
- Muskelfaserrisse
- Kapselprobleme
- Zerrungen – Distorsionen
- Ergüsse und Schwellungen
- Ischialgie
- Lumbago, Lumbalgie
- Lokale Schmerzen der Gelenke

# FLOSSING – GRENZEN

Flossing sollte bei folgenden Krankheits- und Beschwerdebildern nicht eingesetzt werden:

**Absolut:**
- Akute Entzündung durch Keime
- Allergie gegen Latex
- Thrombose (akut)
- Herpes zoster (akut)
- Schuppenflechte (akut)
- Neurodermitis (akut)
- Herzinsuffizienz
- Unklarer Tumorstatus
- Pergamenthaut (Kortisontherapie)
- Ablehnung der Behandlung durch Patienten
- Neuralgien
- Frakturen (Brüche)
- Arterielle Verschlusskrankheit
- Einnahme von Gerinnungshemmern
- Blasenbildung der Haut
- Extreme Lymphödeme
- Chronische Entzündungen wie Gicht
- Bilaterales/beidseitiges Flossen der Beine wg. Synkope
- Offene Wunden, Hautschäden jeglicher Art, allergisch veränderte Haut

**Relativ:**
- Asthma
- Schwangerschaft
- Fieber
- Krampfadern
- Schilddrüsenfunktionsstörung
- Psychische Faktoren wie Engegefühl während der Therapie

# FLOSSING – NEBEN- UND NACHWIRKUNGEN

Flossing stellt einen zum Teil sehr starken Reiz auf die Haut und den Gesamtorganismus dar. Dies kann zu folgenden Nebenwirkungen führen:

- Hautrötungen oder -reizungen,
- Quaddelbildung,
- Hämatome,
- Kurzfristiges Schwächegefühl,
- Druckschmerz und Engegefühl bei der Behandlung und beim Training sowie
- Kreislaufschwäche oder Schweißausbrüche.

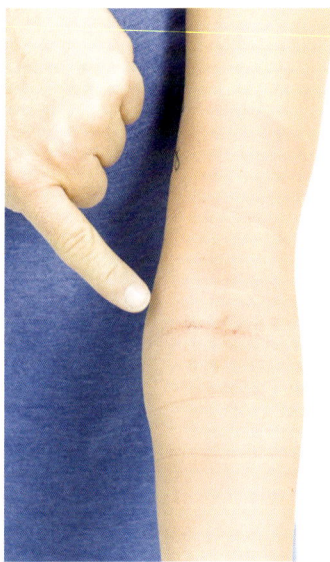

*Abb. 7: Nebenwirkung Hautreizung / Hämatom*

*Abb. 8: Nachwirkung Hautrötung / Durchblutungssteigerung*

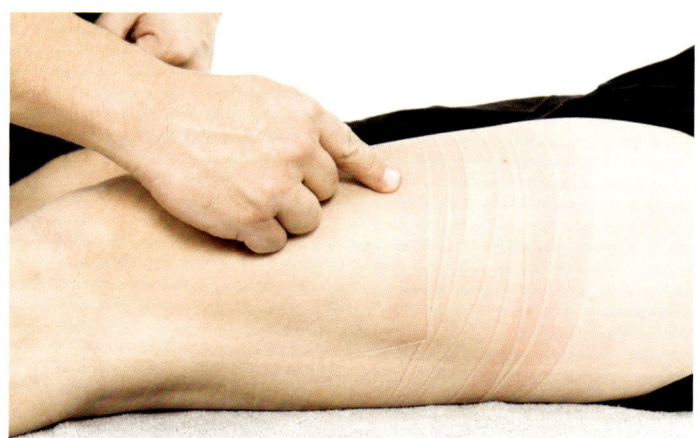

# FLOSSING – WICHTIGE NUTZUNGSHINWEISE

Entfernen des Bandes ...

- wenn die Extremität sehr blau wird;
- wenn die Extremität einschläft (leichtes Kribbeln ist vertretbar);
- wenn der Patient die Spannung nicht aushalten kann.

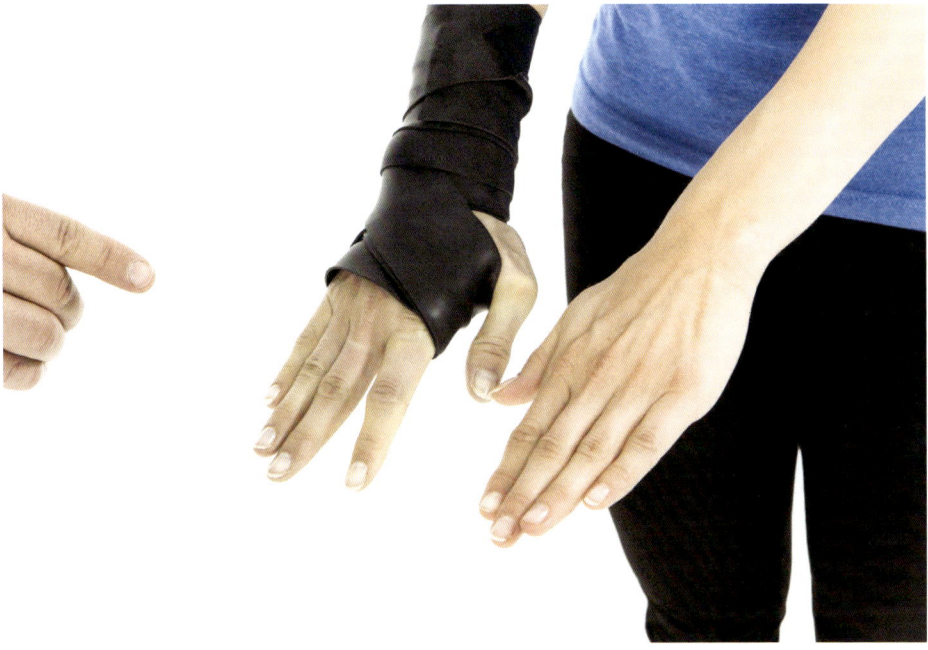

*Abb. 9: Abbruchkriterium Hautfärbung*

# FLOSSING – AUFKLÄRUNG

Da es sich um eine sehr intensive Therapie- und Trainingsform handelt, ist es wichtig, den Patienten und Trainierenden vor dem Flossing aufzuklären. Der Trainierende sollte über die Ziele der Anwendung, die Intensität, die Abbruchoption und die möglichen Neben- und Nachwirkungen informiert werden. So wird eine vertrauens- und verständnisvolle Basis zwischen Therapeut/Trainer und Patient für das Flossing geschaffen. Gegebenenfalls kann auch vorher eine Unterschrift eingeholt werden!

**Ziele:** Beweglichkeitsverbesserung, Schmerzreduktion, Durchblutungsverbesserung, Lösen von Verklebungen.

**Intensität:** Intensives, zum Teil schmerzhaftes Gefühl beim Umwickeln und während der Bewegung der Körperpartie mit dem Flossband.

**Unsere Empfehlung:** Arbeiten Sie mit einer Schmerzbewertungsskala von 0 bis 10 vor, während und nach der Anwendung. 0 bedeutet gar keine Schmerzen. 10 bedeutet stärkster vorstellbarer Schmerz. Während der Anwendung bei Spannungszonen oder Überlastungszonen ist eine Bewertung von 7-9 vertretbar. In beiden Fällen heißt es, raus aus der Komfortzone, und über diese Schwelle hinweg zu bewegen. Ausnahme sind akute Schmerzzonen. Hier sollte ein Fachmann entscheiden. Ein subjektiver Schmerz von maximal 5 ist hier tolerierbar.

**Abbruch:** Der Trainierende kann jederzeit abbrechen. Schwindel, Unwohlsein, eine Zunahme der Schmerzen, Kribbeln oder Taubheitsgefühl sollte er unmittelbar kommunizieren. Ebenso führt das Verfärben der Extremität durch Minderdurchblutung zum Abbruch.

**Neben- und Nachwirkungen:** Blaue Flecken, Hämatome, Schwächegefühl.

1

# VITALITY FLOSSING-METHODIK: SWATT SCHRITT FÜR SCHRITT

Das VITALITY FLOSSING-Konzept ist ein Bewegungskonzept hin zu mehr Lebensqualität durch Bewegungsqualität.

**Unser Motto:** Optimieren durch Komprimieren!

Auf den folgenden Seiten stellen wir Ihnen unsere SWATT-Methodik Schritt für Schritt vor.

An erster Stelle steht, wie bereits im Kapitel „Das VITALITY FLOSSING-Konzept auf einen Blick" (S. 21) beschrieben, die Frage nach Ihrem Bewegungsziel. Welche Sportart wollen Sie betreiben? Ausgehend von Ihrem Bewegungsziel, sollten Sie sich überlegen, ob aus Ihrer Sicht Beweglichkeitseinschränkungen oder Schmerzen vor, bei oder nach der Bewegung oder Sportart auftreten. Aus diesen ersten Angaben ergibt sich die konkrete Auswahl für Ihre Screeningtests.

Mithilfe der einfachen Screeningtests (Hands-off) können Sie eine erste Einschätzung Ihrer Beweglichkeit in den verschiedenen Körperpartien erhalten! Durch die Screeningtests versuchen wir, zu beantworten, ob das VITALITY FLOSSING an der jeweiligen Körperpartie für Sie sinnvoll ist oder nicht. Zusätzlich können Sie unsere Hands-on-Screeningmethode nutzen, um festzustellen, in welche Richtung der Zug des Flossbandes gehen sollte.

Die Screenings sind kein Muss für die Nutzung von Flossbändern, machen es Ihnen jedoch möglich, genaue Vorher-nachher-Vergleiche zu ziehen, um so zu überprüfen, ob Ihnen das Flossing geholfen hat, beweglicher zu werden! Auch in der Reintegration nach Beschwerden oder Verletzungen sind die Screeningtests ein hilfreiches Verfahren zur Überprüfung der Beweglichkeit und damit auch in Teilen der Belastbarkeit der jeweiligen Strukturen.

## VITALITY-SCREENINGBOGEN

Um Ihnen die Arbeit mit dem vorliegenden Buch und den Einsatz des Flossbandes zu erleichtern, haben wir Ihnen den Vitality-Screeningbogen gebaut. Dieser impliziert die Möglichkeit, die oben genannten Fragen nach Bewegungsziel, Beweglichkeitsziel und Schmerzen direkt auf unserem Körpermodell festzuhalten. Ausgehend davon, ergeben sich dann die für Sie persönlich oder Ihre Kunden relevanten Screenings. Je nach Ergebnis können Sie im Anschluss Ihren persönlichen Flossingbedarf ablesen. Folgen Sie einfach den Nummern auf dem Bogen.

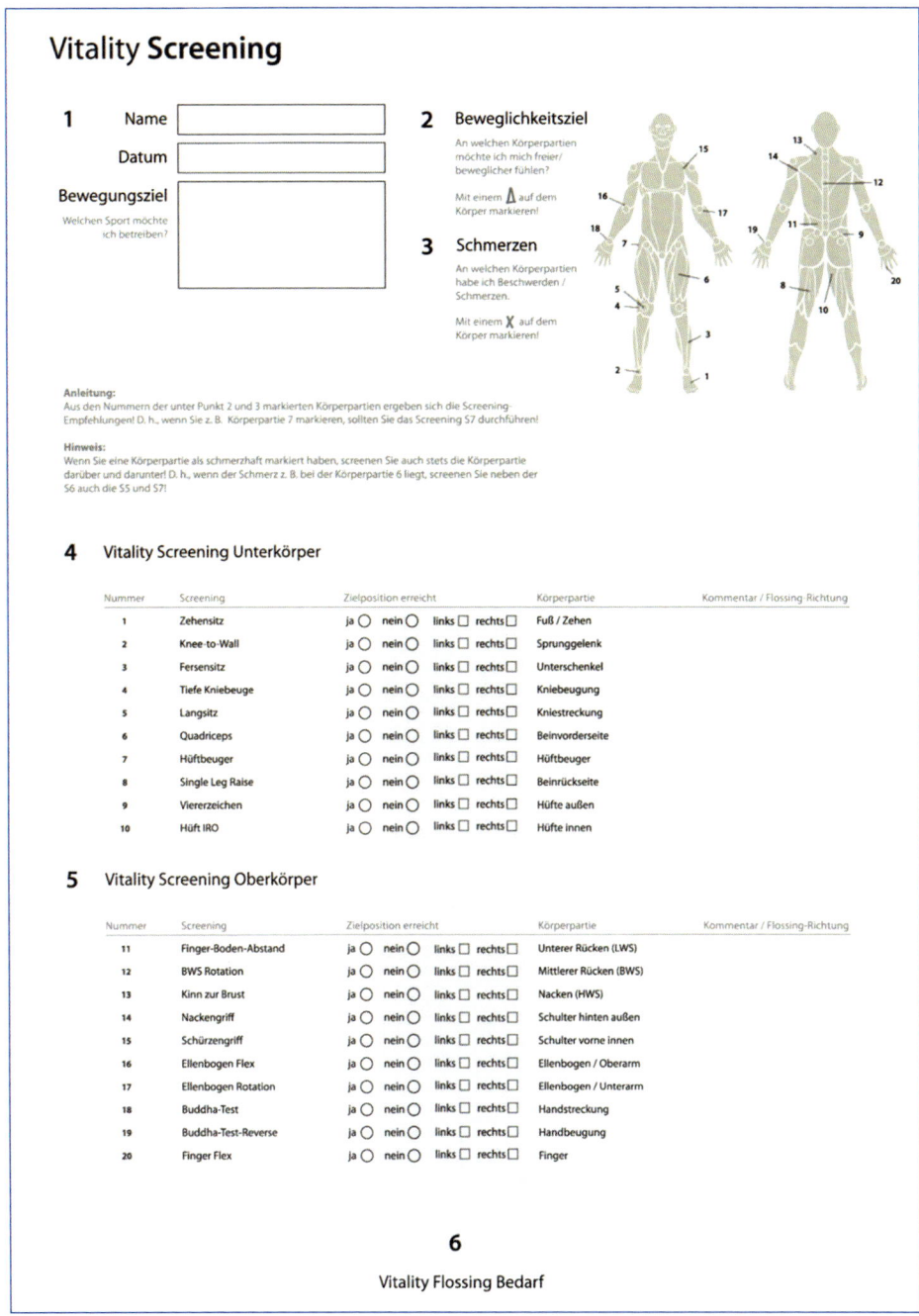

## Vitality **Screening**

**1**  Name _____

   Datum _____

**Bewegungsziel**
Welchen Sport möchte ich betreiben?

**2**  **Beweglichkeitsziel**
An welchen Körperpartien möchte ich mich freier/beweglicher fühlen?

Mit einem △ auf dem Körper markieren!

**3**  **Schmerzen**
An welchen Körperpartien habe ich Beschwerden / Schmerzen.

Mit einem X auf dem Körper markieren!

**Anleitung:**
Aus den Nummern der unter Punkt 2 und 3 markierten Körperpartien ergeben sich die Screening-Empfehlungen! D. h., wenn Sie z. B. Körperpartie 7 markieren, sollten Sie das Screening S7 durchführen!

**Hinweis:**
Wenn Sie eine Körperpartie als schmerzhaft markiert haben, screenen Sie auch stets die Körperpartie darüber und darunter! D. h., wenn der Schmerz z. B. bei der Körperpartie 6 liegt, screenen Sie neben der S6 auch die S5 und S7!

**4**   **Vitality Screening Unterkörper**

| Nummer | Screening | Zielposition erreicht | | | | Körperpartie | Kommentar / Flossing-Richtung |
|---|---|---|---|---|---|---|---|
| 1 | Zehensitz | ja ○ | nein ○ | links ☐ | rechts ☐ | Fuß / Zehen | |
| 2 | Knee-to-Wall | ja ○ | nein ○ | links ☐ | rechts ☐ | Sprunggelenk | |
| 3 | Fersensitz | ja ○ | nein ○ | links ☐ | rechts ☐ | Unterschenkel | |
| 4 | Tiefe Kniebeuge | ja ○ | nein ○ | links ☐ | rechts ☐ | Kniebeugung | |
| 5 | Langsitz | ja ○ | nein ○ | links ☐ | rechts ☐ | Kniestreckung | |
| 6 | Quadriceps | ja ○ | nein ○ | links ☐ | rechts ☐ | Beinvorderseite | |
| 7 | Hüftbeuger | ja ○ | nein ○ | links ☐ | rechts ☐ | Hüftbeuger | |
| 8 | Single Leg Raise | ja ○ | nein ○ | links ☐ | rechts ☐ | Beinrückseite | |
| 9 | Viererzeichen | ja ○ | nein ○ | links ☐ | rechts ☐ | Hüfte außen | |
| 10 | Hüft IRO | ja ○ | nein ○ | links ☐ | rechts ☐ | Hüfte innen | |

**5**   **Vitality Screening Oberkörper**

| Nummer | Screening | Zielposition erreicht | | | | Körperpartie | Kommentar / Flossing-Richtung |
|---|---|---|---|---|---|---|---|
| 11 | Finger-Boden-Abstand | ja ○ | nein ○ | links ☐ | rechts ☐ | Unterer Rücken (LWS) | |
| 12 | BWS Rotation | ja ○ | nein ○ | links ☐ | rechts ☐ | Mittlerer Rücken (BWS) | |
| 13 | Kinn zur Brust | ja ○ | nein ○ | links ☐ | rechts ☐ | Nacken (HWS) | |
| 14 | Nackengriff | ja ○ | nein ○ | links ☐ | rechts ☐ | Schulter hinten außen | |
| 15 | Schürzengriff | ja ○ | nein ○ | links ☐ | rechts ☐ | Schulter vorne innen | |
| 16 | Ellenbogen Flex | ja ○ | nein ○ | links ☐ | rechts ☐ | Ellenbogen / Oberarm | |
| 17 | Ellenbogen Rotation | ja ○ | nein ○ | links ☐ | rechts ☐ | Ellenbogen / Unterarm | |
| 18 | Buddha-Test | ja ○ | nein ○ | links ☐ | rechts ☐ | Handstreckung | |
| 19 | Buddha-Test-Reverse | ja ○ | nein ○ | links ☐ | rechts ☐ | Handbeugung | |
| 20 | Finger Flex | ja ○ | nein ○ | links ☐ | rechts ☐ | Finger | |

**6**

**Vitality Flossing Bedarf**

*Abb. 10: Vitality-Screeningbogen (siehe auch S. 266 / 267)*

Jedes Screening gliedert sich in der Beschreibung in eine Ausgangsposition, eine Zielposition und die Beschreibung des Fehlers, d. h. das Verfehlen der Zielposition.

Nach den Screenings Hand-off und Hands-on beschreiben wir die Grundlagen zum Wrapping, der Wickeltechnik. Danach werden die Möglichkeiten der Bewegung mit dem Flossband in Form von isolierten Aktivierungsübungen über komplexe Trainingsübungen bis hin zu Therapietechniken vorgestellt.

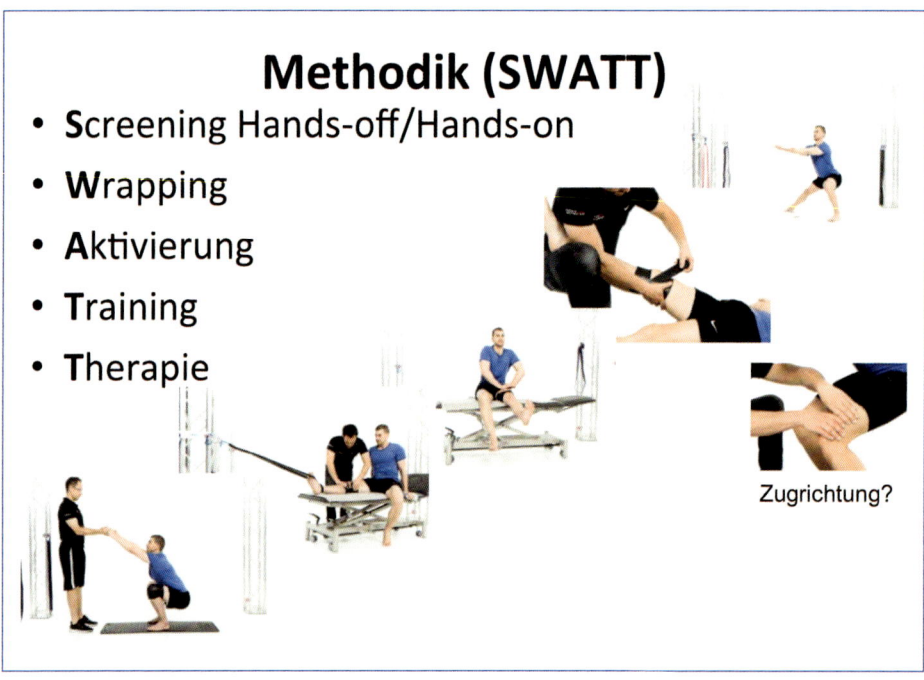

*Abb. 11: SWATT-Methodik – Übersicht*

Das Wrapping impliziert den ersten Zug, die Zugrichtung und -stärke sowie die einzelne Wraptechnik samt fertigem Wrap je Körperpartie. Aktivierungs- und Trainingsübungen werden je Körperpartie in Ausgangs- und Endposition beschrieben. Die Therapietechniken werden nach der jeweiligen Methode benannt, so z. B. Querfriktion, Gapping, Traktion u. v. m.

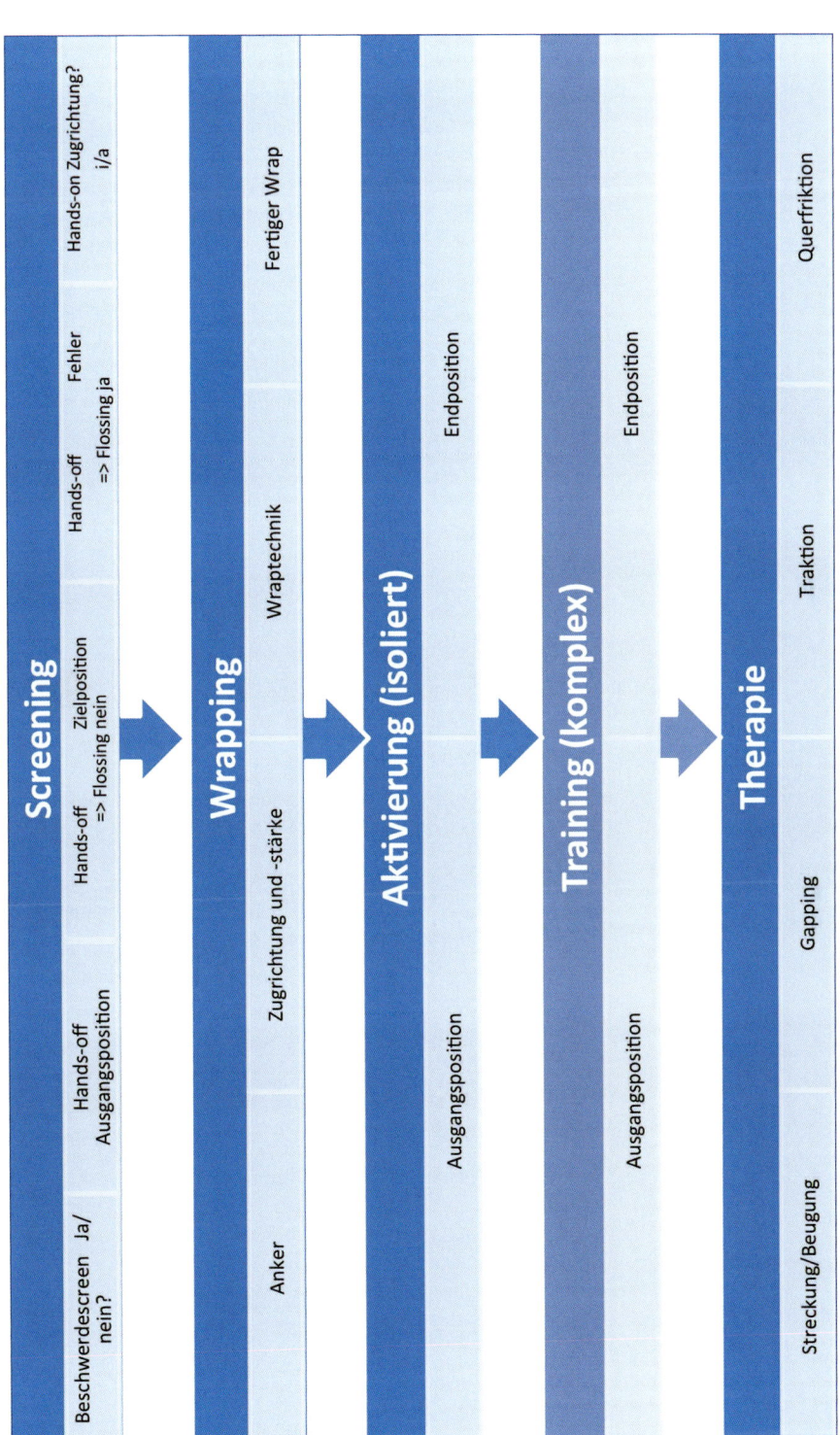

| Screening | | | | | |
|---|---|---|---|---|---|
| Beschwerdescreen Ja/nein? | Hands-off Ausgangsposition | Zielposition => Flossing nein | Hands-off => Flossing ja | Fehler | Hands-on Zugrichtung? j/a |

| Wrapping | | |
|---|---|---|
| Anker | Zugrichtung und -stärke | Wraptechnik | Fertiger Wrap |

| Aktivierung (isoliert) | |
|---|---|
| Ausgangsposition | Endposition |

| Training (komplex) | |
|---|---|
| Ausgangsposition | Endposition |

| Therapie | | | |
|---|---|---|---|
| Streckung/Beugung | Gapping | Traktion | Querfriktion |

*Abb. 12: SWATT-Methodik – Tabelle*

**2**

| Methodische Details zur Anwendung des VITALITY FLOSSING-Konzepts | |
|---|---|
| **Ziele-Einsatzgebiete** | • **Prävention, Ziel:** Verbesserung der Beweglichkeit und des Bewegungsausmaßes<br>• **Regeneration und Rehabilitation:** Ziel Linderung von akuten oder chronischen (Über-)Belastungsschmerzen<br>• **Erste Hilfe:** Ziel Erstversorgung und Nachsorge nach akuten Verletzungen |
| **Aufklärung** | • **Ziele/Intensität:** (Ziele: siehe oben)/intensive Gefühle, Spannung und Schmerzen während der Anwendung möglich<br>• **Abbruchkriterien:** Schwindel, Unwohlsein, eine Zunahme der Schmerzen, Kribbeln oder Taubheitsgefühl<br>• **Neben- und Nachwirkungen:** Hämatome, Hautrötung, Schwächegefühl |
| **Screening-und Übungsauswahl** | • Abhängig von Sportart, Beweglichkeitszielen und Schmerzen je Körperpartie (siehe Vitality Screeningbogen)<br>• 20 Körperpartien von 1 (Zehen/Fuß) über 10 (Hüfte innen) bis 20 (Finger) |
| **Methodik** | • **Prävention/Reintegration/Return-to-Activity:** 1. Screening Hands-off, Hands-on, 2. Wrapping, 3. Aktivierung, 4. Training, 5. Therapie<br>• **Regeneration/Rehabilitation:** 2. Wrapping, 3. Aktivierung, 4. Training, 5. Therapie<br>• **Erste Hilfe:** 2. Wrapping |
| **Zugstärke/Zugrichtung** | • **Prävention, Regeneration und Rehabilitation:** 60-80 % Zugstärke, Wrapping semizirkulär, d. h. 80 % auf Spannungszonen, 40-50 % Zugstärke gegenüber<br>• **Erste Hilfe:** 50 % Zugstärke, Wrapping zirkulär, d. h., kontinuierlich gleichmäßig, alles unter Berücksichtigung der Abbruchkriterien<br>• **Beispiele:** Lymphwrap 50 % Zug, Muskelwrap bis zu 80 % Zug, Gelenkwrap bis zu 80 % Zug, Fasziensehnenwrap bis zu 80 % Zug |
| **Dauer/Wiederholungen** | • **Dauer:** Je Flossbandanwendung zwischen 2 bis maximal 5 Minuten komprimieren. Je höher die Zugstärke, desto kürzer sollte die Dauer sein.<br>• Jeder Wrap (Flossbandwickelung) kann je nach Ziel bis zu 10 x hintereinander wiederholt werden. |
| **Umfang** | • **Prävention/Regeneration/Rehabilitation:** 1-3 Serien<br>• **Erste Hilfe:** 4-10 Serien<br>• **Regel:** Fortfahren, solange eine Verbesserung der Symptomatik erkennbar ist. Abbruch bei Stagnation oder Verschlechterung |
| **Dichte/Pause** | • **Prävention/Regeneration/Rehabilitation:** 2-4 Minuten<br>• **Erste Hilfe:** 2 Minuten |

| Methodische Details zur Anwendung des VITALITY FLOSSING-Konzepts | |
|---|---|
| **Häufigkeit** | • **Prävention/Rehabilitaion:** denkbar 1-3 x täglich oder 1-3 x pro Woche in der Trainingsvorbereitung<br>• **Regeneration:** denkbar 1-2 x pro Woche und unmittelbar nach harten Trainingseinheiten oder Wettkämpfen<br>• **Erste Hilfe:** 1-2 x täglich in der Entzündungsphase |
| **Bewegungstempo** | • **Prävention:** angefangen bei langsam-kontrolliert bis hin zu dynamisch-explosiv (exzentrisch-3; isometrisch-3; konzentrisch-1 oder X)<br>• **Regeneration/Rehabilitation:** dynamisch-gleichmäßig (exzentrisch-2; isometrisch-2; konzentrisch 2)<br>• **Erste Hilfe:** langsam-kontrolliert (exzentrisch-3; isometrisch-3; konzentrisch-3) |

# SCREENINGVERFAHREN GRÜNDE/ANFORDERUNGEN

**Gründe für Screeningverfahren:**

1. Motivation des Klienten/Sportlers
2. Intraindividueller Vergleich vorher/nachher, Verbesserung ja/nein?
3. Entscheidungshilfe

   a. Macht Flossing an dieser Körperpartie Sinn?

   • Ja/nein

   b. In welche Richtung ziehe ich das Flossband?

   • Innen/außen/vorne/hinten

**Anforderungen an Screeningverfahren:**

1. Ortsunabhängige Verfügbarkeit
2. Schnell
3. Stressfrei
4. Relevanz des Ergebnisses hinsichtlich der Flossingentscheidung
5. Reproduzierbar
6. Reliabel

# SCREENING HANDS-OFF – ENTSCHEIDUNGSHILFE

## METHODIK

Die VITALITY-Screenings helfen, individuelle Risikofaktoren zu identifizieren und dienen als Entscheidungshilfe für das Flossing.

Um die richtige Körperpartie für eine Flossinganwendung auszuwählen und das Ergebnis überprüfbar zu machen, benutzen wir bis zu 20 verschiedene Screeningtests. Diese 20 Screenings können variabel einzeln oder im Paket eingesetzt werden. Wir haben eine einfache Methodik entwickelt, die es uns erlaubt, innerhalb kurzer Zeit den Sportler zu analysieren und so die Therapie- und Trainingsmethoden abzuleiten. Testen Sie die SWATT-Methodik (S – Screening; W – Wrapping, A – Aktivierung, Tr – Training, Th – Therapie) mit dem dazugehörigen Vitality-Screening am besten an Ihrem eigenen Körper aus.

## S – SCREENING

Als Athletik-, Personal Trainer oder als Physiotherapeuten sind wir ständig auf der Suche nach effektiven und einfachen Testmethoden, um unsere Klienten bestmöglich zu kontrollieren und eventuelle Defizite herauszufiltern. Wir haben über die Jahre gelernt, nicht möglichst viele Tests durchzuführen, um am Ende zu keinem Ergebnis zu kommen, sondern die persönlichen Kennzahlen in wenigen Tests zu definieren. Ziel ist es, innerhalb von wenigen Minuten die Beweglichkeit des Kunden zu überprüfen und zu entscheiden, ob eine Flossingintervention sinnvoll ist oder ob die getestete Körperregion eine normale Beweglichkeit aufweist.

Das erste Bild zu jedem Screening bezeichnen wir als Ausgangsposition.

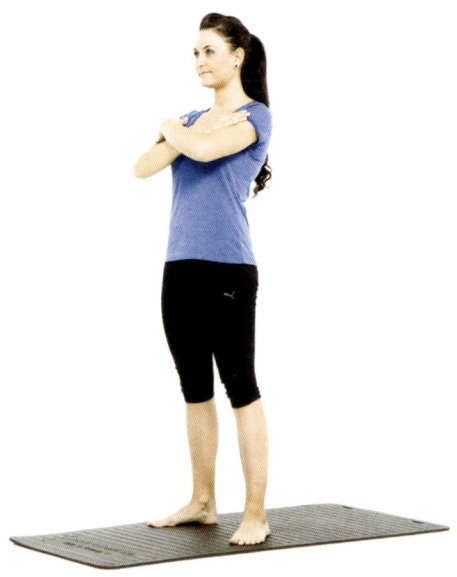

Das Screeningverfahren ist standardisiert und läuft bei jedem Sportler gleich ab. Wir beurteilen jeden Sportler nach zwei Optionen:

1. Option: Die Zielposition wird erreicht. Die Bewegung kann ohne Einschränkung oder Ausweichbewegung durchgeführt werden und in der Endposition für drei Sekunden gehalten werden.

2. Option: Ausführung nicht möglich, unabhängig von der Ursache (z. B. Zielposition nicht erreicht, Ausführung mit Ausweichbewegung, Durchführung unter Schmerzen).

Das zweite Bild bezeichnen wir in allen Fällen als Zielposition.

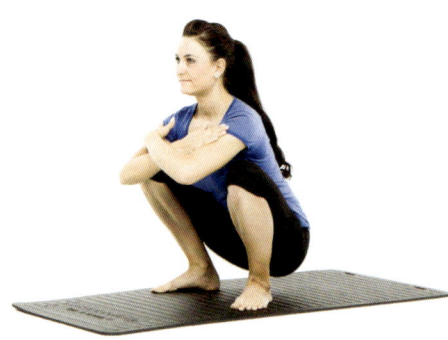

Die vorgegebene Endposition kann langsam und kontrolliert ohne Einschränkungen erreicht werden, sowie für 3 Sekunden gehalten werden.

**Im Beispiel:** Kniebeugewinkel <90°, Füße stehen komplett auf dem Boden.

Wenn der Sportler die Zielposition erreicht, => Flossing? NEIN, nicht notwendig, aber möglich.

Das dritte Bild bezeichnen wir durchgehend als Fehler:

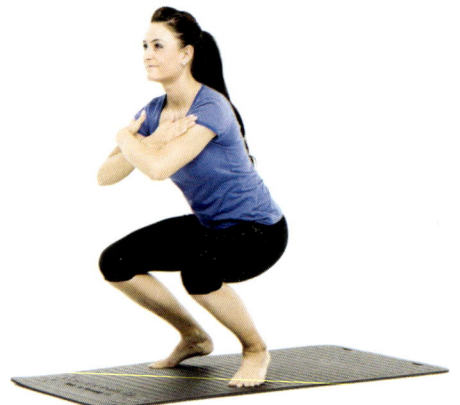

Die Zielposition wird NICHT erreicht.

**Im Beispiel:** Kniebeugewinkel > oder gleich 90°, die Fersen heben ab.

=> Flossing? JA, sinnvoll.

Kommt man zu dem Ergebnis, dass Flossing sinnvoll ist, lässt sich über ein Hands-on-Screening die sinnvolle Zugrichtung bestimmen.

Pro Screening sollte die Bewegung nur einmal durchgeführt werden. Grundsätzlich wird jede Bewegung mit einem positiven Befund bewertet, die der Sportler nicht bei der ersten Wiederholung uneingeschränkt ausführen kann. Bei Unsicherheit über die Richtigkeit der Bewegung kann der Test ein zweites oder drittes Mal durchgeführt werden. Dies gilt für alle folgenden Screeningtests.

# SCREENING HANDS-ON – ZUGRICHTUNG

Sollte dem Sportler eine korrekte Ausführung nicht möglich sein, kann der Tester durch die Verschiebbarkeit der Haut mit den Händen testen, in welche Zugrichtung die Bewegung besser wird.

Legen Sie zum Beispiel Ihre Hand auf den Oberschenkel und schieben die Haut nach außen, kann daraufhin die Bewegung besser, schlechter oder gleichbleibend ausgeführt werden. Dies kann ein Hinweis darauf sein, in welche Richtung Sie das Flossband ziehen können, um den besten Effekt zu bewirken. Unsere Empfehlung ist, weg von der Kompensation hin zur Bewegungsoptimierung.

## HANDS-ON SCREENING SPRUNGGELENK

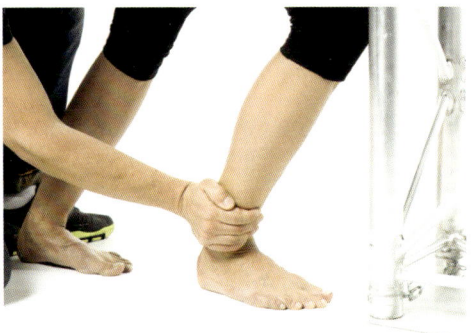

## HANDS-ON SCREENING KNIEBEUGUNG/UNTERSCHENKEL

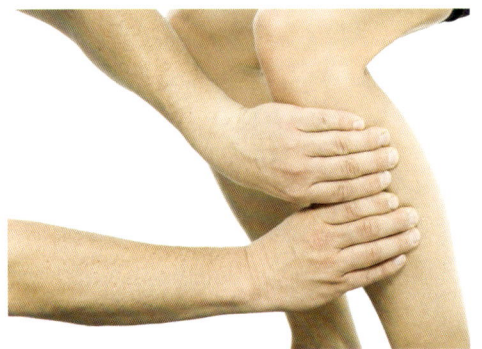

**Zur Organisation der Screenings:**

**Zeitaufwand:** Jeweils ca. eine Minute

**Beurteilung:**

> **Hands-off:** Können Sie bei entspannter Mimik die jeweiligen Positionen ohne Anstrengung und ausweichende Bewegung einnehmen? Ja oder nein?

> **Hands-on:** In welche Zugrichtung (Hautverschiebbarkeit) wird die Bewegung besser?

**Vorbereitung:** (Körperposition)

**Beispiel:** Der Test erfolgt im Stehen und ohne Schuhe.

**Durchführung:**
- Ausgangsposition
- Zielposition

Jede Bewegung im Rahmen der Screenings nur einmal ausführen. Schaffen Sie es nicht, die Bewegung beim ersten Versuch bis hin zur Zielposition auszuführen, so ist dieser Testbefund positiv, d. h., eine Flossingintervention macht in diesem Körperbereich Sinn.

Sollten Sie sich nicht sicher sein, so können Sie den Test bis zu maximal dreimal wiederholen.

- Fehler
- Zugrichtung

# WRAPPING – ANLEGEN DES FLOSSBANDES

## W – WRAPPING

Unter *Wrapping* verstehen wir das Einwickeln der einzelnen Körperpartien. Dabei ist zu beachten, wie stark und in welche Richtung wir das Band ziehen. Auch wird definiert, wo die Anlage beginnt, d. h., wo der „Anker" angelegt wird und wie der fertige Wrap aussieht.

Beim Wickeln ist es vor allem wichtig, dass das Band auf der Beschwerdestelle mit 60-80 % Zugkraft angelegt wird. Auf der gegenüberliegenden Seite ist eine Zugstärke (Dehnung des Flossbandes) von ~40-50 % ausreichend. Diese Art des Wrappings bezeichnen wir als *semizirkulär*. Dabei sollte sich das Band auch pro Umrundung immer um 50 % überlappen lassen und somit eine Einheit abbilden.

Das Wrapping ist meistens mit Schmerzen verbunden. Von einer Skala 0-10 (0= keine Schmerzen; 10 = maximal vorstellbarer Schmerz) sollte die Belastung je nach Körperregion und Beschwerde bei 7-9 liegen.

Vergewissern Sie sich bei Ihrem Kunden, wie er sich fühlt. Gibt er Ihnen verbal klar zu verstehen, dass er abbrechen möchte, sollten Sie das Flossband umgehend lösen.

In den anschließenden Kapiteln gehen wir auf jeden Wrap noch genauer ein.

### WIE WRAPPE ICH RICHTIG?

Das Wichtigste ist, dass beim Wrapping eine enge Bindung zwischen Haut und Flossband zustande kommt, die wiederum nicht zu fest ist. Eine Hälfte ist stark und stramm gewickelt (circa 60-80 % Dehnung des Bandes), die andere Hälfte lockerer (circa 40-50 % Dehnung des Bandes). Ausnahme sind Erste Hilfe und Lymphwraps. Hier liegt der Zug bei 50 % des Bandes

Bei den präventiven Muskel- oder Gelenkwraps wird der größte Zug meist unmittelbar auf der Spannungszone ausgeübt.

Wir wickeln immer von den Extremitäten zur Körpermitte hin. Und bei jeder Runde des Wickelns überlappen sich die Bänder zu 50 %. Nur der erste Zug hat bei einer Zugstärke von 50 % eine Überlappung von 100 %.

Den ersten Zug bezeichnen wir als *Anker*

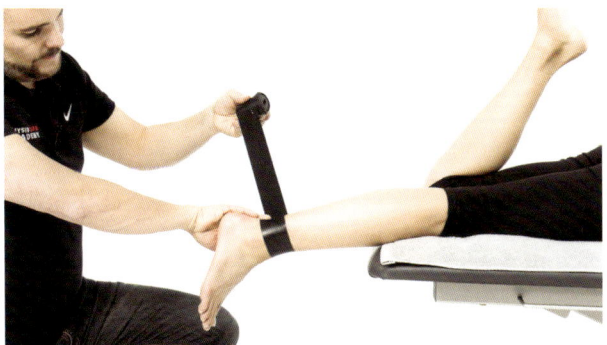

Danach wird der Wrap mit 50 % Überlappung fortgeführt.

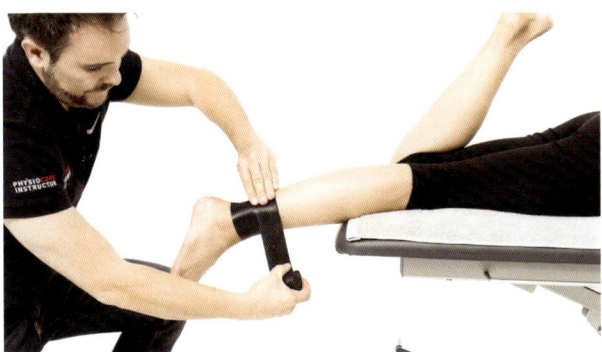

Den letzten Zug sollten Sie ebenfalls etwas lockerer (50-70 % Zugstärke) wickeln, um das Ende unterlappend fixieren zu können. Das Band sollte sich selbst halten können.

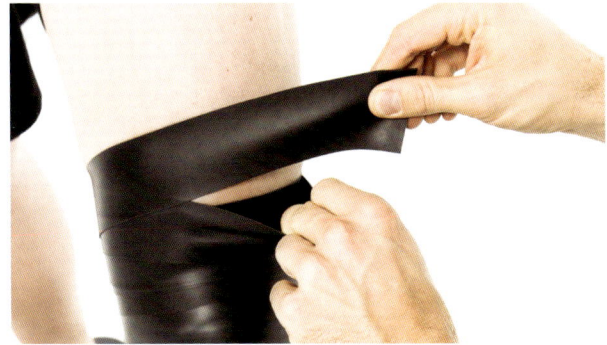

**Hinweis:** Prägen Sie sich die Endposition des Flossbandes ein, sodass Sie es bei Abbruch zielgerichtet und schnell abwickeln können.

Es ist zu beachten:

- Indikation: je nach Hands-off-Screeningergebnis.
- Zugrichtung: je nach Hands-on-Screeningergebnis.
- Anlagezeit meist 2-5 Minuten.
- Anker mit 50 % Zugstärke und 100 % Überlappung.
- Danach 50 % Überlappung.
- Zugstärke: 50-80 % je nach Indikation.

Zur Verstärkung des jeweiligen Wraps lässt sich über dem Hauptschmerzpunkt ein X wickeln.

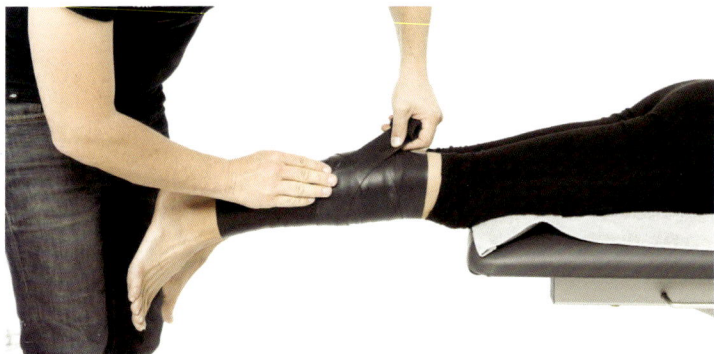

Das Highlight für den Trainer oder Therapeuten: das schwungvolle Abwickeln des Flossbandes.

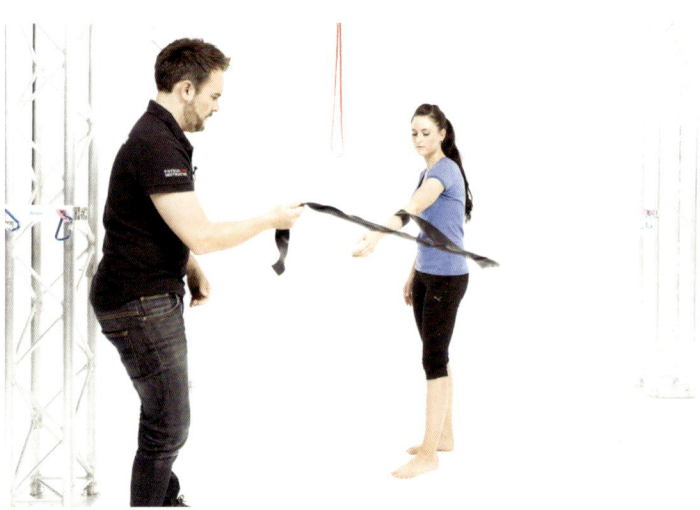

Nebenwirkungen des Flossings – Hautrötungen und Hämatombildung.

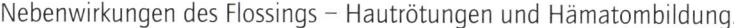

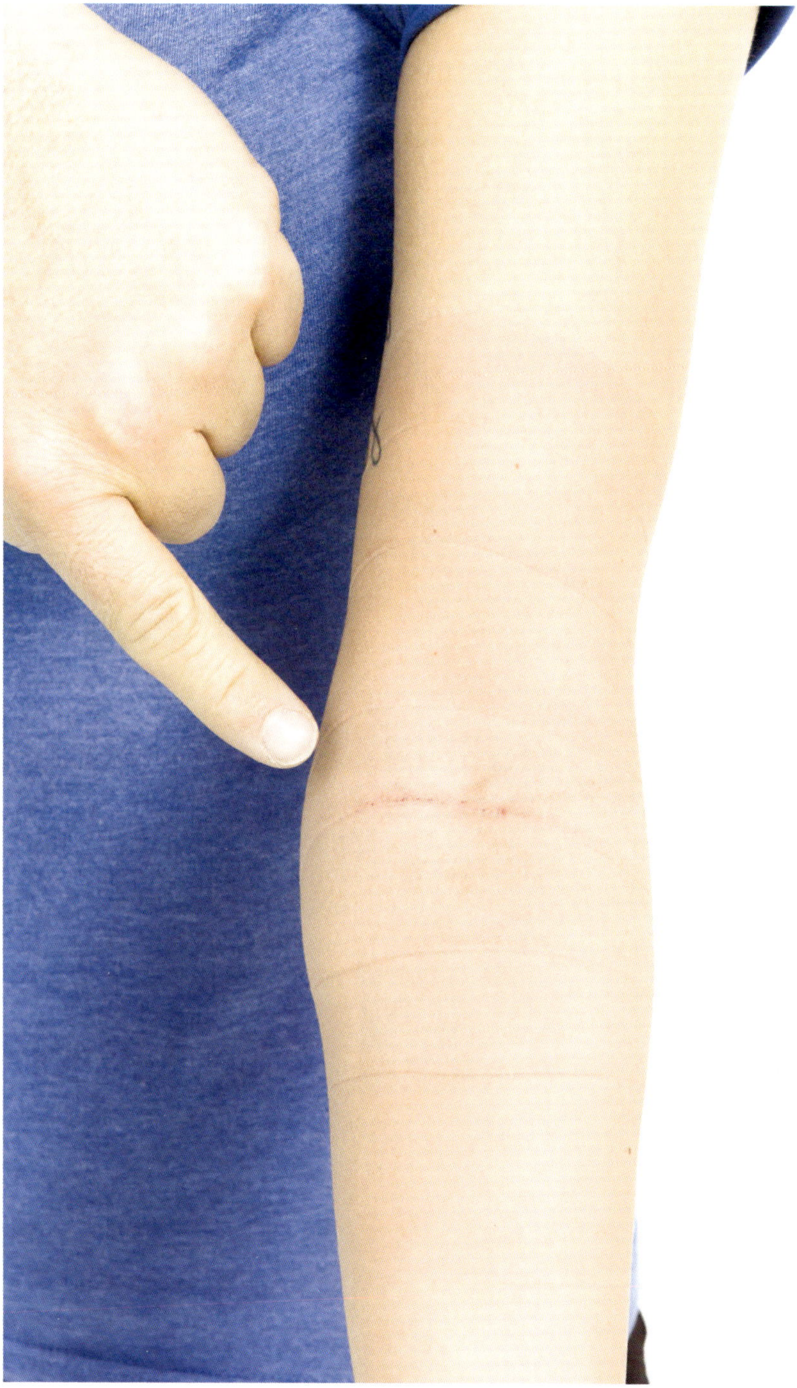

2

Die Einschätzung der Zugstärke ergibt sich anhand der Dehnung des Flossbandes. Zum besseren Verständnis sind auf den folgenden Bildern verschiedene Prozentzahlen exemplarisch dargestellt:

Bild 1 Zugstärke 0 %

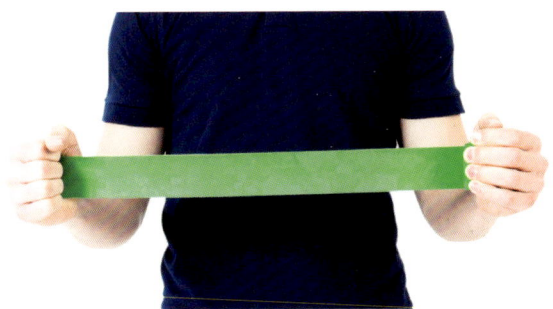

Bild 2 Zugstärke 50 %

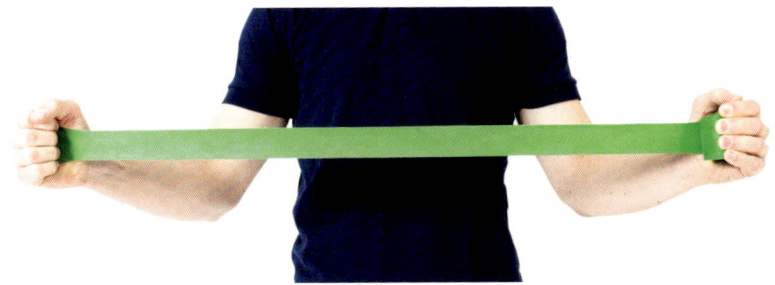

Bild 3 Zugstärke 100 %

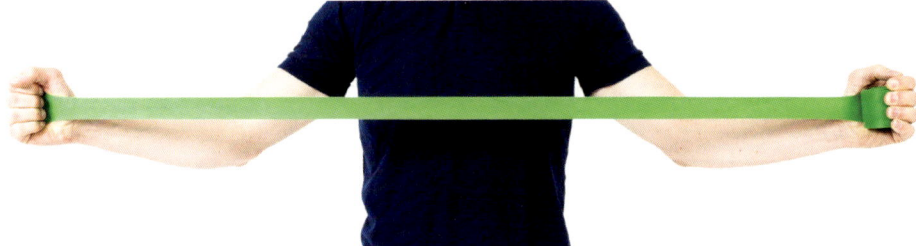

# AKTIVIERUNG UND TRAINING – ISOLIERTE UND KOMPLEXE MOBILISATION IN BEWEGUNG

## A – AKTIVIERUNG UND TR – TRAINING

Die meisten Schmerzen werden durch einen zu schwachen Muskel und einen zu starken „Gegen"-Muskel erzeugt. Durch diese Fehlbelastung versucht der Körper, die Gelenke in andere Bewegungsabläufe ausweichen zu lassen. Der Körper geht immer den Weg mit dem geringsten Widerstand. Aus diesem Grund versuchen wir, die Muskulatur zu aktivieren, eine Art Signal zum Start zu geben. Ein Muskel, der lange geschlafen hat, wird durch einen Startschuss geweckt. Diese Aktivierung sollte regelmäßig angewandt werden.

*Aktivierung* nennen wir die Übungen, die isoliert einzelne Körperteilbereiche bewegen.

Hier geht es vor allem um eine Verbesserung der Muskeldynamik.

Als *Training* bezeichnen wir die Übungen, die komplexe mehrgelenkige Bewegungsabläufe darstellen.

Bei den *Trainingsübungen* geht es neben der Verbesserung der Muskeldynamik vor allem auch um die Steigerung der Bewegungskoordination.

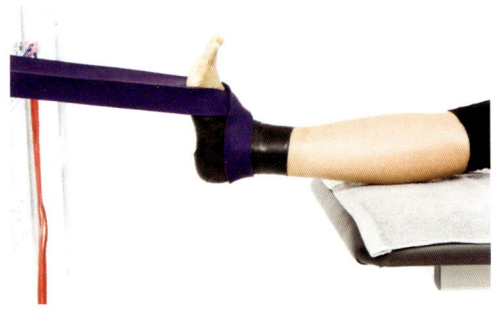

Aktivierung = isolierte **Bewegung**

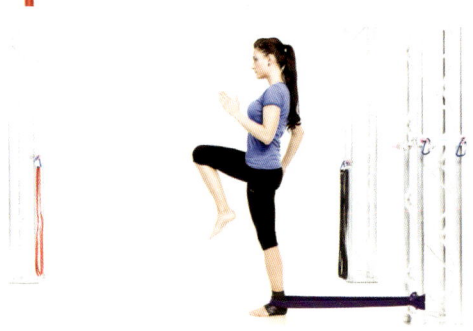

Training = komplexe **Bewegung**

Es ist zu beachten:

- Arbeiten Sie mit dem Vitality-Screeningbogen.
- Eigenmobilisation in offener oder geschlossener Kette.
- Selbst flossen mit und ohne Hilfsmittel.
- Täglich 1-2 x 90-120 Sekunden üben.
- Üben Sie genau diese Bewegung im Bereich der Beweglichkeitsgrenze.
- Üben Sie die Bewegungskontrolle einzelner Gelenke im Bereich der Beweglichkeitsgrenze.
- Bleiben Sie locker und entspannt.
- Führen Sie Bewegungen in vollem Bewegungsausmaß (ROM) aus.

Beim Training ist zu beachten:

- Anlage des Flossbandes mit 50-100 % Zug, je akuter, desto weniger, langsam steigern.
- Bei semizirkulären Wraps (Prävention und Rehabilitation) mehr Zug auf der Spannungszone, d. h., 60-80 %. Die gegenüberliegende Seite liegt bei 40-50 % Zugstärke.
- Unterschiedliche Muskelaktivierungen – offene, geschlossene Kette, PNF.
- Exzentrisch, konzentrisch, plyometrisch.
- Traktion und Gapping.
- Schwungübungen.

# THERAPIE – MOBILISATION DURCH DEN THERAPEUTEN/TRAINER

Unter *Therapie* verstehen wir alle Übungen, bei denen der Therapeut Hand anlegt und die Gewebegleitfähigkeit oder Gelenkbewegung durch Techniken wie Querfriktion, Gapping, Traktion oder assistive Beugung und Streckung unterstützt oder führt.

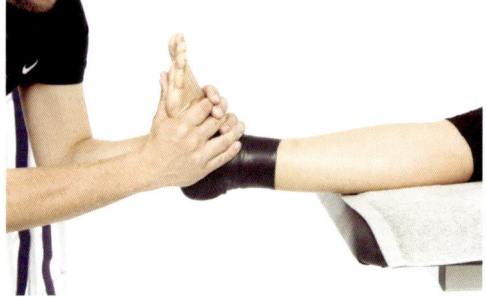

Traktion des Sprunggelenks durch den Trainer/Therapeuten

Bei der Therapie ist zu beachten:

- Anlage des Flossbandes mit 50-100 % Zug, je akuter, desto weniger, langsam steigern.
- Mehr Zug auf der Spannungszone.
- Assistive Bewegung mit Mobilisation durch den Therapeuten.
- Aktive Bewegung durch den Patienten, eventuell mit Widerstand durch den Therapeuten, PNF-Muster für dreidimensionale Bewegungen.
- Querfriktion, Streckung, Beugung, Gapping und Traktion einbauen.

Das VITALITY FLOSSING-Konzept macht sich viele, in Therapie und Training etablierte Methoden zur Verbesserung der Beweglichkeit zunutze. Diese lassen sich in ihrer Primärwirkung den Kategorien Muskeldynamik, Gewebegleitfähigkeit, Gelenkmechanik und Bewegungskoordination zuordnen:

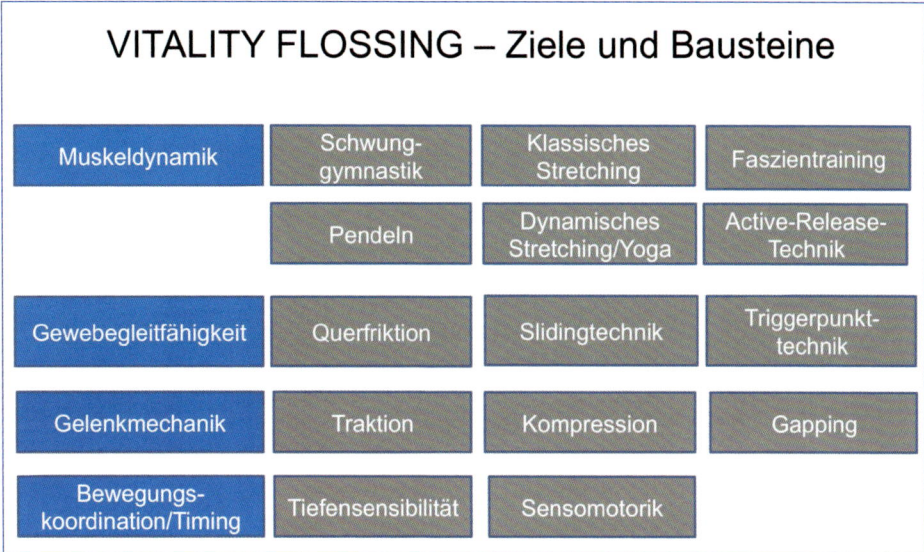

*Abb. 13: VITALITY FLOSSING – Ziele und Bausteine*

Therapiemethoden, wie die Slidingtechnik, Traktion, Gapping oder Querfriktion sowie Trainingsmethoden, wie Fazientraining, dynamisches Stretching und Schwunggymnastik, finden im Rahmen des VITALITY FLOSSING-Konzepts ihren Einsatz!

# WORKFLOW VITALITY FLOSSING

### VITALITY-SCREENINGBOGEN – CHECKLISTE

- √ Bewegungsziel notiert?
- √ Beweglichkeitsziele auf dem Körpermodell markiert?
- √ Schmerzzonen auf dem Körpermodell markiert?
- √ Screeningnummern entsprechend der markierten Körperpartien umkreist?
- √ Markierte Screenings durchgeführt?
- √ Ihren persönlichen VITALITY FLOSSING-Bedarf anhand der mit Nein bewerteten Screenings notiert?
- √ Buchkapitel zu den auffälligen Körperpartien gelesen?

**WICHTIG:** Erst das Kapitel lesen, dann erst mit dem VITALITY FLOSSING starten. Anlagezeit von maximal 2-5 Minuten beachten!

- √ Praxis: VITALITY FLOSSING für die auffälligen Körperpartien.
- √ Wrapping, Aktivierung, Training, Therapie.
- √ Relevante Screenings wiederholen.
- √ Fortfahren, solange sich die Symptomatik verbessert.
- √ Abbruch bei Stagnation oder Verschlechterung.

Grundsätzlich ist eine Dokumentation sämtlicher Maßnahmen sinnvoll, um die Effekte des VITALITY FLOSSINGS und mögliche Verbesserungen besser beurteilen zu können!

Auch der im Kapitel „Ziel Schmerzen lindern – was ist überhaupt Schmerz?" beschriebene Einsatz einer subjektiven Schmerzskala vor, während und nach der praktischen Anwendung der VITALITY FLOSSING-Maßnahmen ist sinnvoll.

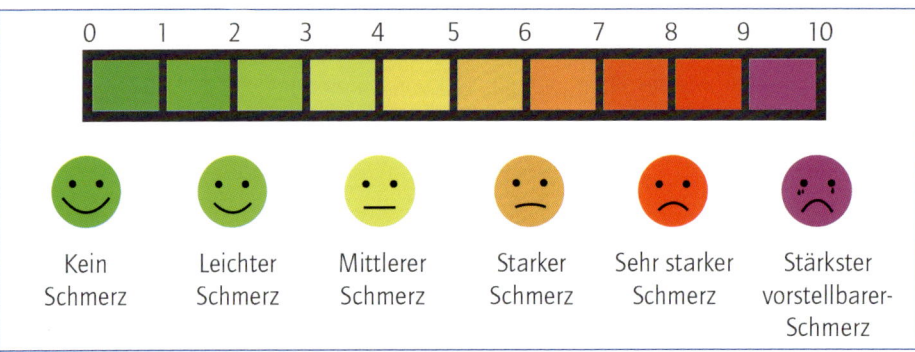

Wie Sie die SWATT-Methodik Schritt für Schritt in die Praxis umsetzen, lesen Sie in unserem praktischen Teil, VITALITY FLOSSING-Praxis. Hierfür arbeiten wir uns Gelenk für Gelenk durch – vom Großzeh über das Sprunggelenk, die Knie, Hüften und den Rücken bis hin zu den Schultern, Ellbogen und Handgelenken.

2

# TEIL II: PRAXIS

# 1. VITALITY FLOSSING-PRAXIS: UNTERKÖRPER

## VORBEREITUNG UND MATERIALBEDARF

VITALITY FLOSSING ist ortsunabhängig und kann sowohl von Therapeuten, Trainern wie auch von Endanwendern umgesetzt werden.

Für die vollständige Umsetzung empfehlen wir folgendes Material:

**Allgemein:**
Sitzbank oder Stuhl, Besenstiel, eine Wand, Maßband oder Lineal, Geodreieck oder Winkelmesser.

**Therapie- und Trainingsmaterial:**
1 Flossband 2 m Länge, 5 cm Breite;

1 Flossband 1 m Länge, 2,5 cm Breite, kann selber zugeschnitten werden;

1 Flossband 5 m Länge, 5 cm Breite;

Dicke jeweils 1,2-1,5 mm.

**Ergänzend:** 1x Bodenmatte;

1-2 x elastisches Band (ideal: Powerband, Stärke: mittel);

1 x Kettlebell,

1 x Black Roll,

1 x 1 kg Kurzhantel

**Vorbereitung:**
Vitality Screeningbogen aus Theorieteil.

# 1.0 FUSS/ZEHEN

Der Fuß besteht aus 26 Knochen. Diese sind durch zahlreiche Muskeln, Bänder und Sehnen verbunden. Er lässt sich in drei Bereiche unterteilen: *Fußwurzel* (Rückfuß), *Mittelfuß* und *Vorfuß* (Zehen). Der Rückfuß trägt den Großteil des Körpergewichts. Der Mittelfuß ist mehrdimensional gewölbt und federt Erschütterungen ab. Die Zehen haben beim Menschen vor allem die Funktion von Hebeln, mit deren Hilfe sich der Fuß beim Gehen vom Boden abstößt.

Für die Bewegungen des Fußes sind zwei Muskelgruppen zuständig: zum einen die kurzen Fußmuskeln, die ihren Ursprung und Ansatz direkt am Fußskelett haben und die langen Fußmuskeln, die sich in der Wade befinden und deren Sehnen im Fuß enden. Gemeinsam mit straffen Bändern stabilisieren sie das Fußskelett und bilden das Längs- und Quergewölbe.

Durch zu viel Körpergewicht, Fehl- und Überbelastungen, u. a. begünstigt durch das Tragen von engen Sportschuhen oder hochhackigen Schuhen, kann es zu Stauchungen und Verspannungen im Bereich der Zehen und des Fußgewölbes kommen. Häufig betroffen sind das Großzehengrundgelenk, aber auch die Plantarfaszie unter dem Fuß.

Das folgende Körpermodell in Abb. 15 veranschaulicht die betreffenden Spannungszonen des Fußgewölbes und der Zehen. Wie bereits im Theorieteil erwähnt, arbeiten wir uns in diesem Buch Gelenk für Gelenk von den Zehen bis hin zu den Fingern durch und nutzen das Körpermodell, um Beweglichkeitsdefizite (Spannungszonen = blau), Überlastungssyndrome (Beschwerdezone = gelb) und Verletzungen (Verletzungszonen = rot) für Sie als Leser zu veranschaulichen.

**1.0**

**FUSS/ZEHEN**

# SPANNUNGSZONE FUSS/ZEHEN

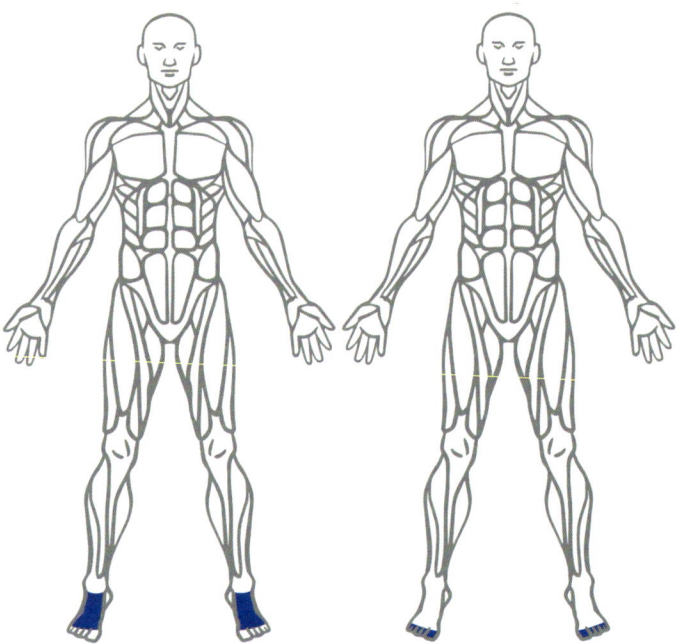

*Abb. 14: Modell Spannungszone Fußgewölbe/Zehen*

Wie können wir nun überprüfen, ob Ihre Zehen und/oder Ihr Fußgewölbe zu viel Spannung und Beweglichkeitseinschränkungen aufweisen?

**Wir nutzen das Screening Nummer 1 – Zehensitz**

Bei der Beschreibung der Screenings sprechen wir stets zuerst Sie als Leser des Buches an, unabhängig davon ob, Sie Freizeit-, Breiten- oder Leistungssportler sind, Übungsleiter, Trainer, Therapeut oder Arzt. Ein wesentlicher Aspekt unserer Philosophie ist: Lehre nichts, das du nicht selbst gespürt hast!

Somit sind Sie aufgefordert, sämtliche Screening-, Wrapping- und Aktivierungstechniken zunächst an sich selbst auszuprobieren, bevor Sie anderen helfen, beweglicher und schmerzfreier zu werden. Nichts ist wertvoller als die persönliche Erfahrung und das Gespür für die Wirkung und Intensität einer Trainingsmaßnahme. Lediglich die Therapietechniken sollten Sie Fachleuten überlassen!

# SCREENING ZEHENSITZ

**Ziel:** Überprüfung der Beweglichkeit der Fußsohle und der Zehen.

**Hinweise:**

Vitality Screeningbogen Nummer 1.

Der Test sollte ohne Schuhe erfolgen.

Sie sollten jedes Screening in der Regel nur einmal durchführen. Jede Zielposition, die nicht beim ersten Versuch uneingeschränkt erreicht wird, wird als Fehler bewertet. Sollte sich der Tester unsicher sein, kann das Screening ein zweites oder drittes Mal wiederholt werden.

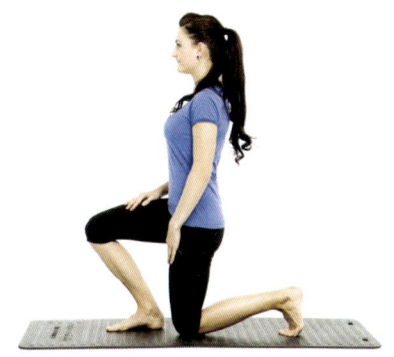

*Ausgangsposition*

Sie begeben sich in den Halbkniestand mit aufgestellter Fußspitze hinten. Das abgelegte Knie sollte möglichst nah am aufgestellten Fuß sein und beide Beine in einer Linie sein. Der Oberkörper ist aufrecht und der Kopf ist gerade. Die Blickrichtung geht nach vorne.

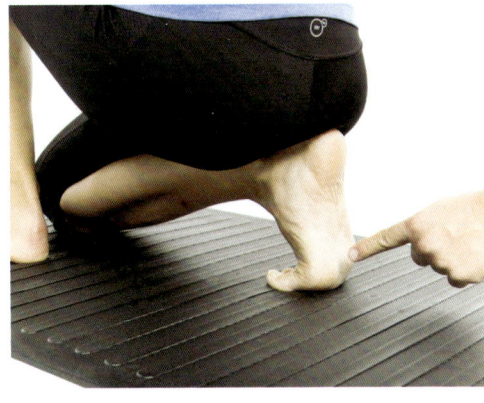

*Zielposition*

Aus der Ausgangsposition senken Sie nun Ihr Gesäß Richtung Boden. Die Zehen des hinteren, aufgestellten Fußes sollten nach Möglichkeit überstreckt den Kontakt zum Boden halten. Zum Ende der Bewegung berührt das Gesäß die Ferse. Der Oberkörper sollte aufgerichtet bleiben und der hintere Fuß in einer Linie mit dem jeweiligen Unterschenkel bleiben.

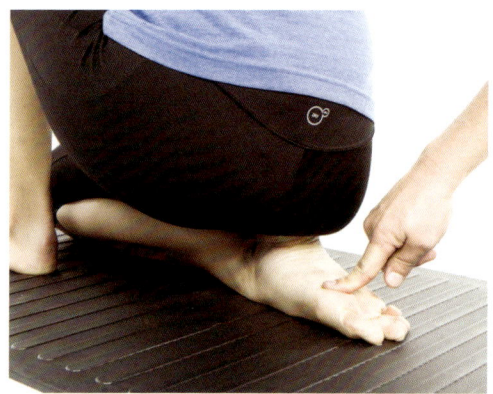

*Fehler*

Sollten bei dieser Bewegung Schmerzen im Bereich des Großzehengrundgelenks oder der Fußsohle auftreten oder sich das Sprunggelenk zur Seite neigen oder sogar der komplette Fuß überstrecken, sodass der Fußrücken flach am Boden liegt, gilt das Screening als nicht bestanden.

**SCREENINGFRAGE ZEHENSITZ:**

Können Sie das Gesäß ohne Ausweichbewegungen zur Ferse des aufgestellten Fußes führen? Ja oder nein?

Sollte Ihre Antwort „Nein" lauten, empfehlen wir Ihnen, die unter der jeweiligen Nummer befindlichen VITALITY FLOSSING-Techniken aus Wrapping, Aktivierung, Therapie und Training praktisch umzusetzen.

Liegt die Spannung mehr auf dem Zeh, empfehlen wir den Einsatz des Vitality Flossbandes rund um das Großzehengrundgelenk.

Liegt die Spannung mehr unter der Fußsohle, empfehlen wir den Fußsohlenwrap rund um den Mittelfuß!

# WRAPPING GROSSZEH

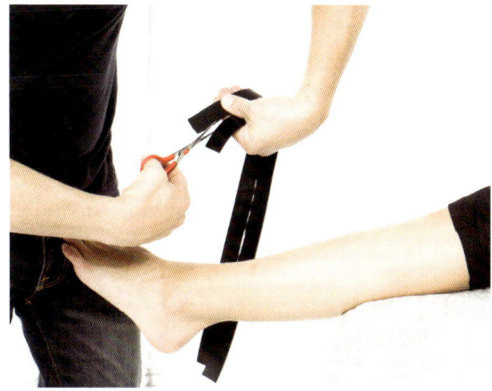

*Vorbereitung Großzeh*

Nehmen Sie entweder ein 2,5 cm breites und 1 m langes Flossband oder schneiden Sie sich ein längeres und breiteres Flossband in den entsprechenden Maßen zurecht. Das Flossband dafür einfach in der Mitte durchschneiden und in der Länge kürzen (s. Bild).

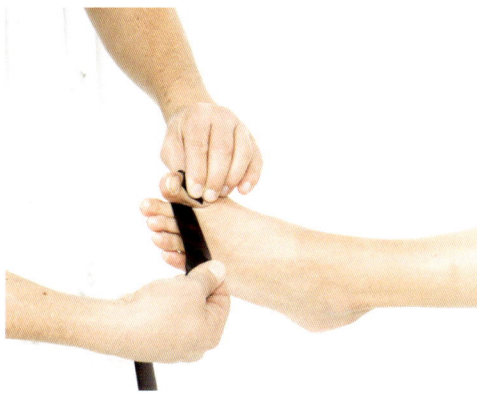

*Anker am Großzeh*

Den ersten Kontaktpunkt des Flossbandes zur Haut/Körper nennen wir im weiteren Verlauf stets *Anker*. Für die Anlage des Ankers am Großzeh starten Sie an der Zehinnenseite. Dann unter der Zehsohle entlang zwischen dem Großzeh und der zweiten Zehe entlangwrappen.

Den ersten Zug ziehen Sie bei allen Anlagen mit 100 % Überlappung und einer Zugstärke von ca. 60 %.

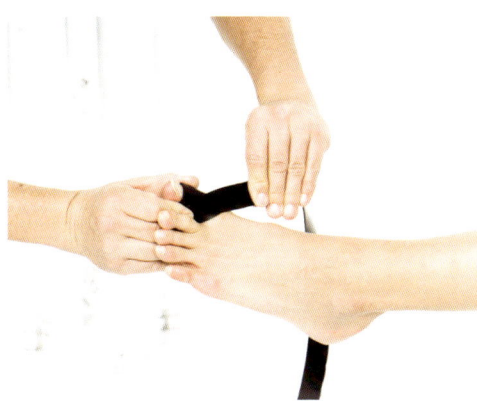

*Wraptechnik – Teil 2 Großzeh*

Danach wrappen Sie mit 50 % Überlappung und einer Zugstärke von 80 % den kompletten Zeh. Ist der Zeh komplett eingeschlossen, führt der Wrap weitere drei Runden um den Vorfuß und wird dann fixiert.

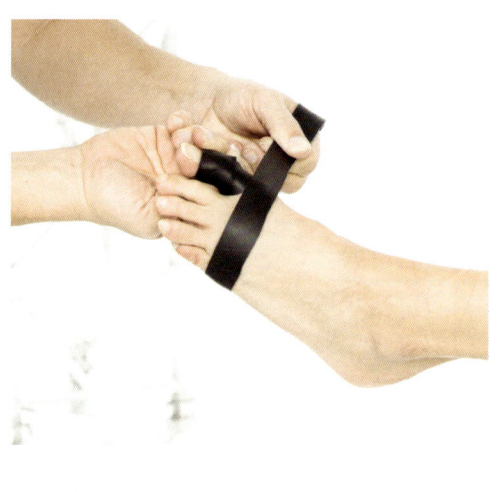

*Wraptechnik – Teil 3 Großzeh*

Durch das Umwickeln des Vorfußes soll das Fußquergewölbe aufgerichtet werden. Das Ende des Flossbandes fixieren Sie, indem Sie den letzten Zug wieder etwas lockerer bei 50-60 % Zugstärke ansetzen, das Band kurz vor Schluss ein wenig anheben und dann das Ende unterschieben.

*Fertiger Großzehwrap*

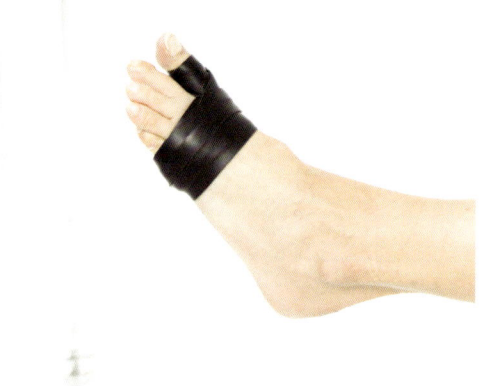

# AKTIVIERUNG GROSSZEH

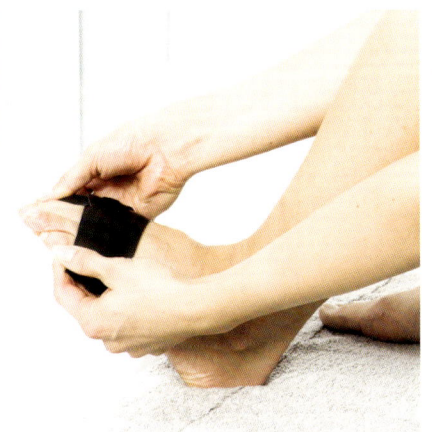

*Aktivierung Großzeh – Ausgangsposition*

Wie bereits im Methodikkapitel auf Seite 71 beschrieben, führen Sie mit dem fertigen Wrap Aktivierungs- und/oder Trainingsübungen aus. Bei *Aktivierungsübungen* handelt es sich um isolierte Bewegungen eines Gelenks. *Trainingsübungen* sind mehrgelenkige Bewegungen mit Flossband. Um den Großzeh zu aktivieren, können Sie diesen aktiv im Wechsel beugen oder strecken. Zur Unterstützung können Sie die Bewegung des Großzehengrundgelenks mithilfe der Finger durchführen. Diese greifen den Zeh auf Höhe des Zehennagels. Der Zug geht von der Körpermitte weg. Diese Art von Zug wird als *Traktion* bezeichnet. Das Gelenk wird dann passiv gebeugt und gestreckt.

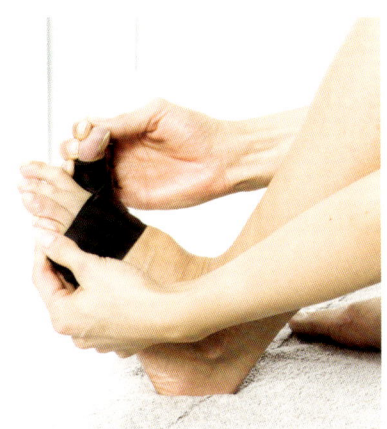

*Aktivierung Großzeh – Endposition*

Streckung des Großzehengrundgelenks durch Zug mit den Fingern.

## THERAPIE GROSSZEH

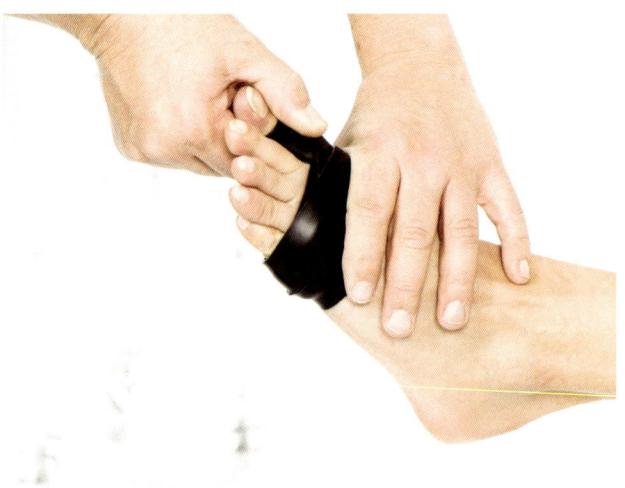

*Traktion Großzeh*

Wenn Sie als Trainer, Therapeut oder Arzt arbeiten, können Sie die unter Aktivierung be-schriebenen Bewegungen auch passiv mit Ihrem Klienten durchführen.

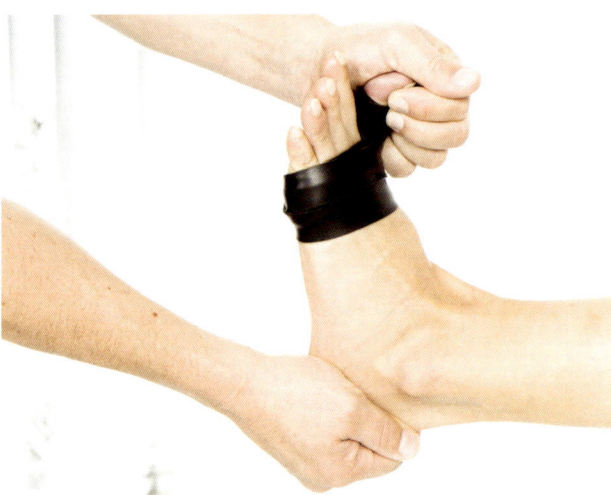

*Beugung und Streckung des Großzehs*

Die jeweiligen Körperpartien lassen sich natürlich auch durch komplexere Bewegungen über mehrere Gelenke mobilisieren.

# TRAINING GROSSZEH

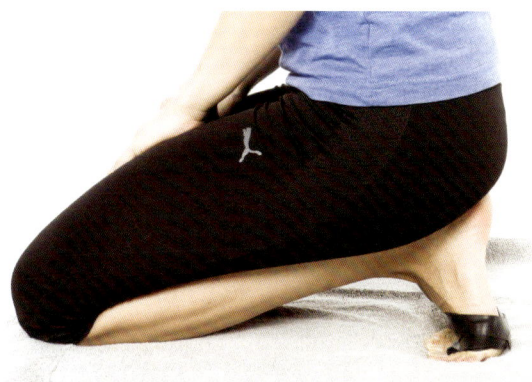

*Training – Ausgangsposition*

Für das Training mit Großzehenwrap können Sie sich auf einer Matte oder dem Fußboden hinknien. Der Untergrund sollte ausreichend Widerstand und Grip liefern, sodass die Zehen nicht einsinken oder wegrutschen. Durch Heben und Senken des Gesäßes sowie Ablegen (Fersensitz) und Aufstellen (Zehensitz) des Fußes und der Zehen wird der Großzeh aktiv mobilisiert.

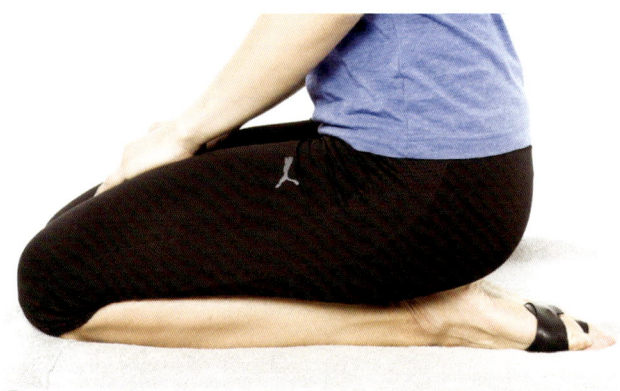

*Training – Endposition*

Diese Bewegung können Sie oder Ihr Sportler im Atemrhythmus 10-20 x durchführen. Die Bewegung sollte dabei stets mit der tiefen Ausatmung (drei Sekunden) eingeleitet werden.

Wenn Sie bei der Durchführung des Screenings Nummer 1 einen starken Zug unter der Fußsohle verspüren und die Zielposition verfehlen, empfehlen wir Ihnen den Fußgewölbewrap!

# WRAPPING FUSSGEWÖLBE

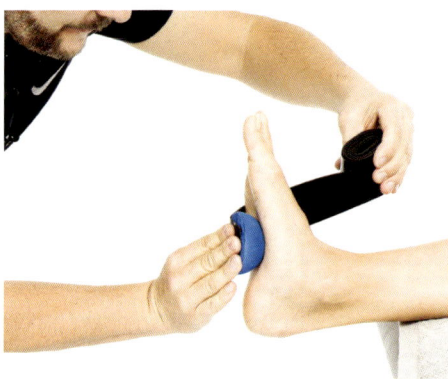

*Ausgangsposition: Anker am Fußgewölbe*

Der Fußgewölbewrap kann mit, aber auch ohne halben Tennis- oder Faszienball durchgeführt werden. Der Wrap beginnt, indem Sie den Anker mittig unter dem Fußgewölbe platzieren. Wenn Sie einen halben Faszienball einsetzen möchten, wird dieser einfach vom Flossband umschlossen. Der erste Zug führt von unten nach außen oben und wird wie bei allen Wraps mit 100 % Überlappung und ca. 60 % Zugstärke platziert.

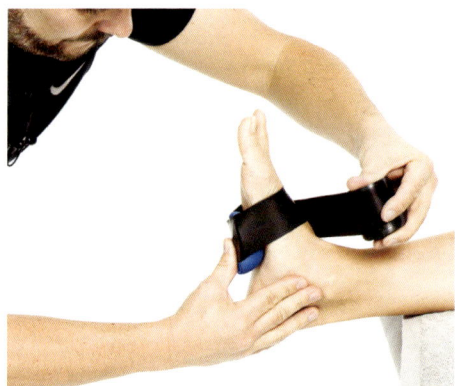

*Wraptechnik*

Wenn Sie ein klassisches Flossband mit 2 m Länge verwenden, werden beim Fußgewölbewrap alle weiteren Züge mit 80 % Überlappung und 80 % Zugstärke durchgeführt. Ausnahme zur Befestigung des Flossbandendstücks ist wie immer der letzte Zug mit 60 % Zugstärke.

*Fertiger Plantarwrap*

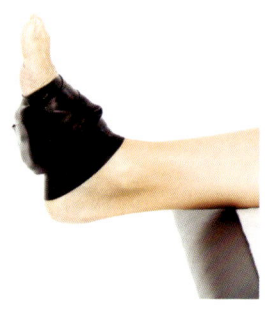

# THERAPIE FUSSGEWÖLBE

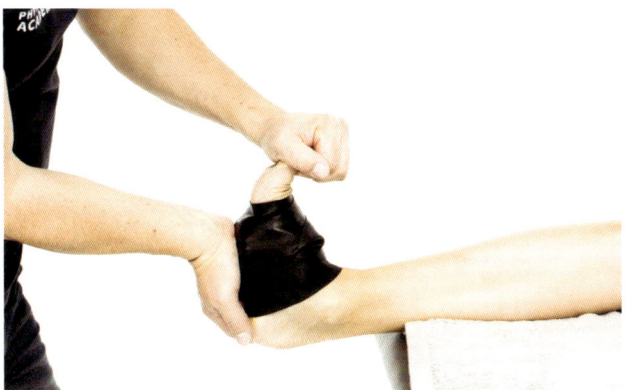

*Streckung und Beugung*

## ASSISTIERTE MOBILISATION IN DORSALEXTENSION

Als Trainer oder Therapeut können Sie mit Ihrem Sportler eine assistierte Mobilisation des Fußes durchführen. In der Ausgangsposition drücken Sie dafür mit der einen Hand flach und mittig auf die Fußsohle und mit der anderen schieben Sie die Zehenspitzen Richtung Kopf. Dies sollte zu einem angenehmen Ziehen unter der Fußsohle oder in der Wade führen.

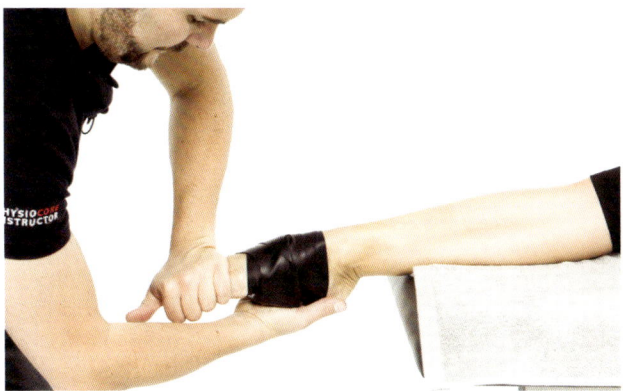

*Streckung und Beugung*

## ASSISTIERTE MOBILISATION IN PLANTARFLEXION

Nachdem Sie die Fußspitze Richtung Kopf gedrückt haben, bringen Sie den Fuß in die Überstreckung, indem Sie den Fuß mit der einen Hand locker festhalten und mit der anderen Hand den Fuß mit leichtem Druck in die Überstreckung drücken.

# ÜBERLASTUNGSZONE FUSS/ZEHEN

## TRAINING MIT DEM VITALITY-FLOSSBAND

| Nr. | Indikation | Überlastungszone | Diagnose/Symptome | Ursachen | |
|---|---|---|---|---|---|
| 1 | **Hallux valgus** (Knickzeh) **und Hallux rigidus** (steifer Zeh) | Großzeh | Bewegungs-schmerz am Großzehen-grundgelenk | • Vererbung, Plattfuß, falsches Schuhwerk.<br>• Eine Veränderung der Kraftübertragung führt zu Überlastung der Kapseln und Bänder. | |
| | **Plantarfaszien-reizung** (Fußsohlen-schmerz) | Fußgewölbe | Druckschmerz unter der Fußsohle | • Faszienverklebung, später Entzündung durch ständige Reizung | |

## THERAPIE MIT DEM VITALITY-FLOSSBAND

| Nr. | Indikation | Überlastungszone | Diagnose/Symptome | Ursachen | |
|---|---|---|---|---|---|
| 1 | **Hallux valgus** (Knickzeh) **und Hallux rigidus** (steifer Zeh) | Großzeh | Fußschmerzen Druck- und Scheuerstellen, Abrollen des Zehs einge-schränkt | • Vererbung, Plattfuß, falsches Schuhwerk.<br>• Eine Veränderung der Kraftübertragung führt zu Überlastung der Kapseln und Bänder | |
| | **Plantarfaszien-reizung** (Fußsohlen-schmerz) | Fußgewölbe | Schmerzen auf der Fuß-unterseite | • Faszienverklebung, später Entzündung durch ständige Reizung | |

## ÜBERLASTUNGSZONE ZEHENGELENK, HALLUX VALGUS

Der Schiefstand des Großzehengelenks wird *Hallux valgus* genannt. Es gibt verschiedene Ursachen, die von Vererbung bis hin zu falschem Schuhwerk gehen, die zu einer Verände-rung der Kraftübertragung und somit zu einer Überlastung der Kapseln und Bänder im Fuß führen können.

**1.0**

**ÜBERLASTUNGSZONE**

| Training mit Vitality-Flossband | Beschreibung | Hinweise/Tipps |
|---|---|---|
| | Knien Sie sich auf eine Matte oder auf den Fußboden. Durch Heben und Senken des Gesäßes sowie Ablegen (Fersensitz) und Aufstellen (Zehensitz) des Fußes und der Zehen wird der Großzeh aktiv mobilisiert. | Länge: 1 m<br>Breite: 2,5 cm<br>Zugstärke: 70-80 % innen, 50 % außen |
| | Setzen Sie sich auf den Boden. Durch Heranziehen und Weg-strecken des Fußes erhöht und verringert sich der Druck auf die Unterseite des Fußes. Wiederho-len Sie die Bewegung mehrfach. | Länge: 2 m<br>Breite: 5 cm<br>Zugstärke: 70-80 % unten, 50 % oben |

| Therapie mit Vitality-Flossband | Beschreibung | Hinweise/Tipps |
|---|---|---|
| | Traktion und Mobilisation des Großzehengrundgelenks – Gapping. | Länge: 1 m<br>Breite: 2,5 cm<br>Zugstärke: 70-80 % innen, 50 % außen |
| | Dorsalextension Fuß mit Triggerpunktball-Druck | Länge: 2 m<br>Breite: 5 cm<br>Zugstärke: 70-80 % unten, 50 % oben |

## ÜBERLASTUNGSZONE FUSSGEWÖLBE, FERSENSPORN, PLANTAR-APONEUROSE

Ein Fersensporn bildet sich zumeist im Bereich des Fersenbeins. Durch ein Absinken des Quer- und Längsgewölbes des Fußes kommt es zu einer hohen Belastung der Bänder an der Fußunterseite, was zu strukturellen Veränderungen am Übergang Plantaraponeurose zum Fersenbein führen kann.

# VERLETZUNGSZONE FUSS/ZEHEN

| Nr | Indikation | Verletzungszone | Diagnose/Symptome | Häufige Ursachen | |
|----|-----------|-----------------|-------------------|------------------|---|
| 1 | Turf Toe Verrenkung der Großzehe | Großzeh | Stechender Schmerz bei Belastung, Bewegungsblockade | **Kontakt** Hängenbleiben im tiefen Boden Tritt gegen einen festen Gegenstand | |
| | Plantarfaszien-riss | Fußgewölbe | Stechender Schmerz an der Fußunterseite, z. B. bei der Landung | **Nonkontakt** Entzündung der Plantar-fazie durch Überlastung | |

## EXPERTENWISSEN THERAPIE FUSS/ZEHEN

Es gibt verschiedene Krankheitsbilder am Großzeh, wie die Arthrose des Großzehen-grundgelenks (Hallux rigidus), die akute Sportverletzung (Turf Toe) oder auch der Knickzeh (Hallux valgus) die man mit dem Flossband behandeln kann. Beim Hallux valgus als auch beim Hallux rigidus kann Flossing zur Beweglichkeitsverbesserung und Schmerzreduktion eingesetzt werden.

Der Hallux valgus ist die häufigste Zehenfehlstellung beim Menschen. Das Grundge-lenk der Großzehe weicht nach außen ab und der Zeh dreht nach innen.

| Akutphase 1.-5. Tag | Proliferationsphase 5.-21. Tag | Konsolidierungsphase ab 21. Tag |
|---|---|---|
| **Erste Hilfe** **Wrapping** 1 x Flossen für 5 Minuten 50 % Zugstärke Zirkulär | Wrapping Aktivierung Training Therapie | Screening Wrapping Aktivierung Training Therapie => Return to Activity Entscheidung |
| **Erste Hilfe** **Wrapping** 6-8 x 2 Minuten Pause 1-2 Minuten 50 % Zugstärke Zirkulär | Wrapping Aktivierung Training Therapie | Screening Wrapping Aktivierung Training Therapie => Return to Activity Entscheidung |

# 2.0 SPRUNGGELENK

Das Sprunggelenk verbindet Unterschenkel und Fuß. Es besteht im Wesentlichen aus dem *oberen* und dem *unteren Sprunggelenk*. Das obere Sprungelenk wird vom Schienbein, der Wadenbeinspitze (Außenknöchel) und dem Sprungbein gebildet. Das untere Sprungelenk ergibt sich aus dem Sprungbein, Fersenbein und Kahnbein. Das Schien- und Wadenbein wird durch zwei Syndesmosebänder mit dem Fuß verbunden. Darüber hinaus besitzt der menschliche Körper drei Außenbänder und ein Innenband am Sprunggelenk. Alle zusammen sorgen für die Stabilität der Gelenke.

## SPANNUNGSZONE SPRUNGGELENK

Beweglichkeitseinschränkungen in der Vorwärts-/Rückwärtsbewegungsachse führen schnell zu einem eingeschränkten Gelenkrhythmus und ineffizienten Bewegungsmustern. Diese Ineffizienz kann das Umknicken oder Verstauchungen in diesem Bereich begünstigen. Spannungszustände rund um das Sprunggelenk stehen häufig auch im Zusammenhang mit Vorverletzungen, wie Bänderrissen, und den daraus entstandenen Vernarbungen.

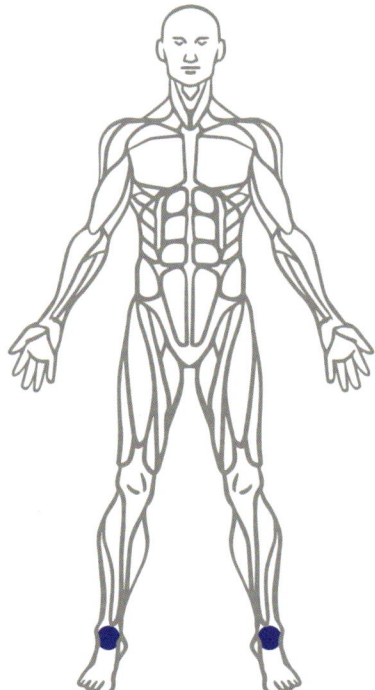

*Abb. 15: Spannungszone Sprunggelenk*

Wie können wir nun überprüfen, ob Ihr Sprunggelenk zu viel Spannung und Beweglichkeitseinschränkungen aufweist?

**Wir nutzen das Screening Nummer 2 – Knie zur Wand**

Bei der Beschreibung des Screenings sprechen wir stets zuerst Sie als Leser des Buches an, unabhängig davon, ob Sie Freizeit-, Breiten- oder Leistungssportler sind, Übungsleiter, Trainer, Therapeut oder Arzt. Ein wesentlicher Aspekt unserer Philosophie ist: Lehre nichts, das du nicht selbst gespürt hast!

Somit sind Sie aufgefordert, sämtliche Screening-, Wrapping- und Aktivierungstechniken zunächst an sich selbst auszuprobieren, bevor Sie anderen helfen, beweglicher und schmerzfreier zu werden. Nichts ist wertvoller als die persönliche Erfahrung und das Gespür für die Wirkung und Intensität einer Trainingsmaßnahme. Lediglich die Therapietechniken sollten Sie Fachleuten überlassen!

# SCREENING – KNIE ZUR WAND (KNEE TO WALL)

**Ziel:** Überprüfung der Beweglichkeit des Sprunggelenks.

Für die Überprüfung der Beweglichkeit des oberen Sprunggelenks können Sie den **Knee-to-Wall-Test** einsetzen. Der Test sollte schmerzfrei ausgeführt werden können und die Beweglichkeit sollte voll vorhanden sein.

**Vorbereitung:**
Vitality-Screeningsbogen Nummer 2

Der Test sollte ohne Schuhe erfolgen.

Sie benötigen ein Maßband, einen Zollstock oder ein Lineal und eine Wand.

Sie sollten jedes Screening in der Regel nur einmal durchführen. Jede Zielposition, die nicht beim ersten Versuch uneingeschränkt erreicht wird, wird als Fehler bewertet. Sollte sich der Tester unsicher sein, kann das Screening ein zweites oder drittes Mal wiederholt werden.

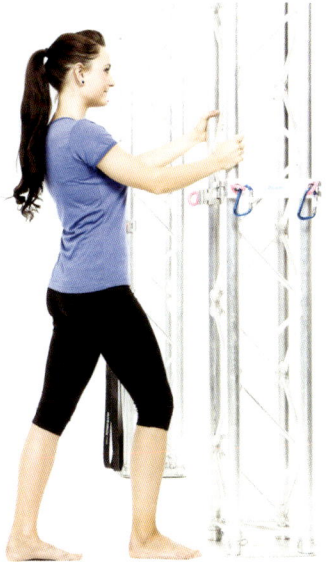

*Ausgangsposition*

Stellen Sie sich aufrecht in Schrittstellung vor eine Wand ohne Sockelleiste. Der Abstand des Großzehs des vorderen Fußes zur Wand sollte bei exakt 10 cm liegen. Zur Ermittlung der Distanz können Sie ein Lineal oder ein anderes Maßband verwenden. Der Abstand der beiden Füße voneinander sollte in etwa eine Fußlänge betragen. Im Fokus der Bewegung liegt lediglich der vordere Fuß.

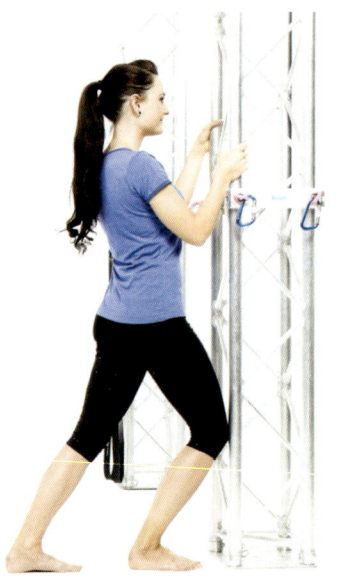

*Zielposition*

Aus der Ausgangsposition ist es nun Ihr Ziel, das vordere Knie in einer geraden Linie zum großen Zeh zur Wand zu führen, bis das Knie die Wand berührt. Entscheidend für eine korrekte Wiederholung ist, dass der zugehörige, vordere Fuß mit der Ferse vollständig den Kontakt zum Boden behält und der Fuß nicht zur Seite aufdreht. Diesen Test führen Sie auf beiden Seiten durch.

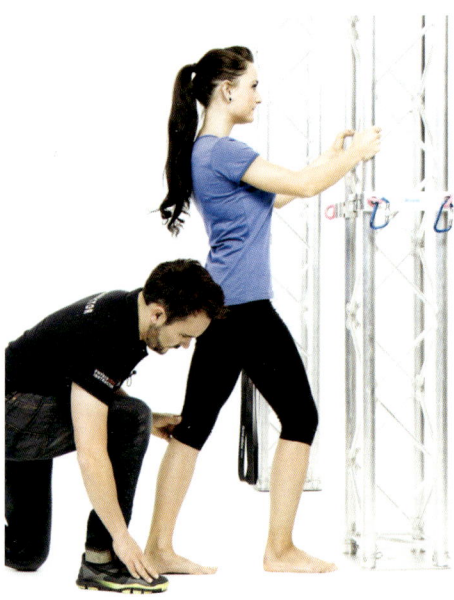

*Fehler*

Schaffen Sie es nicht, die Wand mit dem Knie zu berühren, ohne dass die Ferse des vorderen Beins abhebt, gilt das Screening als nicht bestanden.

## SCREENINGFRAGE KNIE-ZUR-WAND:

Können Sie mit beiden Knien unabhängig voneinander bei einem Fußabstand zur Wand von10 cm diese berühren, ohne dabei die Ferse vom Boden zu lösen? Ja oder nein?

Sollte Ihre Antwort „Nein" lauten, empfehlen wir Ihnen, die unter der jeweiligen Nummer befindlichen VITALITY FLOSSING-Techniken aus Wrapping, Aktivierung, Therapie und Training praktisch umzusetzen.

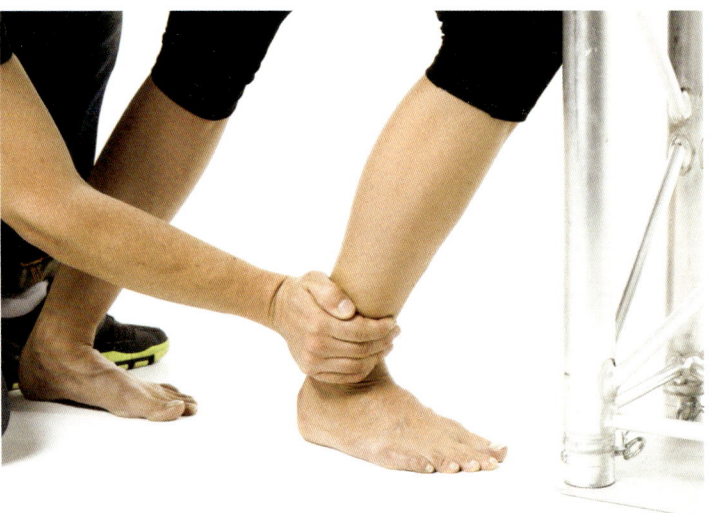

*Zugrichtung*

Als Therapeut oder Trainer können Sie nun durch Auflegen der Hand an das Sprunggelenk überprüfen, ob sich das Bewegungsausmaß durch das Schieben der Haut und Faszien zur Innen- oder Außenseite des Sprunggelenks verbessert oder verschlechtert. Wenn es zu einer Vergrößerung des Bewegungsausmaßes im Sinne der Zielposition kommt, ist dies die Zugrichtung für das Flossband.

# WRAPPING

**1.** Anker Sprunggelenk

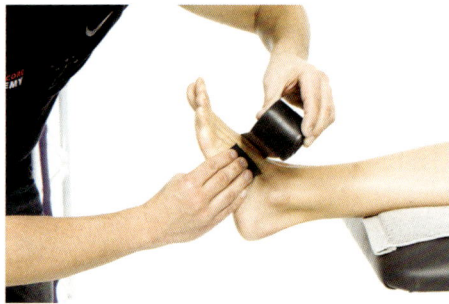

### Anker Sprunggelenk

Legen Sie den Anker der Anlage auf der lateralen Seite des Fußes Ihres Sportlers an. Beginnen Sie erneut meiner Zugkraft von 60 % und wickeln die erste Runde mit einer Überlappung von 100 %.

**2.** Fixieren des Ankers

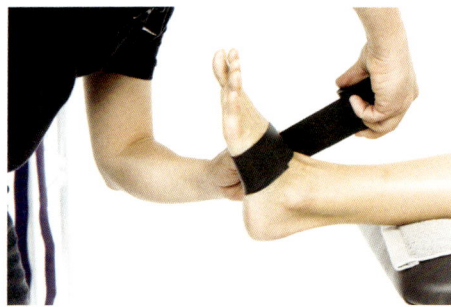

### Fixieren des Ankers

Durch 1-2 Umwicklungen mit 60-80 % Zugkraft fixieren Sie den Anker.

**3.** Fibulakorrektur bei Außenbandverletzungen

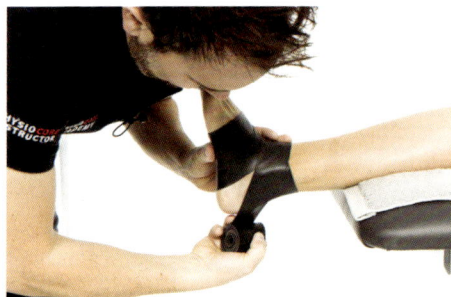

### Fibulakorrektur bei Außenbandverletzungen

Der Fuß wird an den Körper herangezogen, während Sie die Fibula nach hinten schieben.

**2.0**

**WRAPPING**

**4.** Talussicherung

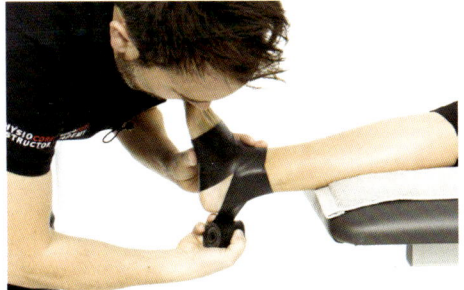

*Talussicherung*

Überkreuzen Sie das Flossband am Sprung-gelenk, um den Talus nach hinten zu mobi-lisieren.

**5.** Fertiger Sprunggelenkwrap

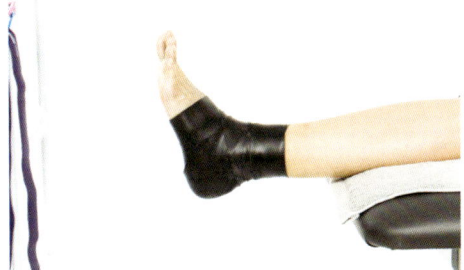

*Fertiger Sprunggelenkwrap*

**Tipp:** Bei akuten Verletzungen kann diese Anlage 2-10 x hintereinander wiederholt wer-den. Anschließend wird ein Kompressionswickel mit einer Kurzzugbandage angelegt.

## AKTIVIERUNG/TRAINING

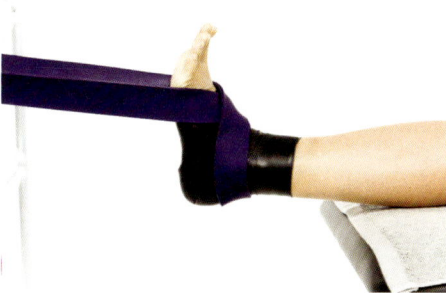

*Aktivierung Ausgangsposition*

Bringen Sie das elastische Band unterhalb der Zehen an. Ihr Sportler bringt das Band durch Heranziehen des Fußes auf Spannung, wobei Unterschenkel und Fuß in einem rechten Winkel stehen. Nun erhöhen Sie den Zug auf das elastische Band, während Ihr Sportler in einer abbremsenden Bewegung langsam in die gerade Streckung des Sprunggelenks übergeht.

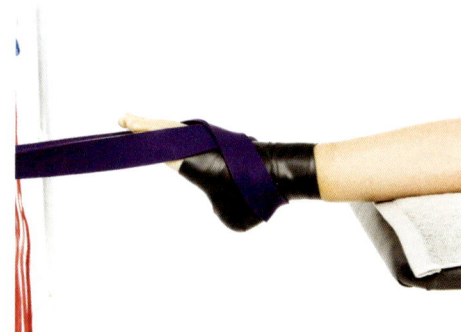

*Aktivierung Endposition*

In der Endposition befindet sich das Sprunggelenk Ihres Sportlers in maximaler Streckung. Achten Sie darauf, dass auch die Zehen gestreckt sind und die Bewegung sprunggelenksnah ausgeführt wird, ohne dass der Fuß nach innen oder außen dreht.

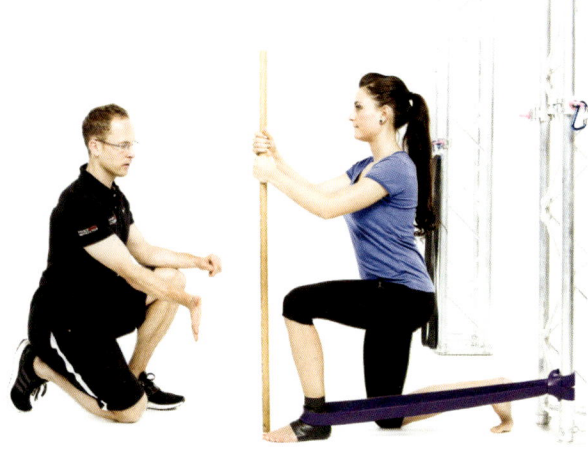

*Training 1 – Ausgangsposition*

Ihr Sportler geht in den Halbkniestand und hält sich an einem Stab fest, der vor dem vorderen Fuß aufgestellt wird. Das elastische Powerband ist oberhalb des Sprunggelenks des selbigen Fußes befestigt. Das andere Ende des Bands wird mit einem festen Objekt verbunden.

2.0

TRAINING

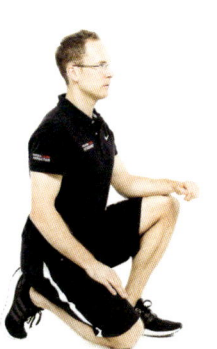
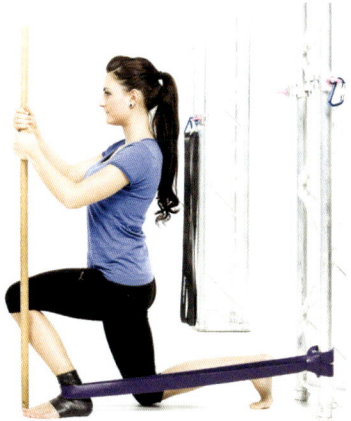

### Training 1 – Endposition

Nun schiebt Ihr Sportler das Knie bei aufrechter Körperhaltung innen und außen am Stab vorbei. Achten Sie darauf, dass die Fußsohle durchgängig Kontakt zum Boden hat.

### Training 2 – Ausgangsposition

Ihr Sportler steht mit dem geflossten Fuß auf einer Erhöhung. Das eine Ende des Powerbands ist oberhalb des Sprunggelenks, das andere Ende an einem festen Objekt befestigt und auf 60 % Spannung gebracht.

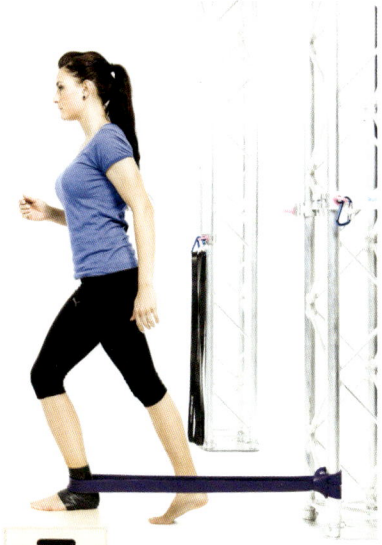

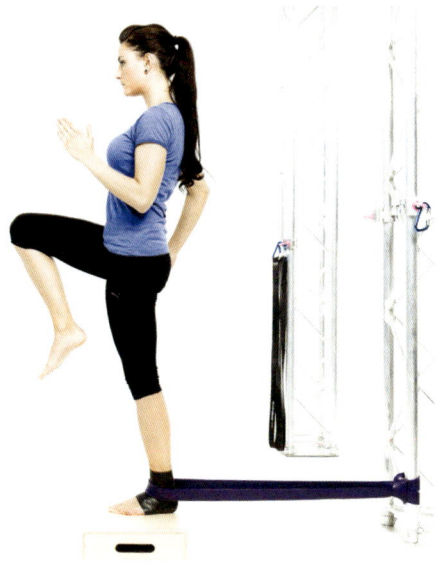

### Training 2 – Endposition

Ihr Sportler zieht nun das freie Bein bei aufrechter Körperhaltung nach oben, bis eine maximale Hüftstreckung erreicht ist.

## THERAPIE

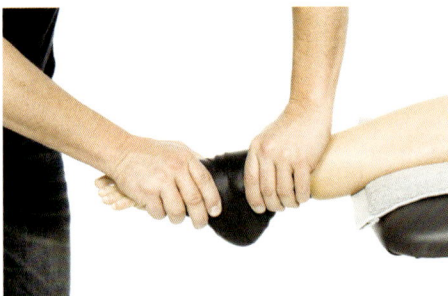

*Beugung (Plantarflexion)*

Bringen Sie den geflossten Fuß Ihres Sportlers durch passive Mobilisation in die Streckung.

## ÜBERLASTUNGSZONE SPRUNGGELENK

### TRAINING MIT DEM VITALITY-FLOSSBAND

| Nr. | Indikation | Überlastungszone | Diagnose/Symptome | Ursachen | |
|-----|-----------|------------------|-------------------|----------|---|
| 2 | **Soccer player's ankle** (Einklemmung im oberen Sprung-gelenk) | Sprunggelenk | Einklemmungsgefühl vorne und seitlich am OSG | • Chronische Instabili-tät und wiederholte Mikroverletzungen, Narben | |

### THERAPIE MIT DEM VITALITY-FLOSSBAND

| Nr. | Indikation | Überlastungszone | Diagnose/Symptome | Ursachen | |
|-----|-----------|------------------|-------------------|----------|---|
| 2 | **Soccer player's ankle** (Einklemmung im oberen Sprung-gelenk) | Sprunggelenk | Einklemmungsgefühl vorne und seitlich am OSG | • Chronische Instabili-tät und wiederholte Mikroverletzungen, Narben | |

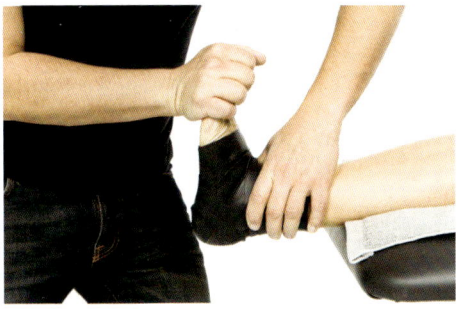

*Streckung (Dorsalextension)*

Bringen Sie den geflossten Fuß Ihres Sportlers durch aktive Mobilisation gegen Widerstand in eine Beugung.

| Training mit Vitality-Flossband | Beschreibung | Hinweise/Tipps |
|---|---|---|
| | Gehen Sie in den Halbkniestand und halten Sie sich an einem Stab fest. Schieben Sie das Knie der geflossten Seite unter zusätzlicher Zugspannung am Sprunggelenk, rechts und links am Stab vorbei. | Länge: 2 m<br>Breite: 5 cm<br>Zugstärke: 70-80 % innen, 50 % außen<br>Ferse kann mit eingewickelt werden. |

| Therapie mit Vitality-Flossband | Beschreibung | Hinweise/Tipps |
|---|---|---|
| | Traktion und Mobilisation des des oberen Sprunggelenks-Gapping | Länge: 2 m<br>Breite: 5 cm<br>Zugstärke: 70-80 % innen, 50 % außen<br>Ferse kann mit eingewickelt werden. |

**2.0**

# 2.0 VERLETZUNGSZONE SPRUNGGELENK

| Nr. | Indikation | Verletzungszone | Diagnose/Symptome | Häufige Ursachen | |
|-----|-----------|-----------------|-------------------|------------------|--|
| 2 | Bänderriss Sprunggelenk | Sprunggelenk | Starker, stechender Schmerz, Schwellung, Bluterguss außen oder innen am Sprunggelenk | **Indirekter Kontakt** <br> Gegner Umknicken Supinations-/ Pronationstrauma | |

## VERLETZUNGSZONE SPRUNGGELENK

Verletzungen des Bandapparats im Sprunggelenk sind eine häufige Ursache von Schmerzen. Durch Umknicken oder Verdrehen können Teile der komplexen Bänder- und Knochenstruktur überdehnt und beschädigt werden und Schmerzen hervorrufen. Um den Heilungsvorgang voranzubringen, kann durch das Sprunggelenksflossing eine Schmerzlinderung erzielt werden.

### VERLETZUNGEN AM SPRUNGGELENK AM BEISPIEL
### INTERNE VERSTAUCHUNG

Die *interne Verstauchung* ist die häufigste Sportverletzung überhaupt. Besonders bei Sprungsportarten wie Volleyball, Badminton, Basketball und Handball ist dieses Trauma fast schon ein Teil der Sportart. Häufig leiden die Sportler unter rezidivierenden Verstauchungen.

### SPRUNGGELENK

Es handelt sich um eine Bewegung, die aus drei Teilen besteht: Plantarflexion, Vorfußadduktion und Supination im Rückfuß. Wenn es beim Bodenkontakt zu einer Torsion kommt, weil z. B. der Sportler auf den Fuß des Gegners tritt, bewegt sich der Kalkaneus mit seiner Unterseite nach innen, der Talus bewegt sich nach außen, bis seine laterale Gelenkfläche gegen den lateralen Malleolus stößt, dadurch kommt es zur tibiofibulären Diastase. Das *Ligamentum talofibulare anterius* wird maximal gespannt und zieht die Fibula nach vorne und unten, bevor es reißt, dabei gerät auch der *M. peronaeus longus* und *brevis* maximal auf Zug. Häufig kommt es auch zur Verletzung der Sehnenscheide.

| Akutphase 1.-5. Tag | Proliferationsphase 5.-21. Tag | Konsolidierungsphase ab 21. Tag |
|---|---|---|
| Erste Hilfe ➕ Wrapping 6-8 x 2 Minuten Pause 1-2 Minuten 50 % Zugstärke Zirkulär | Wrapping Aktivierung Training Therapie | Screening Wrapping Aktivierung Training Therapie => Return to Activity Entscheidung |

Bei der Rückkehr zum normalen Stand können der *Kalkaneus* und das *Kuboid* aufgrund der Überdehnung des *M. peronaeus longus* zurückkehren. Durch die reflexartige Kontraktion des *M. tibialis posterior* wird das *Os naviculare* zurück in eine Außenrotation gebracht. Der einzige Knochen, der keine Muskelansätze hat, ist der *Talus*, dieser bleibt häufig nach der Verstauchung mit seinem *Caput tali medial* stehen, dies ist oft der Grund für rezidivierende Inversionstraumata.

Ein weiteres Problem stellt die Verletzung der Sehnenscheide der *Mm. peronei* dar. Dafür eignet sich eine modifizierte *McMulligan-Technik*. Häufig ist die Plantar- und Dorsalflexion gleichermaßen eingeschränkt.

Folgende Dysfunktionen werden in der Folge häufig beobachtet: Das *Caput tali* bleibt intern, die Fibula steht in Anteriorität und Inferiorität, dadurch entsteht ein Zug auf die Peronealmuskeln und den *M. tibialis posterior*. Der Zug setzt sich fort über den M. *biceps femoris* und verursacht ein *Ilium* in posteriorer Dysfunktion.

# 3.0 UNTERSCHENKEL

### DIE ACHILLESSEHNE

Sie ist die stärkste Sehne des menschlichen Körpers. Sie trägt das ganze Körpergewicht beim Stehen, Gehen, Laufen und Springen.

Sie ist schlecht durchblutet und hat eine Sehnenscheide. Häufig kommt es zu Schwellungen und Schmerzen im Bereich der Sehnenscheide. Die Ursache für Achillessehnenbeschwerden ist meistens im Bereich des Fußes zu finden.

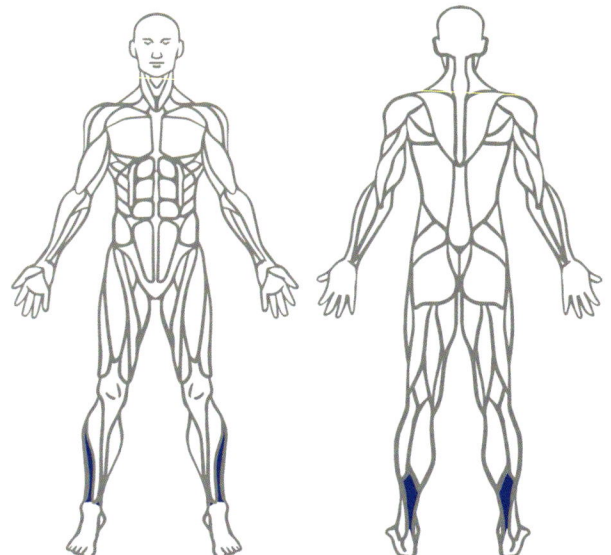

*Abb. 16: Modell Spannungszone Wade / Unterschenkel*

Wie können wir nun überprüfen, ob Ihr Unterschenkel zu viel Spannung und Beweglichkeitseinschränkungen aufweist?

**Wir nutzen das Screening Nummer 3 – Fersensitz**

Bei der Beschreibung des Screenings sprechen wir stets zuerst Sie als Leser des Buches an, unabhängig davon, ob Sie Freizeit-, Breiten- oder Leistungssportler sind, Übungsleiter, Trainer, Therapeut oder Arzt. Ein wesentlicher Aspekt unserer Philosophie ist: Lehre nichts, das du nicht selbst gespürt hast!

Somit sind Sie aufgefordert, sämtliche Screening-, Wrapping- und Aktivierungstechniken zunächst an sich selbst auszuprobieren, bevor Sie anderen helfen, beweglicher und schmerzfreier zu werden. Nichts ist wertvoller als die persönliche Erfahrung und das Gespür für die Wirkung und Intensität einer Trainingsmaßnahme. Lediglich die Therapietechniken sollten Sie Fachleuten überlassen!

# SCREENING – FERSENSITZ

**Ziel:** Überprüfung der Beweglichkeit des Unterschenkels.

**Hinweise**:

Vitality-Screeningbogen Nummer 3

Der Test sollte ohne Schuhe erfolgen.

Sie sollten jedes Screening in der Regel nur einmal durchführen. Jede Zielposition, die nicht beim ersten Versuch uneingeschränkt erreicht wird, wird als Fehler bewertet. Sollte sich der Tester unsicher sein, kann das Screening ein zweites oder drittes Mal wiederholt werden.

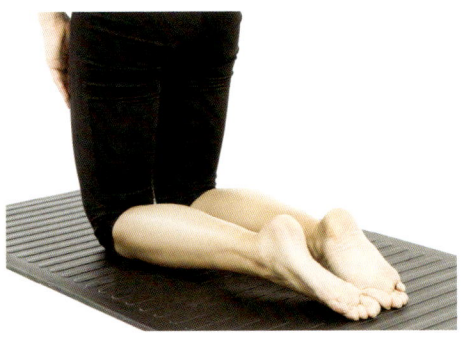

*Ausgangsposition*

Kniestand mit gestrecktem Fußrücken. Es sollte versucht werden, die Beine möglichst nah zusammenzuführen, sprich, sowohl die Knie als auch die Füße berühren sich. Das Becken ist aufgerichtet und der Oberkörper nimmt eine neutrale Position ein.

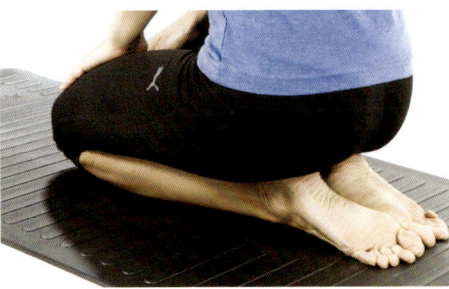

*Zielposition*

Das Screening gilt als bestanden, wenn das Gesäß die Hacken berührt und die Fersen zusammenbleiben.

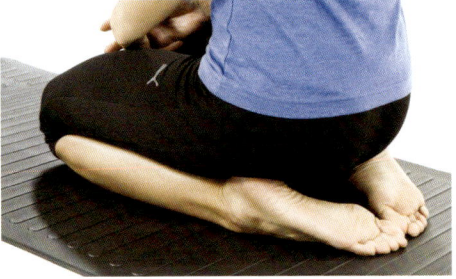

*Fehler*

Fallen die Füße nach außen und sind die Fußrücken nicht gestreckt, so gilt das Screening als nicht bestanden.

**3.0**

# WRAPPING DES UNTERSCHENKELS

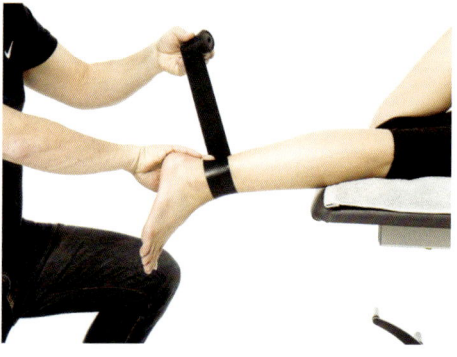

*Anker am Unterschenkel*

Bei Achillessehnenbeschwerden setzen Sie den Zug von innen nach außen. Der Anker kann oberhalb des Sprunggelenks gelegt werden. Wenn die Beschwerden im Bereich des Fersenbeins auftreten, kann das Sprunggelenk mit eingefasst werden.

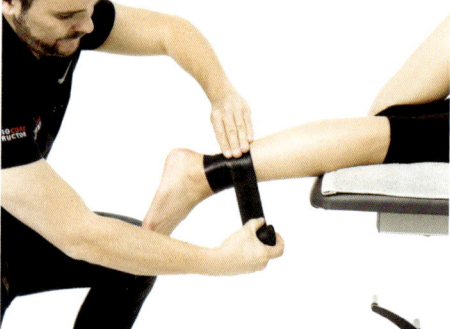

*Zugrichtung außen*

Wickeln Sie mit einer Zugkraft von 80 % Zug nach außen und einer Überlappung von 50 %.

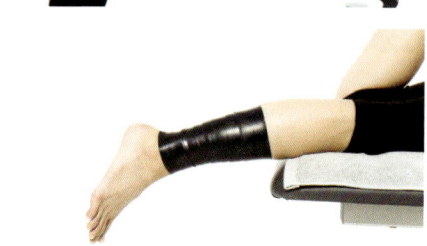

*Fertiger Unterschenkelwrap für die Achillessehne*

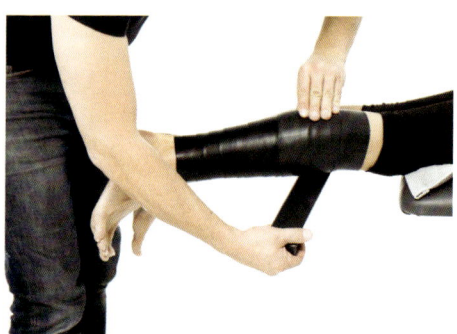

*Erweiterung des Unterschenkelwraps mit einem zweiten Band*

Legen Sie bei einem Muskelfaserriss der Wadenmuskeln (Tennis Leg) das Flossband an den verletzten Stellen überkreuzend an, um mehr punktuellen Druck zu erreichen.

# AKTIVIERUNG/TRAINING

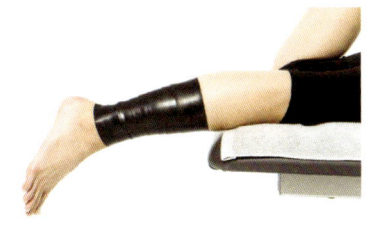

*Aktivierung*

Bringen Sie Ihr geflosstes Bein durch eine isolierte Eigenmobilisation in Streckung und Beugung.

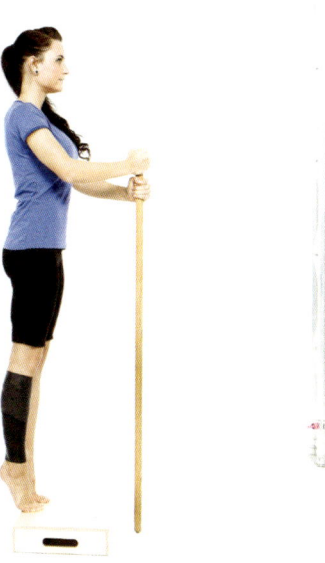

*Training 1 – Anfangsposition*

In der geschlossenen Kette:

Stellen Sie sich auf eine erhöhte Kante und gehen Sie abwechselnd auf die Zehenspitzen und …

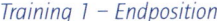

*Training 1 – Endposition*

… senken Sie anschließend die Wade wieder.

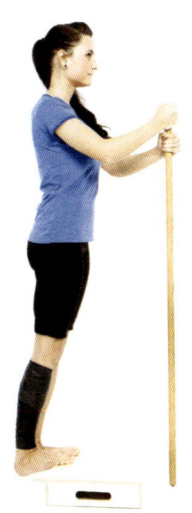

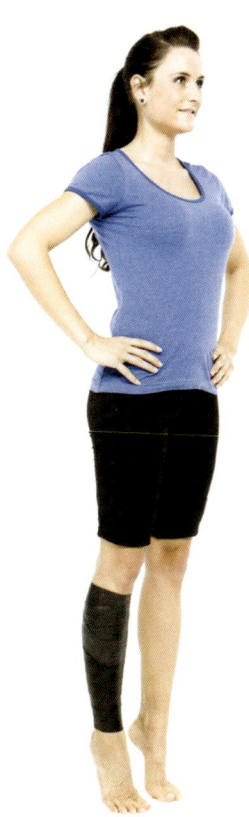

*Training 2 – Anfangsposition*

Kommen Sie aus dem Zehenstand …

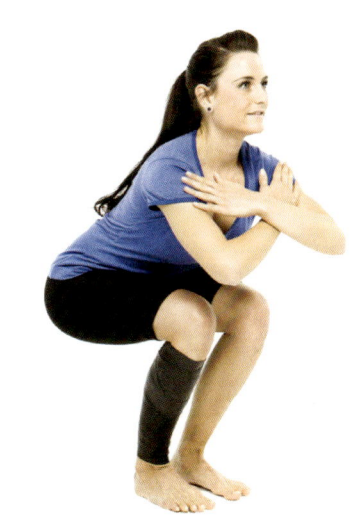

*Training 2 – Endposition*

… in die tiefe Kniebeuge.

# THERAPIE

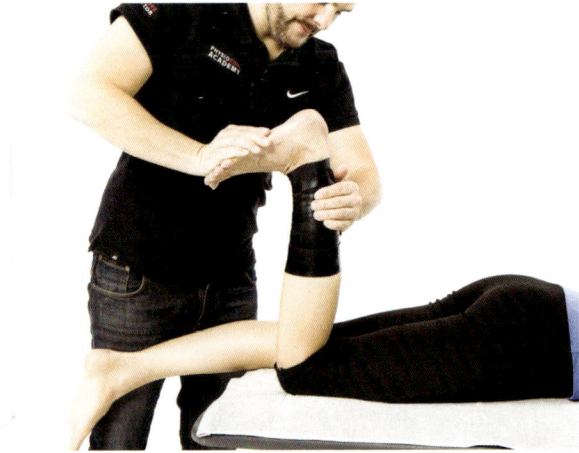

### Beugung/Streckung

Mobilisieren Sie den Unterschenkel (Muskeln, Sehnen und Faszien) Ihres Sportlers indem Sie bei Fixierung des Gewebesslidings den Fuß in die Beugung zum Körper hin bringen.

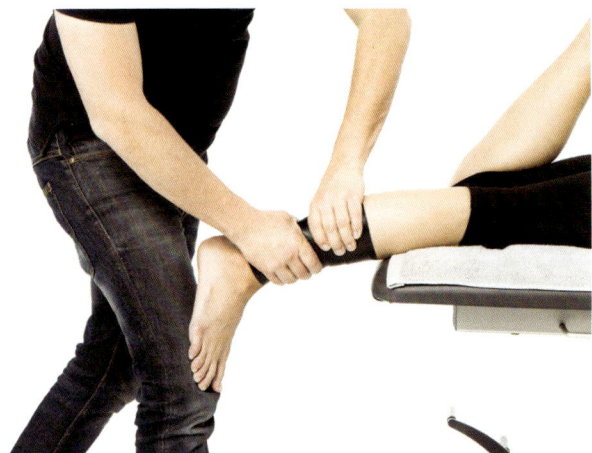

### Querfriktion

Verschieben Sie nun bei gestrecktem Knie Ihres Sportlers das gesamte Gewebe des Unterschenkels mit Muskeln, Sehnen und Faszien quer zum Faserverlauf.

**3.0**

# ÜBERLASTUNGSZONE UNTERSCHENKEL

## TRAINING MIT DEM VITALITY-FLOSSBAND

| Nr. | Indikation | Überlastungszone | Diagnose/Symptome | Ursachen | |
|-----|-----------|------------------|-------------------|----------|---|
| 3 | **Achillodynie** (Achillessehnen-schmerz) | Achillessehne | Bewegungsschmerz, besonders morgens | • Faszienverklebung<br>• Fußfehlstellung<br>• Überlastung der Wadenmuskulatur | |
| | **Tennisbein** (Muskelverlet-zung der inneren Wade) | Wade | Stechender Schmerz bei Belastung, Festigkeitsgefühl in der Wade | • Nach langen Läufen<br>• Nach Sprüngen<br>• Instabile Sprungge-lenke | |
| | **Shin Splints** (Schienbeinkan-tensyndrom) | Schienbein | Druckschmerz an Schienbeinkante innen/hinten | • Überlastung des M. tibialis posterior<br>• Pronationsstellung Fuß | |

## THERAPIE MIT DEM VITALITY-FLOSSBAND

| Nr. | Indikation | Überlastungszone | Diagnose/Symptome | Ursachen | |
|-----|-----------|------------------|-------------------|----------|---|
| 3 | **Achillodynie** (Achillessehnen-schmerz) | Achillessehne | Bewegungsschmerz, besonders morgens | • Faszienverklebung<br>• Fußfehlstellung<br>• Überlastung der Wadenmuskulatur | |
| | **Tennisbein** (Muskelverlet-zung der inneren Wade) | Wade | Stechender Schmerz bei Belastung, Festigkeitsgefühl in der Wade | • Nach langen Läufen<br>• Nach Sprüngen<br>• Instabile Sprungge-lenke | |
| | **Shin Splints** (Schienbeinkan-tensyndrom) | Schienbein | Druckschmerz an Schien-beinkante innen | • Überlastung des M. tibialis posterior<br>• Hyper-Pronationsstel-lung Fuß | |

| Training mit Vitality-Flossband | Beschreibung | Hinweise/Tipps |
|---|---|---|
| | **Sprunggelenksflossing** Aktiver Soleusstretch mit Traktion für das obere Sprunggelenk, in Schrittstellung im Wechsel Knie beugen und strecken, Fußsohle bleibt am Boden. **Zusätzlich:** Exzentrische Dehnungen an der Treppenstufe mit Flossband. | Länge: 2 m Breite: 5 cm Zugstärke: 70-80 % hinten, 50 % vorne |
| | Gehen Sie bei aufrechter Körperhaltung abwechselnd auf die Zehenspitzen und senken Sie anschließend den Fuß wieder. Wiederholen Sie die Bewegung mehrfach. | Länge: 2 m Breite: 5 cm Zugstärke: 70-80 % hinten, 50 % vorne |
| | Fersensitz mit aufgestellen Füßen | Länge: 2 m Breite: 5 cm Zugstärke: 70-80 % vorne, 50 % hinten |

| Therapie mit Vitality-Flossband | Beschreibung | Hinweise/Tipps |
|---|---|---|
| | Querfriktionen und Dehnung der Wade und Achillessehne | Länge: 2 m Breite: 5 cm Zugstärke: 70-80 % hinten, 50 % vorne |
| | Scherkompression der Wadenmuskulatur mit Mobilisation in Extension | Länge: 2 m Breite: 5 cm Zugstärke: 70-80 % hinten, 50 % vorne |
| | Scherkompression M. tibilias posterior mit den Daumen Mobilisation in Extension durch das Knie des Therapeuten | Länge: 2 m Breite: 5 cm Richtung: 80 % Zug außen 40 % Zug innen Hüftaußenrotation durch Diagonalsitz |

## ÜBERLASTUNGSZONE WADENMUSKULATUR

Nach langen Läufen oder intensiven Belastungen mit vielen Sprüngen treten häufig schmerzende Waden auf, die zu einer Kompensation im Sprung- und Kniegelenk führen können. Die auftretende Kraft der Wadenmuskulatur wird dabei über die Achillessehne in den Fuß geleitet. Spannungen auf der Wadenmuskulatur können somit auch Schmerzen an der Achillessehne verursachen.

## ÜBERLASTUNGSZONE ACHILLESSEHNE

Die Achillessehne ist der Kraftüberträger von der Wadenmuskulatur auf den Fuß. Sprünge und hohe Belastungen der Unterschenkel bringen somit auch eine Belastung der Achillessehne mit sich, die bei zu großer oder langer Beanspruchung zu Schmerzen der Sehne führen können.

# VERLETZUNGSZONE UNTERSCHENKEL

| Nr. | Indikation | Verletzungszone | Diagnose/Symptome | Häufige Ursachen | |
|---|---|---|---|---|---|
| 3 | Achillessehnen-riss | Achillessehne | Lauter Peitschenknall, kurzer, heftiger, stechender Schmerz, geringe Schwellung, Zehenstand ist unmöglich. | Nonkontakt<br><br>Plötzliche, hohe Belastung auf Wade/Achillessehne<br>Schlag auf die Achillessehne | |
| | Tennis Leg Muskelfaserriss M. gastrocnemius | Wade | Plötzlich starker Schmerz, nadelstich- oder messerstichartig während einer Belastung, Bewegungseinschränkung | Nonkontakt<br><br>Mangelnde Fitness, überlastete/übermüdete Muskulatur, plötzliche, schnelle Bewegungen | |
| | Ermüdungs-fraktur | Schienbein | Schmerzen zunächst nur bei der Belastung, die mit der Zeit zunehmen, ähneln rheumatischen Beschwerden. | Nonkontakt<br><br>Dauerhafte Überlastung vorgeschädigter Knochen | |

| Akutphase 1.-5. Tag | Proliferationsphase 5.-21. Tag | Konsolidierungsphase ab 21. Tag |
|---|---|---|
| **Erste Hilfe** **Wrapping** 6-8 x 2 Minuten Pause 1-2 Minuten 50 % Zugstärke Zirkulär | Wrapping Aktivierung Training Therapie | Screening Wrapping Aktivierung Training Therapie => Return to Activity Entscheidung |
| **Erste Hilfe** **Wrapping** 6-8 x 2 Minuten Pause 1-2 Minuten 50 % Zugstärke Zirkulär | Wrapping Aktivierung Training Therapie | Screening Wrapping Aktivierung Training Therapie => Return to Activity Entscheidung |
| Kein Flossing | Kein Flossing | Screening Wrapping Aktivierung Training Therapie => Return to Activity Entscheidung |

# 4.0 KNIEBEUGUNG

## KNIEGELENK

Das Kniegelenk ist das größte Gelenk des Körpers. Es muss Beweglichkeit und Stabilität miteinander vereinen. In erster Linie macht das Kniegelenk eine Beuge- und Streckbewegung, in zweiter Linie kann es rotieren. Das Kniegelenk hat zahlreiche Bänder. An der Innenseite befindet sich das Innenband, welches direkt mit dem Innenmeniskus verwachsen ist, deshalb gibt es oft kombinierte Verletzungen.

Die Kreuzbänder liegen in der Tiefe und bremsen hauptsächlich die Rotation. Sie werden verletzt bei plötzlichen Drehbewegungen.

Die Kniescheibe dient der Kraftübertragung des Oberschenkelmuskels auf den Unterschenkel. Sie ist eine Art Umlenkrolle. Aus diesem Grund kommt es häufig zu Überlastungserscheinungen rund um die Kniescheibe oder darunter.

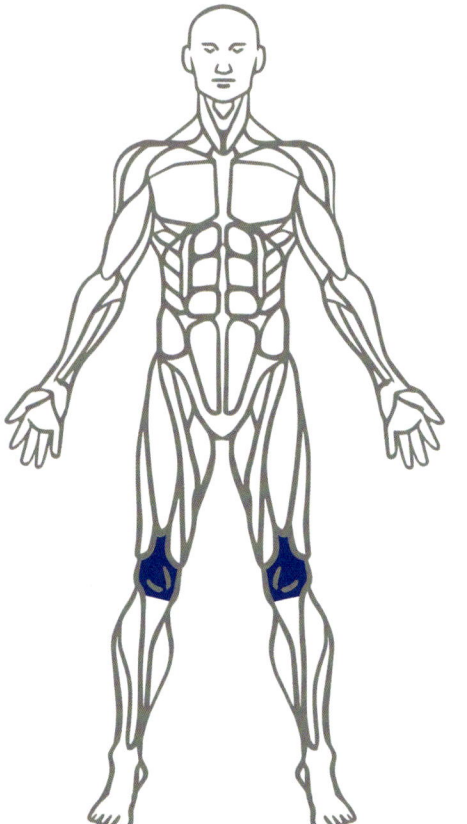

*Abb. 17: Modell Spannungszone Kniebeugung*

# SCREENING – TIEFE KNIEBEUGE

**Ziel:** Überprüfung der Beweglichkeit der Kniebeugung.

**Hinweise:**

Vitality-Screeningbogen Nummer 4

Der Test sollte ohne Schuhe erfolgen.

Sie sollten jedes Screening in der Regel nur einmal durchführen. Jede Zielposition, die nicht beim ersten Versuch uneingeschränkt erreicht wird, wird als Fehler bewertet. Sollte sich der Tester unsicher sein, kann das Screening ein zweites oder drittes Mal wiederholt werden.

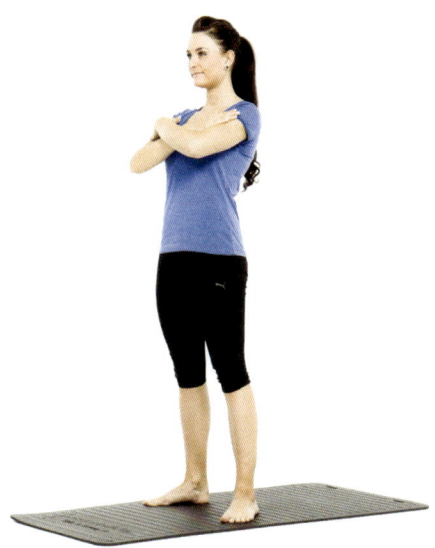

*Ausgangsposition*

Stellen Sie sich aufrecht hin, Ihre Füße sind schulterbreit auseinander und zeigen leicht nach außen. Bauen Sie eine Rumpfspannung auf und lassen Sie Ihre Schultern locker.

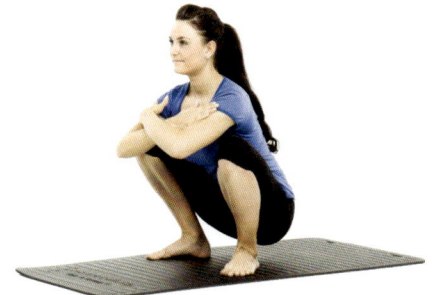

*Zielposition*

Gehen Sie nun in die tiefe Kniebeuge mit einem Kniewinkel < 90°. Achten Sie darauf, dass die Knie gerade nach vorne bzw. leicht nach außen zeigen. Die Wirbelsäule nimmt eine neutrale Position ein und Sie sollten nicht zu sehr ins Hohlkreuz fallen. Sind alle Kriterien erfüllt, so gilt das Screening als bestanden.

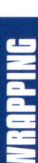

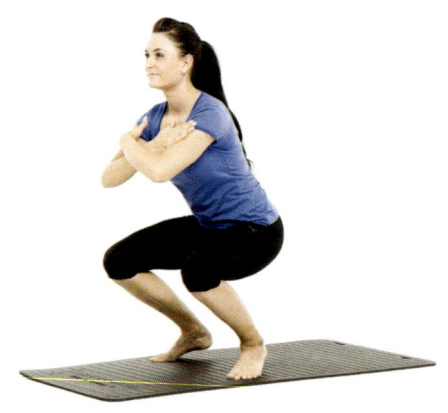

*Fehler*

Das Screening ist nicht bestanden, wenn die Fersen anheben, die Knie vorschieben und/oder der Oberschenkel nicht unter die Horizontale kommt.

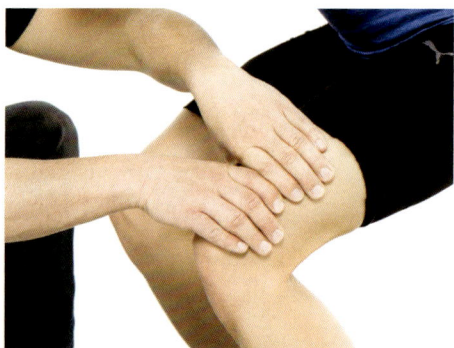

*Zugrichtung*

Die Zugrichtung testen: Wird die Bewegung bei Zug nach innen oder außen besser?

## WRAPPING DES KNIES UNTER BELASTUNG

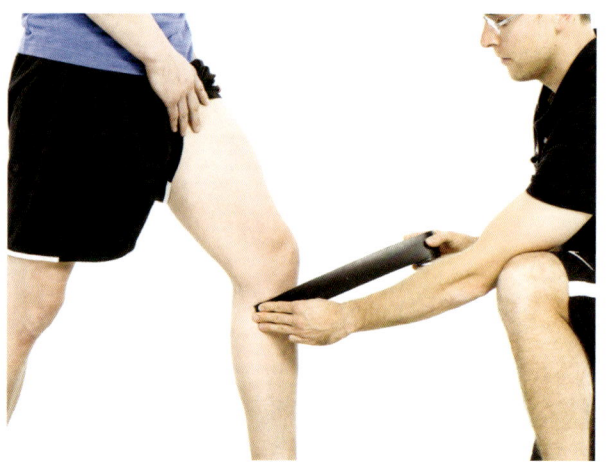

*Anker am Knie, Komplettwrap*

Legen Sie den Anker an der Innenseite, direkt unterhalb vom Knie, auf der Schienbeinkante, an.

**4.0**

**WRAPPING**

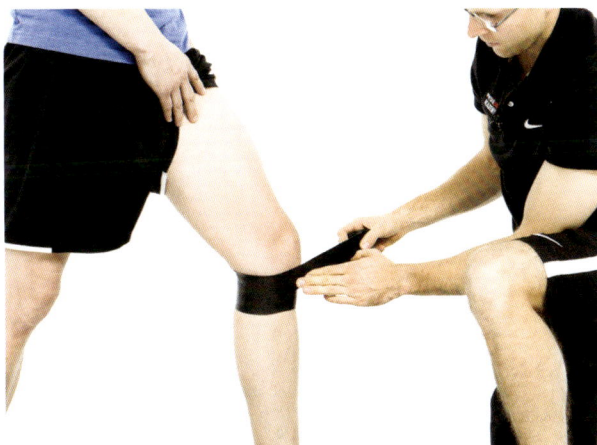

*Zugrichtung*

Legen Sie die Zugrichtung von innen nach außen.

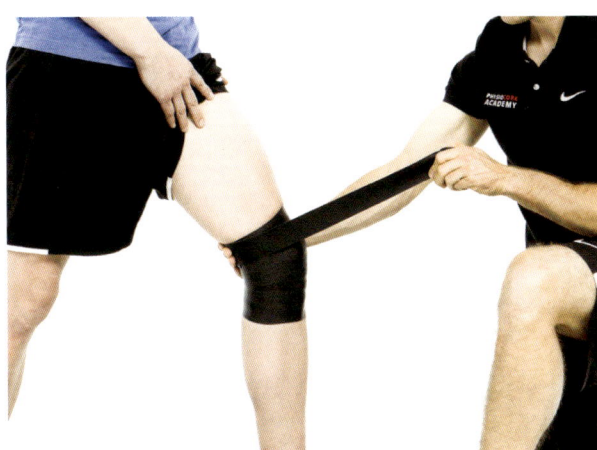

*Zugstärke*

Wickeln Sie am Unter- und Oberschenkel mit einer Zugstärke von 80 %, über der Kniescheibe mit 50 %.

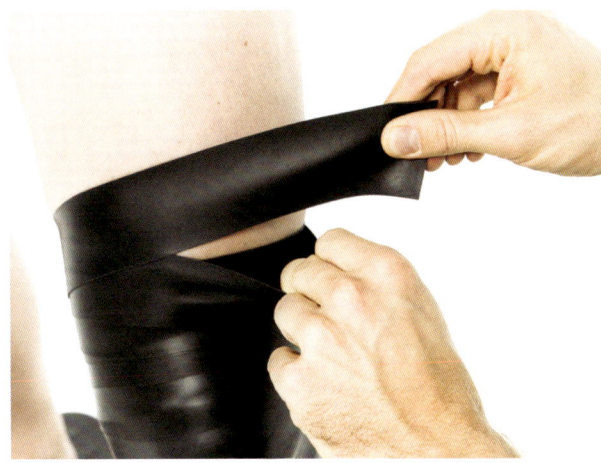

*Knie Komplettwrap*

Fixieren Sie das Ende unter einer Flossbandkante.

**4.0**

**THERAPIE**

## THERAPIE KNIE KOMPLETT

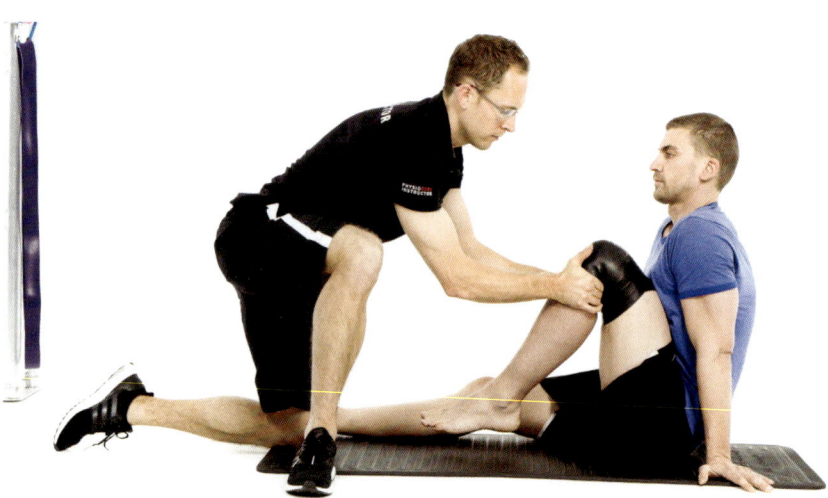

*Gapping*

Ihr Sportler sitzt mit gestreckten Beinen auf dem Boden und stützt sich mit den Händen ab. Greifen Sie das geflosste Knie unterhalb des Knies in der Kniekehle und führen Sie das Bein in die maximale Beugung.

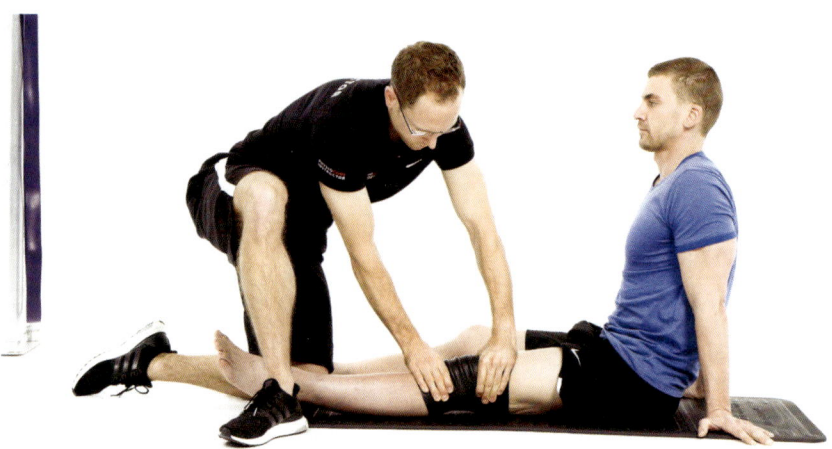

*Querfriktion*

Verschieben Sie nun bei gestrecktem Knie (auch in der Beugung möglich) Ihres Sportlers das gesamte kniegelenkumgebende Gewebe mit Muskeln, Sehnen und Faszien quer zum Faserverlauf.

## TRAINING KNIE KOMPLETT

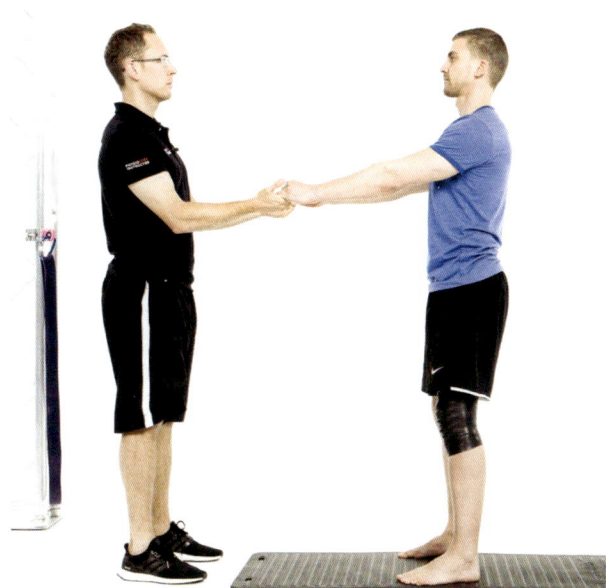

*Training des Knies*

Gehen Sie vom aufrechten Stand …

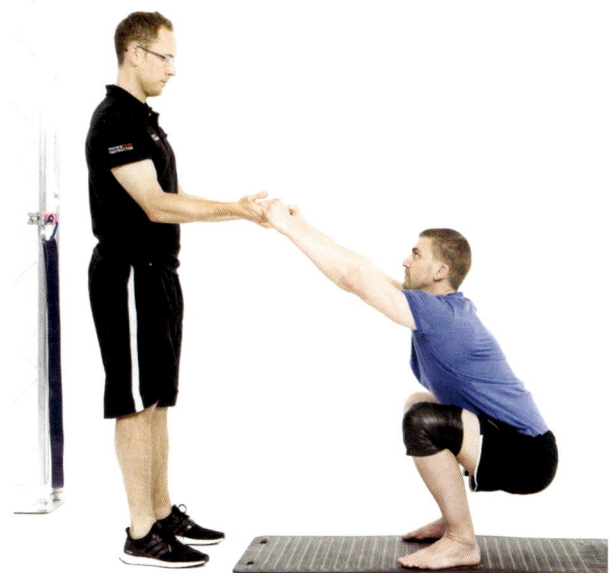

*Training des Knies*

… in die assistierte tiefe Knie-beuge > 90°.

**ÜBERLASTUNGSZONE**

## ÜBERLASTUNGSZONE KNIE

### TRAINING MIT DEM VITALITY-FLOSSBAND

| Nr. | Indikation | Überlastungszone | Diagnose/Symptome | Ursachen | |
|---|---|---|---|---|---|
| 4 | **Springerknie** (Patellaspitzensyndrom) und **Knorpelschmerz** (Chondropatiae patellae) | Kniescheibe | Schmerzen über und unter der Kniescheibe bei Kniebeugung unter Belastung. Schmerzen im Bereich der Kniespitze beim Strecken gegen Widerstand. | • Verletzung (Mikrotrauma) der Patellasehne durch zu hohe Belastung<br>• Überlastung der Gleitfläche hinter der Kniescheibe durch zu viel Belastung | |

### THERAPIE MIT DEM VITALITY-FLOSSBAND

| Nr. | Indikation | Überlastungszone | Diagnose/Symptome | Ursachen | |
|---|---|---|---|---|---|
| 4 | **Springerknie** (Patellaspitzensyndrom) und **Knorpelschmerz** (Chondropatiae patellae) | Kniescheibe | Schmerzen über und unter der Kniescheibe bei Kniebeugung unter Belastung. Schmerzen im Bereich der Kniespitze beim Strecken gegen Widerstand. | • Verletzung (Mikrotrauma) der Patellasehne durch zu hohe Belastung<br>• Überlastung der Gleitfläche hinter der Kniescheibe durch zu viel Belastung | |

### ÜBERLASTUNGSZONE PATELLASPITZE (SPRINGERKNIE)

Schmerzen in der Knieregion können verschiedene Ursachen haben. Häufig handelt es sich um funktionelle Defizite, die besonders bei Belastungen wie Laufen, Springen oder Treppensteigen auftreten. Neben einer zu schwachen oder ungleichmäßigen Stützmuskulatur um das Knie sind auch Einschränkungen der Beweglichkeit der Kniescheibe Grund für Schmerzen. Schmerzen der Kniescheibensehne kurz unterhalb der Kniescheibe werden häufig durch eine Überlastung der Oberschenkelmuskulatur bei Sprungbelastungen verursacht.

| Training mit Vitality-Flossband | Beschreibung | Hinweise/Tipps |
|---|---|---|
| | Gehen Sie mit Flossband um das Sprung- und Kniegelenk in den seitlichen Ausfallschritt. | Länge: 2 m<br>Breite: 5 cm<br>Zugstärke: 70-80% außen, 50% innen<br>Kniescheibe kann mit geflosst werden. |

| Therapie mit Vitality-Flossband | Beschreibung | Hinweise/Tipps |
|---|---|---|
| | Gapping Kniegelenk, Öffnen der vorderen Kapselanteile | Länge: 2 m<br>Breite: 5 cm<br>Richtung:<br>80 % Zug außen<br>40 % Zug innen<br>Kniescheibe kann mit geflosst werden. |

**VERLETZUNGSZONE**

## VERLETZUNGSZONE KNIE

| Nr. | Indikation | Verletzungszone | Diagnose/Symptome | Häufige Ursachen | |
|---|---|---|---|---|---|
| 4 | Kniescheiben-fraktur | <br><br>Kniescheibe | Schmerzen mit Knochenreiben bei Belastung, sofortiger Kraftverlust, Blockierungen im Gelenk, Ödem, Hämatom | **Kontakt**<br><br>Fehlbelastungen wie X/O-Bein, einseitige Belastungen, Verstauchungen, Prellungen, Verrenkungen | |

## VERLETZUNGSZONE KNIEINNENBAND, INNENMENISKUS

Das Innenband sowie der Innenmeniskus halten das Knie bei seitlichen Krafteinwirkungen stabil. Der Innenmeniskus wird besonders bei Kniebeugung unter Belastung beansprucht, er ist weniger mobil als der Außenmeniskus und trägt den Großteil des Gewichts. Eine X-Beinstellung kann ebenfalls zu Überlastungen dieser Strukturen führen.

## VERLETZUNGSZONE KNIEAUSSENBAND, AUSSENMENISKUS

Das Außenband sowie der Außenmeniskus halten das Knie bei seitlichen Krafteinwirkungen stabil und werden häufig bei Kampfsportlern und Fußballern in Mitleidenschaft gezogen. Eine O-Beinstellung kann ebenfalls zu Überlastungen dieser Strukturen führen.

**4.0**

**VERLETZUNGSZONE**

| Akutphase 1.-5. Tag | Proliferationsphase 5.-21. Tag | Konsolidierungsphase ab 21. Tag |
|---|---|---|
| Kein Flossing | Kein Flossing | Screening<br>Wrapping<br>Aktivierung<br>Training<br>Therapie<br><br>=> Return to Activity Entscheidung |

# 5.0 KNIESTRECKUNG

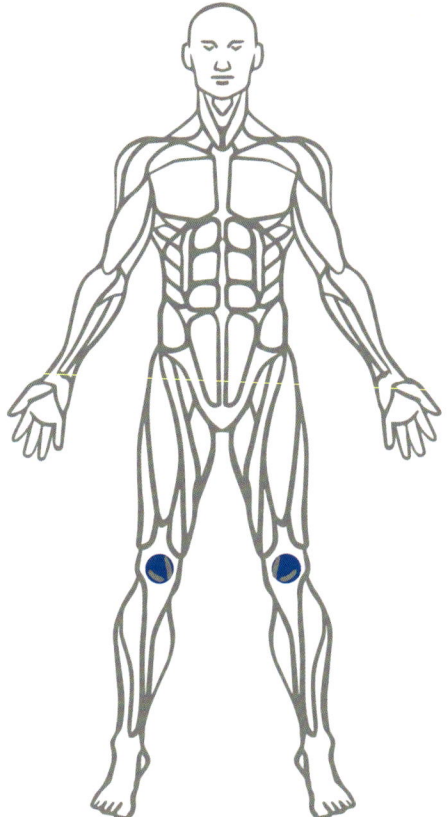

*Abb. 18: Modell Spannungszone Kniestreckung*

## SCREENING – LANGSITZ

**Ziel:** Überprüfung der Beweglichkeit der Kniestreckung.

**Hinweise**:

Vitality-Screeningbogen Nummer 5

Der Test sollte ohne Schuhe erfolgen.

Sie sollten jedes Screening in der Regel nur einmal durchführen. Jede Zielposition, die nicht beim ersten Versuch uneingeschränkt erreicht wird, wird als Fehler bewertet. Sollte sich der Tester unsicher sein, kann das Screening ein zweites oder drittes Mal wiederholt werden.

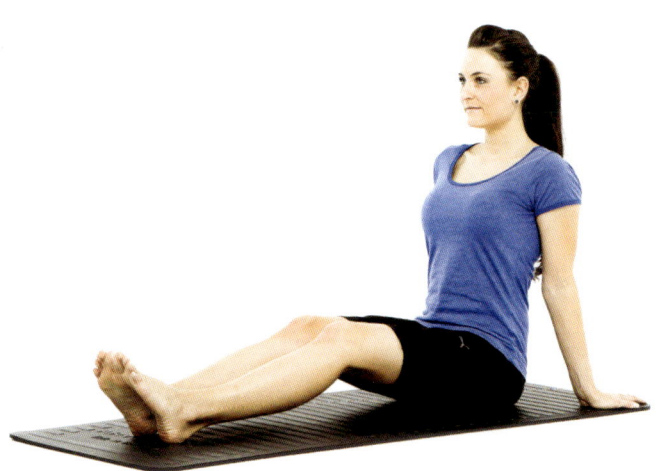

*Ausgangsposition*

Setzen Sie sich auf den Boden und stellen Sie die Fersen auf den Boden, sodass Ihre Knie leicht gebeugt sind. Mit den Händen stützen Sie sich ab und halten eine aufrechte und gerade Rückenposition.

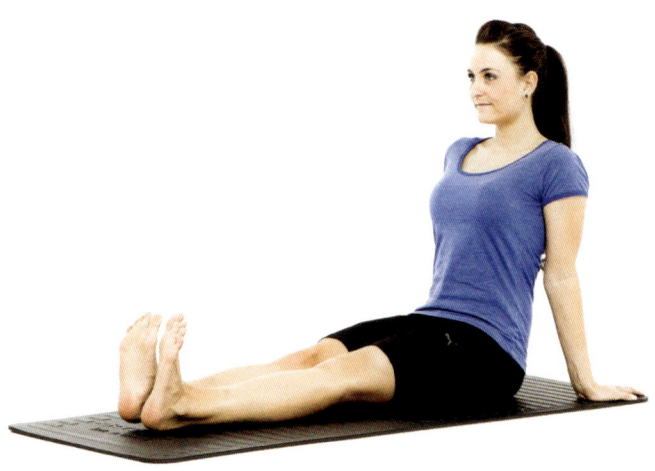

*Zielposition*

Strecken Sie nun Ihre Knie durch. Das Screening gilt als bestanden, wenn die Kniekehlen den Boden berühren. Dabei dürfen die Fersen nicht vom Boden abheben.

**5.0**

**SCREENING**

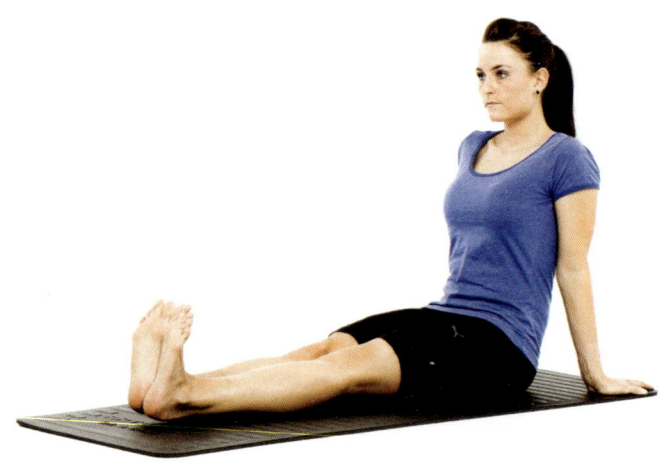

*Fehler*

Das Screening ist nicht bestanden, wenn Sie die Knie nicht durchstrecken und den Boden berühren können. Die Knie sind nicht durchgestreckt, die Kniekehle berührt nicht den Boden oder die Füße heben vom Boden ab.

**WRAPPING PATELLA**

# WRAPPING DES LIGAMENTUM PATELLAE

*(Bei Sehnenüberlastung)*

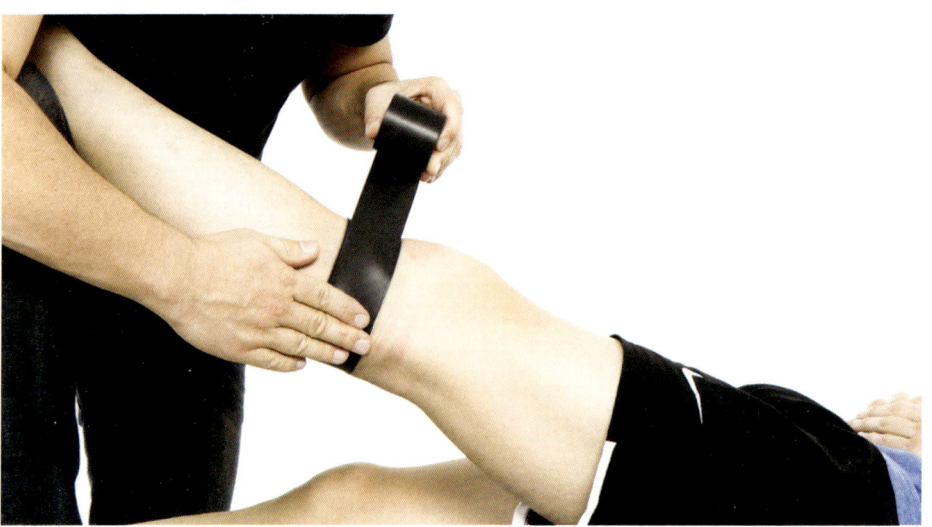

*Anker Patella*

Legen Sie den Anker unterhalb der Kniescheibe Ihres Sportlers an. Den ersten Zug wickeln Sie wieder mit 100 % Überlappung.

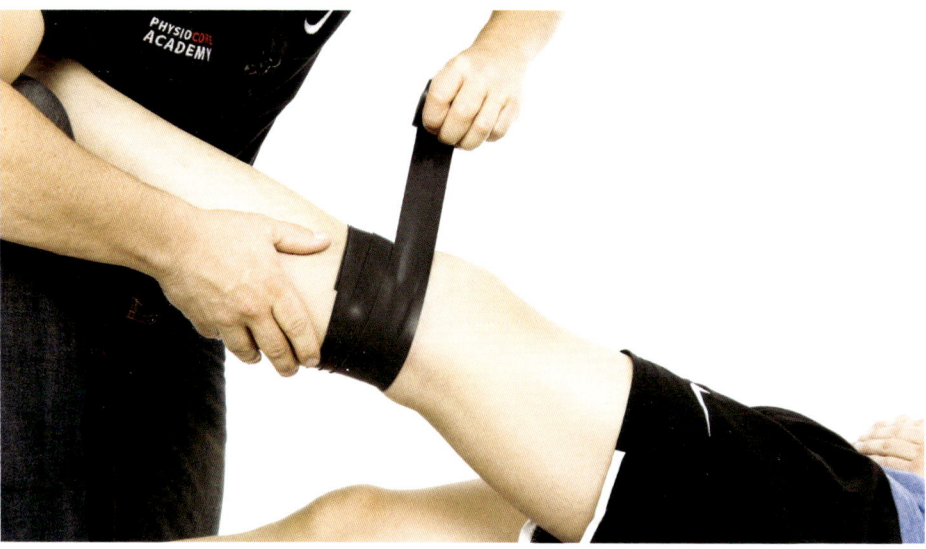

*Zugstärke Patella*

Der Wrap bleibt unterhalb der Kniescheibe und wird mit 90 % Zug und 80 % Überlappung gewickelt. Es kann im Bereich der Schmerzzone ein X gewrappt werden, um einen Fokus auf die Stelle zu schaffen.

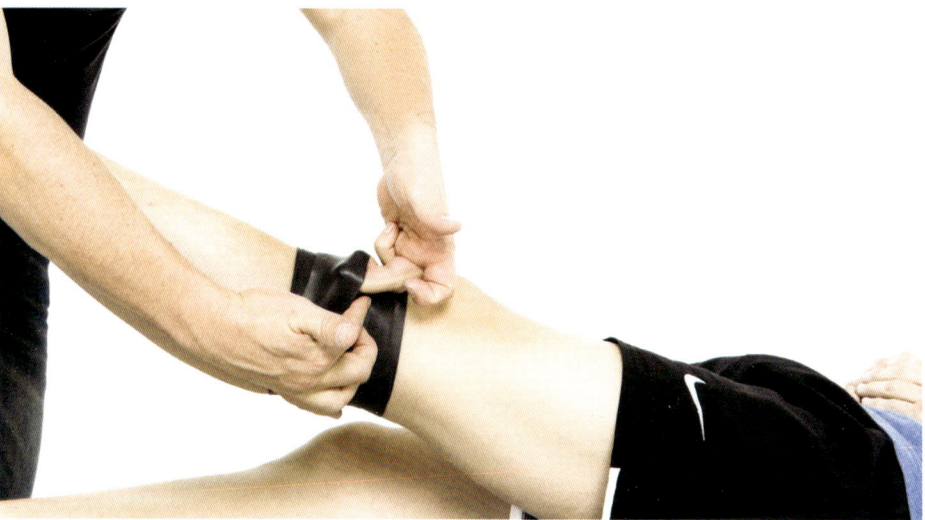

*Fixierung Flossband Ende*

Wickeln Sie den letzten Zug mit nur 50 %, um das Endstück des Flossbands zur Fixierung unterlappen zu können.

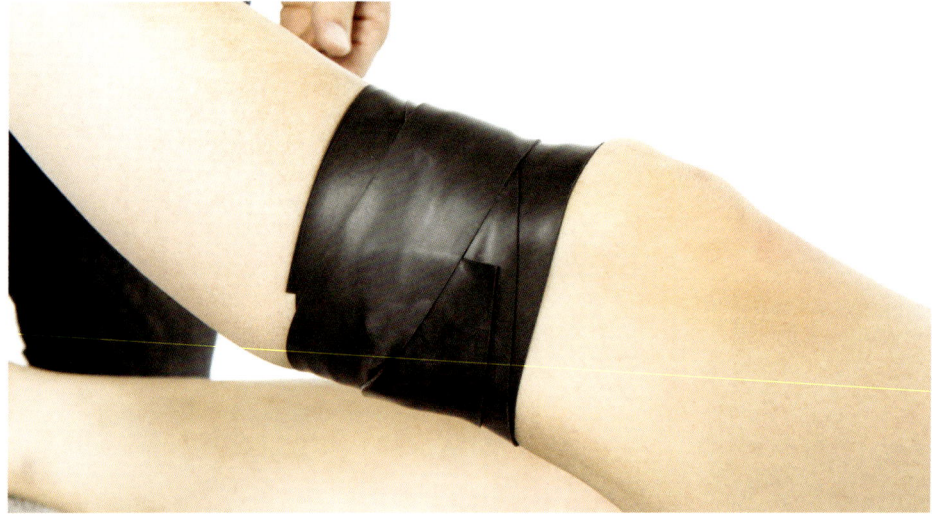

*Fertiger Patellawrap*

## AKTIVIERUNG PATELLASEHNE (KNIESCHEIBENSEHNE)

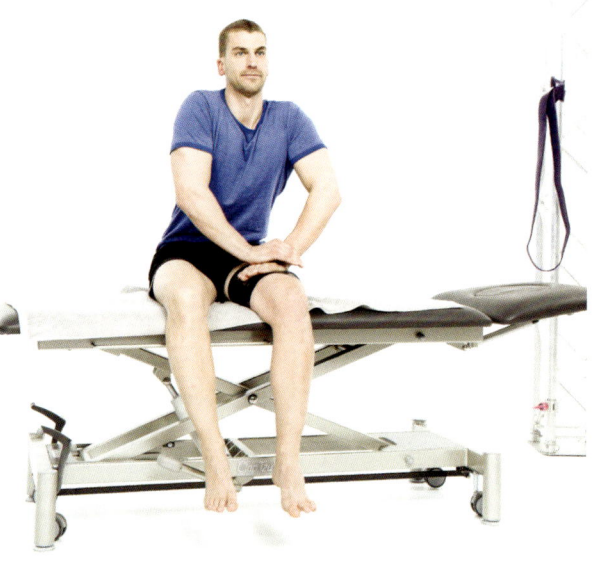

*Aktivierung Patella*

Zur Entlastung des Oberschenkels können Sie das Flossband auch oberhalb des Knies anlegen. Nun setzen Sie sich auf eine Tischkante und bauen selbstständig Druck (80 %) auf der Mitte des Oberschenkels auf, während der Unterschenkel über der Tischkante pendelt.

# TRAINING PATELLASEHNE (KNIESCHEIBENSEHNE)

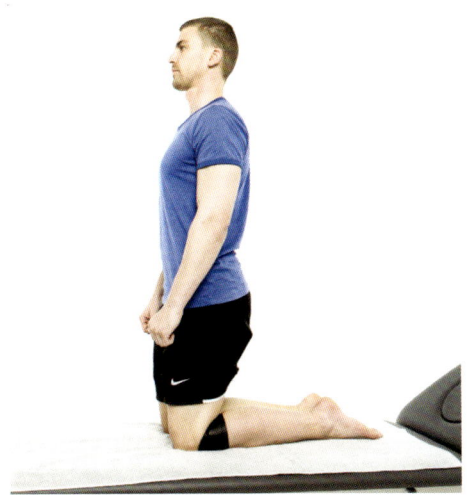

*Ausgangsposition*

**Vom Kniestand in den Fersensitz**
Exzentrisches Training mit Dehnung

**Ausgangsposition**
Ihr Sportler kniet auf einer festen Unterlage. Nur bei Schmerzen durch den Druck des Bodens darf eine weichere Unterlage genutzt werden. Der Sportler soll sich nun aufrecht in den Kniestand bewegen und dort in einer neutralen Stellung verweilen. Das Brustbein ist angehoben, Bauchmuskulatur und Gesäßmuskulatur sind angespannt. Die Arme hängen entspannt am Körper herunter.

**Bewegungsablauf**
Beim Kommando setzt sich der Sportler so langsam es geht und unter voller Anspannung der Muskulatur aus dem Oberschenkel hin. Wichtig ist dabei, dass die Kraft hauptsächlich aus der vorderen Oberschenkelmuskulatur entsteht.

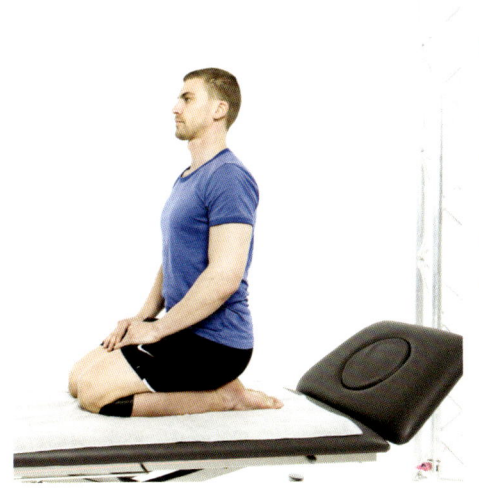

*Training Endposition*

Ziel ist es, sich so langsam wie möglich auf die Fersen zu setzen. Die Füße dürfen nicht zur Seite fallen, sondern das Gesäß wird auf den Fersen abgelegt. Der Fußrücken berührt flach den Untergrund.

## THERAPIE PATELLA

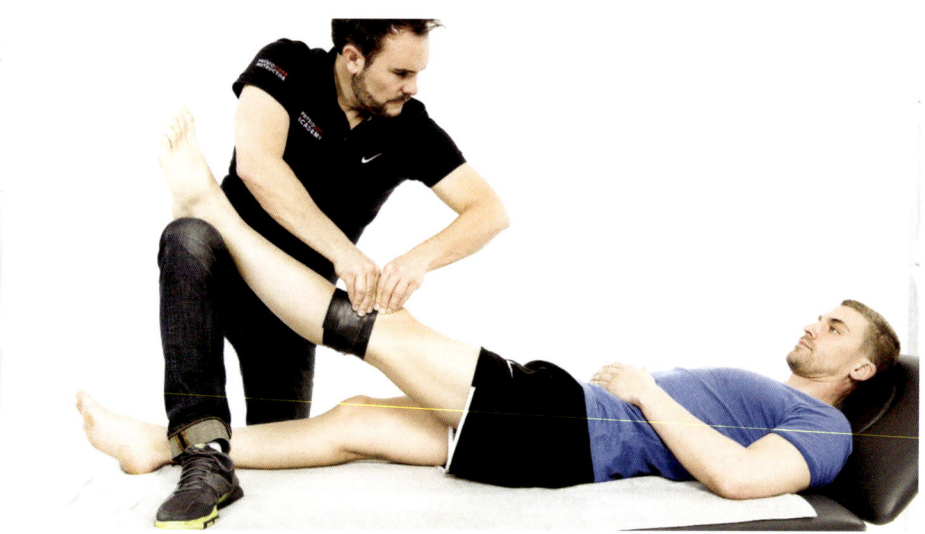

*Querfriktion und Streckung*

Mobilisieren Sie bei Ihrem Sportler den Bereich unterhalb der Kniescheibe passiv.

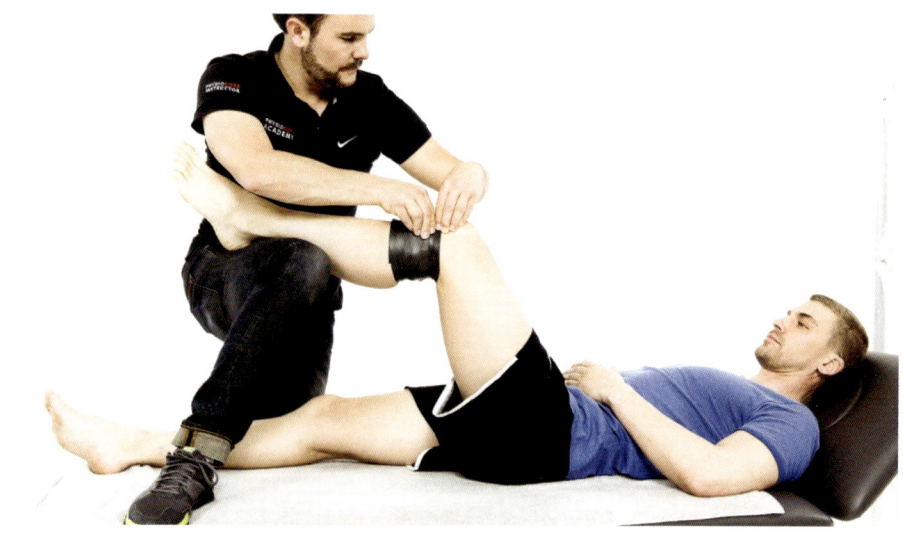

*Querfriktion und Beugung*

Beugen Sie das Knie Ihres Sportlers und mobilisieren Sie den Bereich mit Querfriktion unter der Kniescheibe.

## WRAPPING KNIEGELENK – OHNE BELASTUNG

Bei vielen Beschwerdebildern kann es sinnvoll sein, das Knie in entlasteter Position zu wrappen. Besonders das Freilassen der Kniescheibe kann sinnvoll sein, um den Druck auf den Kniescheibenknorpel beim Training zu reduzieren.

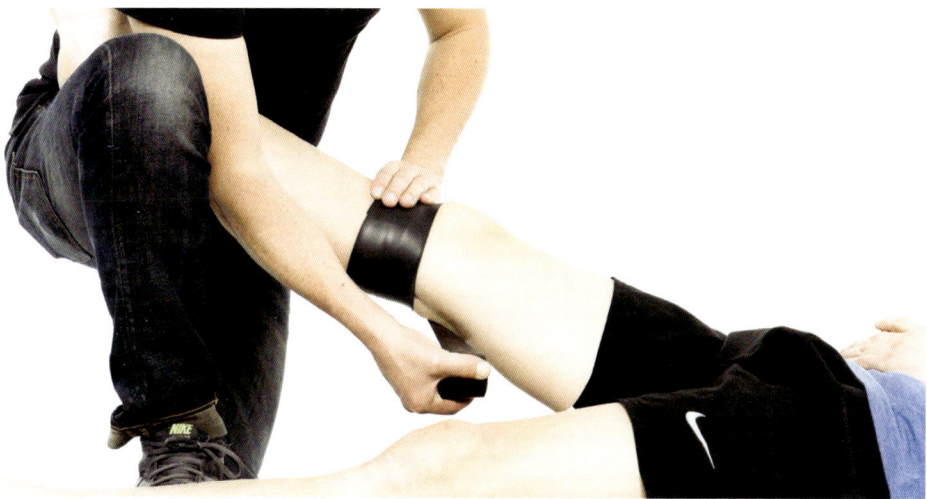

*Anker am Unterschenkel*

Legen Sie den Anker unterhalb der Kniescheibe mit einer Überlappung von 100 % beim ersten Zug.

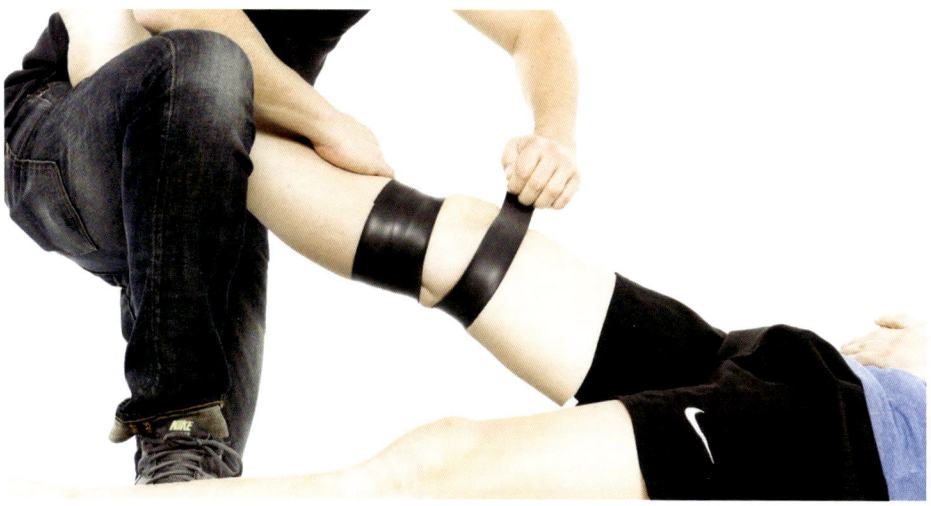

*Wraptechnik*

Den vierten Zug führen Sie über die Seite an der Kniescheibe vorbei und setzen ihn oberhalb fort. Diese Technik bietet sich bei Arthrosepatienten mit starkem subjektivem Schmerzempfinden an. Die Wraptechnik kann jedoch stets anhand des Schmerzempfindens angepasst werden. Die Patella kann freigelassen werden, damit nicht zuviel Druck auf das Gleitlager entsteht.

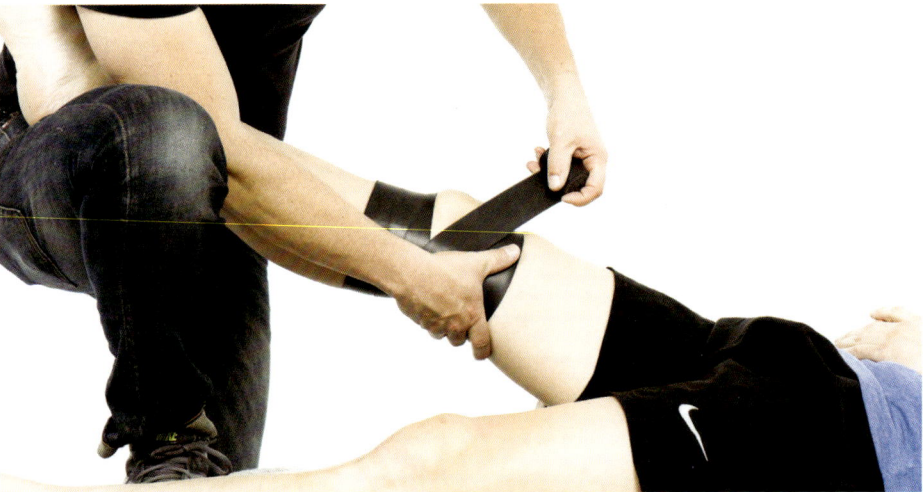

*Kniescheibenpositionierung*

Die Kniescheibe kann beim Kniegelenkwrap gezielt positioniert werden. Zur Positionierung z. B. nach außen sollte das Wrapping von innen nach außen durchgeführt werden.

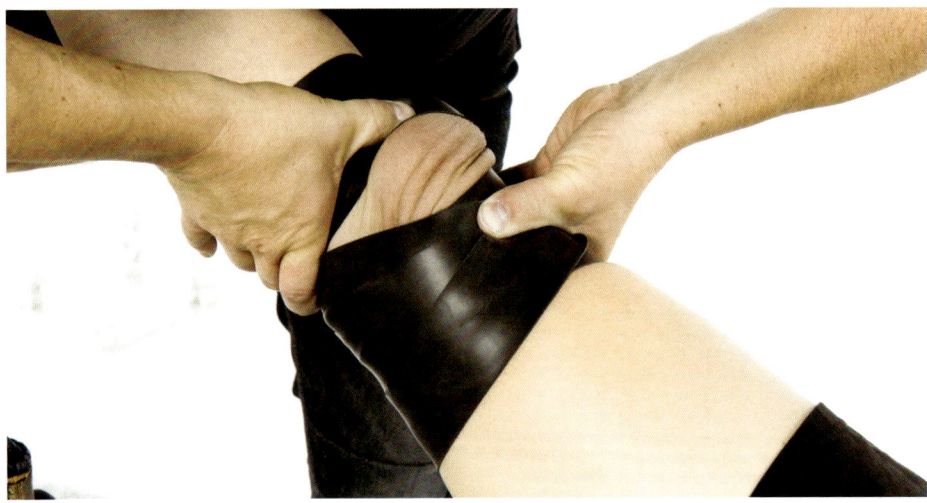

*Fertiger Kniegelenkwrap mit Patellaentlastung*

## AKTIVIERUNG/TRAINING DER EXTENSION IM KNIEGELENK – TERMINALE ROTATION

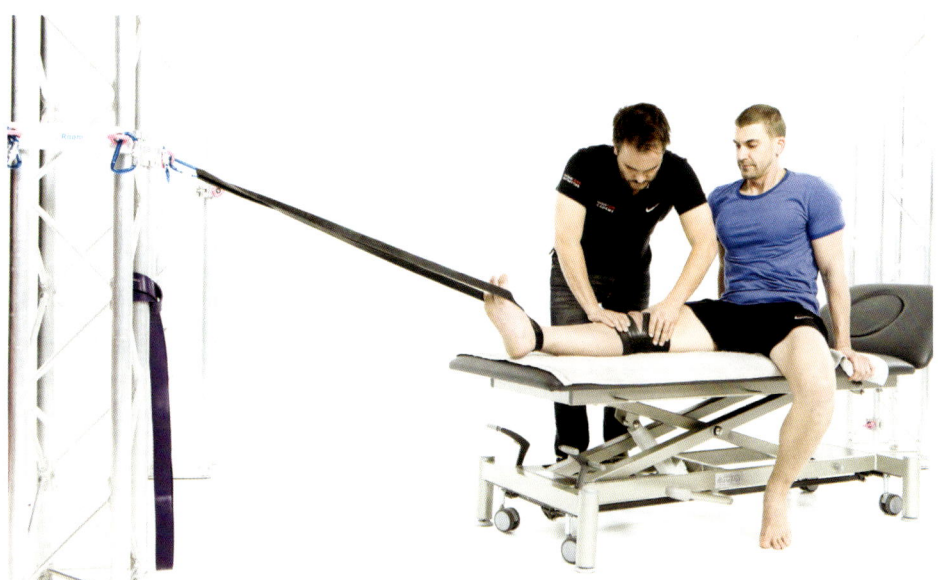

*Zielbewegung mit Therapeut / ENTLASTET*

Ihr Sportler sitzt auf einer Bank oder einem Tisch und lässt ein Bein seitlich herabhängen. Das andere Bein liegt gestreckt auf der Bank auf. Um das Sprunggelenk wird ein elastisches Band über Kreuz gewickelt und mit 80 % Zug an einem festen Objekt befestigt. Durch den Zug des Bandes kommt es zu einer Traktion und Entlastung der gesamten Beinachse. Zusätzlich rotieren Sie den Oberschenkel (innen) und Unterschenkel (außen) gegeneinander. Diese Technik nennt sich *terminale Rotation*.

### Ausgangsposition
Lassen Sie Ihren Sportler sich entspannt auf eine Liege setzen und fixieren Sie den Fuß mit einem Powerband vom Körper weg an einem festen Objekt. Halten Sie das zuvor gewrappte Knie fest und achten Sie darauf, dass das Bein gestreckt nach außen gezogen wird.

### Bewegungsablauf
Die Bewegung kommt nur durch das Drehen vom Unterschenkel nach innen. Das Knie wird entweder durch den Sportler selbst oder durch Sie in die entgegengesetzte Richtung gedreht. Somit bleibt das Knie an der gleichen Position.

### Endposition

Der Fuß soll sich gegen die Zugrichtung des Powerbandes nach innen gedreht haben und an der maximalen Position, ohne dass sich das Knie bewegt, kurzfristig aufhalten.

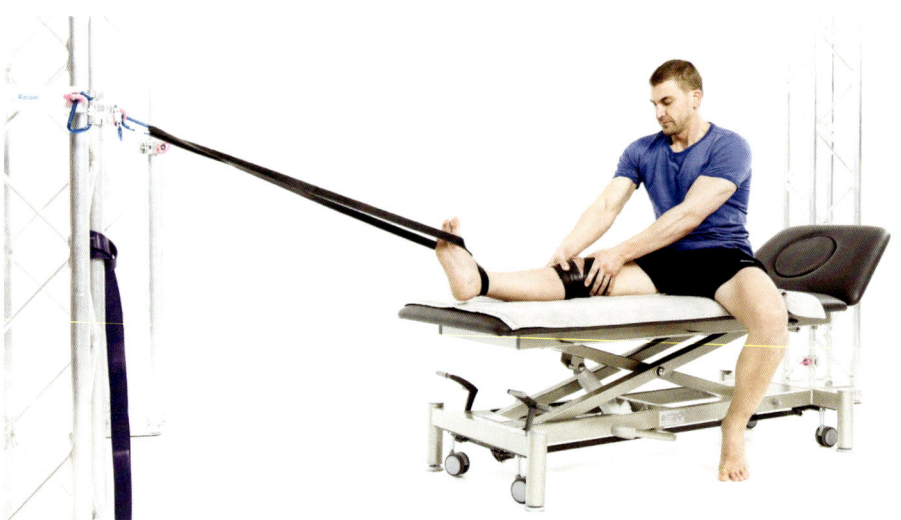

*Zielbewegung ohne Therapeut*

Die gleiche Übung können Sie auch selbstständig ohne Therapeut ausführen.

**Ziel:** Verbesserung der Gelenkmechanik.

### EXPERTENWISSEN: TERMINALE ROTATION DES KNIEGELENKS

Die Rotation, die während der letzten Phase der Extension zwischen den femoralen Kondylen und der Tibia stattfindet, wird als *terminale Rotation* (Verriegelung) bezeichnet. Wenn die Tibia durch den auf dem Boden stehenden Fuß fixiert wird (geschlossene kinematische Kette), führt die endgradige Extension dazu, dass das *Femur* nach innen rotiert (die mediale Kondyle gleitet weiter nach dorsal als die laterale). Gleichzeitig wird die Hüfte extendiert.

Die mit der Hüftextension verbundene Anspannung des *Ligamentums iliofemorale* verstärkt die mediale Rotation des *Femurs*.

Wenn das Knie flektiert oder entriegelt wird, rotiert das Femur nach außen. Die Entriegelung des Knies geschieht indirekt bei Hüftflexion und direkt durch Aktivität des *M. popliteus*. Menschen, die die Hüfte nicht vollständig extendieren können (Hüftflexionskontraktur), können nicht aufrecht stehen und das Knie schlussrotieren (verriegeln) und verfügen daher nicht über diese passive Stabilisationsfunktion.

**FLOSSING:**

Damit das Knie stabiler wird in der Extension, kann mit dem Flossband diese endgeradige Rotationsbewegung in belasteter (Stand) oder unbelasteter (Liegen/Sitzen) Ausgangsstellung ausgeführt werden.

# THERAPIE KNIEGELENK

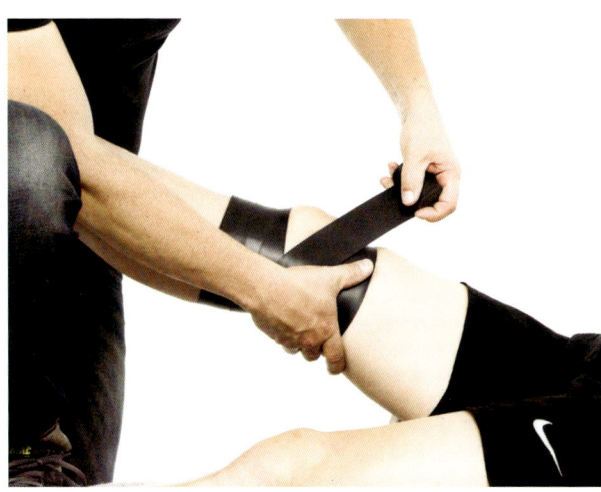

*Druck – Zug*

Führen Sie mit der flachen Hand Scherbewegungen rund ums Kniegelenk aus, d. h., die Hand am Oberschenkel drückt nach innen, die am Unterschenkel zieht nach außen.

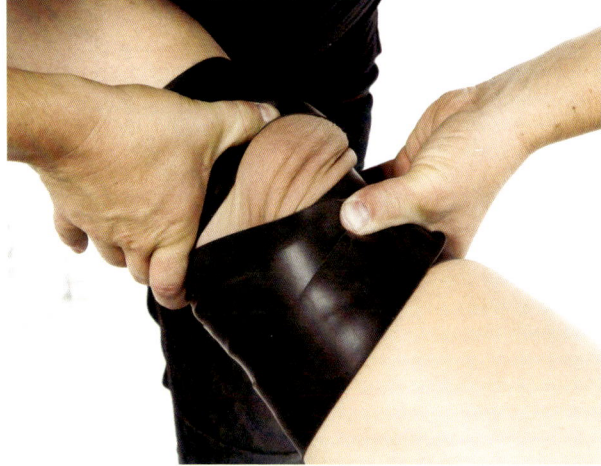

*Gapping*

Durch entgegengesetzten Druck der Hände gegen den Oberschenkel nach innen und den Unterschenkel nach außen werden diese leicht gegeneinanderrotiert. Dies führt zu einer Druckentlastung der Gelenkpartner und verbessert die Gelenkmechanik im Kniegelenk.

# ÜBERLASTUNGSZONE KNIE

## TRAINING MIT DEM VITALITY-FLOSSBAND

| Nr. | Indikation | Überlastungszone | Diagnose/Symptome | Ursachen | |
|-----|-----------|------------------|-------------------|----------|--|
| 5 | Tractus iliotibialis Überlastungssyndrom (Läuferknie) | Oberschenkel/ Knie außen | Stechender Schmerz an der Knieaußenseite und/oder am Becken | • Überlastung durch instabile Füße, schlechte Lauftechnik und zu schwache Hüftstrecker, <br> • Fasziendistorsion | |

## THERAPIE MIT DEM VITALITY-FLOSSBAND

| Nr. | Indikation | Überlastungszone | Diagnose/Symptome | Ursachen | |
|-----|-----------|------------------|-------------------|----------|--|
| 5 | Tractus iliotibialis Überlastungssyndrom (Läuferknie) | Knie außen | Stechender Schmerz an der Knieaußenseite und/ oder am Becken | • Überlastung durch instabile Füße, schlechte Lauftechnik und zu schwache Hüftstrecker | |

# VERLETZUNGSZONE KNIE

| Nr. | Indikation | Verletzungszone | Diagnose/Symptome | Häufige Ursachen | |
|-----|-----------|-----------------|-------------------|------------------|--|
| 5 | Innenbandriss | | | **Indirekter Kontakt** <br><br> Krafteinwirkungen auf die Außenseite des Knies, Überstreckung des Innenbands, Verdrehung | |
| | Außenbandriss | Knie außen | | **Indirekter Kontakt** <br><br> Krafteinwirkung auf die Innenseite des Knies, Überstreckung des Außenbands, Verdrehung | |

| Training mit Vitality-Flossband | Beschreibung | Hinweise/Tipps |
|---|---|---|
| | Gehen Sie in den frontalen Ausfallschritt. Drei Sekunden runter, zwei Sekunden hoch. Knie- und Hüftgelenk gleichmäßig beugen. **Hinweis:** Fahrstuhlbewegung | Länge: 2 m Breite: 5 cm Zugstärke: 70-80 % außen, 50 % innen |

| Therapie mit Vitality-Flossband | Beschreibung | Hinweise/Tipps |
|---|---|---|
| | Querfriktion Oberschenkel und Knie Außenseite mit Knieflexion und Extension | Länge: 2 m Breite: 5 cm Zugstärke: 70-80 % außen |

| Akutphase 1.-5. Tag | Proliferationsphase 5.-21. Tag | Konsolidierungsphase ab 21. Tag |
|---|---|---|
| Kein Flossing | Wrapping Aktivierung Training Therapie | Screening Wrapping Aktivierung Training Therapie  => Return to Activity Entscheidung |
| Kein Flossing | Wrapping Aktivierung Training Therapie | Screening Wrapping Aktivierung Training Therapie  => Return to Activity Entscheidung |

**6.0**

**OBERSCHENKEL**

# 6.0 OBERSCHENKEL VORNE (QUADRIZEPS)

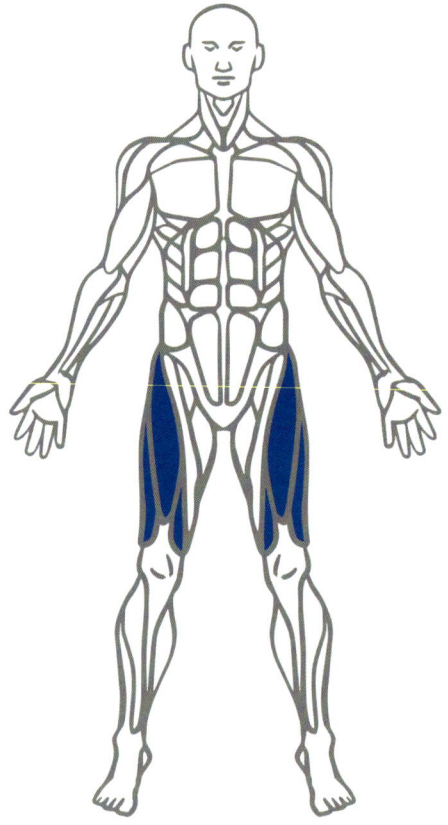

*Abb. 19: Modell Spannungszone Oberschenkel Vorderseite (Quadrizeps)*

**SCREENING**

## SCREENING DES OBERSCHENKELS VORNE

**Ziel:** Überprüfung der Beweglichkeit der Oberschenkelvorderseite.

**Hinweise:**

Vitality-Screeningbogen Nummer 6

Der Test sollte ohne Schuhe erfolgen.

Sie sollten jedes Screening in der Regel nur einmal durchführen. Jede Zielposition, die nicht beim ersten Versuch uneingeschränkt erreicht wird, wird als Fehler bewertet. Sollte sich der Tester unsicher sein, kann das Screening ein zweites oder drittes Mal wiederholt werden.

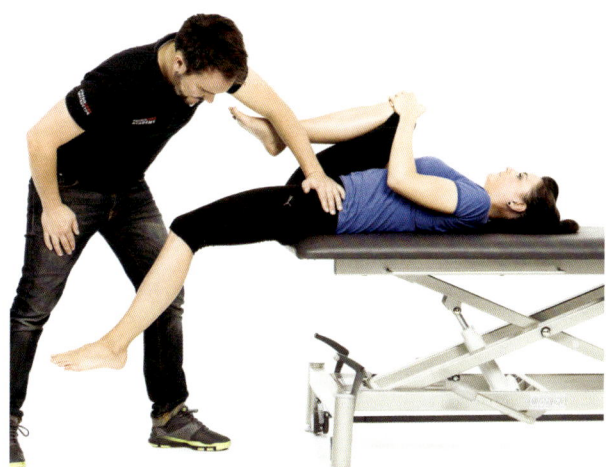

### Ausgangsposition

Ihr Sportler liegt in Rücklage auf der Kante eines Tisches oder einer Physiobank. Ein Bein wird angewinkelt und am Knie an die Brust gezogen. Das andere Bein wird bei fixierter Hüfte locker hängen gelassen.

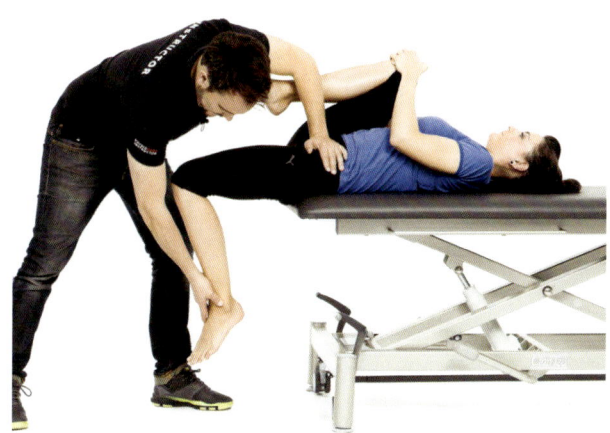

### Zielposition

Das Screening gilt als bestanden, wenn der Winkel zwischen Unter- und Oberschenkel < 90° beträgt.

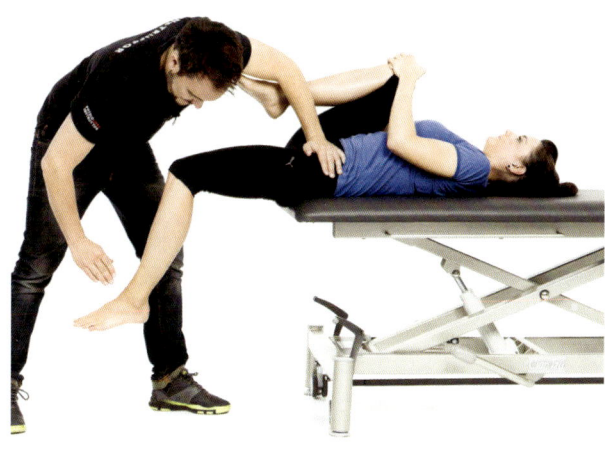

### Fehler

Ist der Winkel zwischen Unter- und Oberschenkel > 90°, so gilt der Test als nicht bestanden.

# WRAPPING OBERSCHENKEL VORNE ENTLASTET

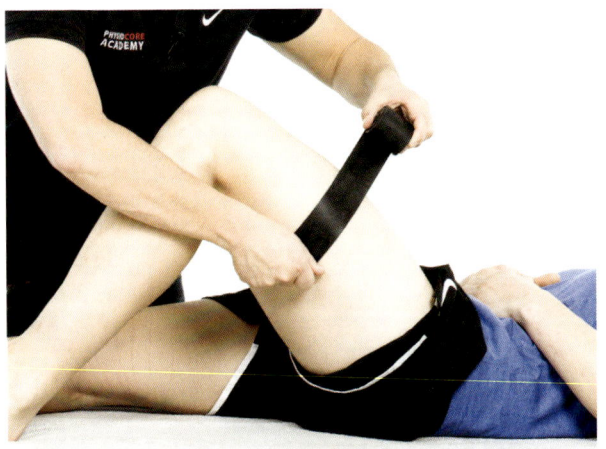

*Anker am Oberschenkel*

Legen Sie den Anker mittig auf der Oberschenkelinnen- oder -außenseite an.

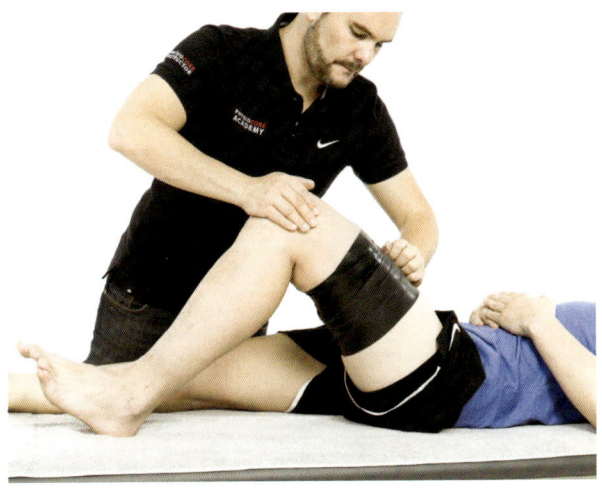

*Fertiger Oberschenkelwrap*

Wickeln Sie das Flossband bei 80 % Zugkraft mit 50 % Überlappung. Je nach Bein- länge und -umfang Ihres Sportlers ist es teilweise nötig, zwei bis drei Flossbänder zu verwenden.

## AKTIVIERUNG OBERSCHENKEL VORNE

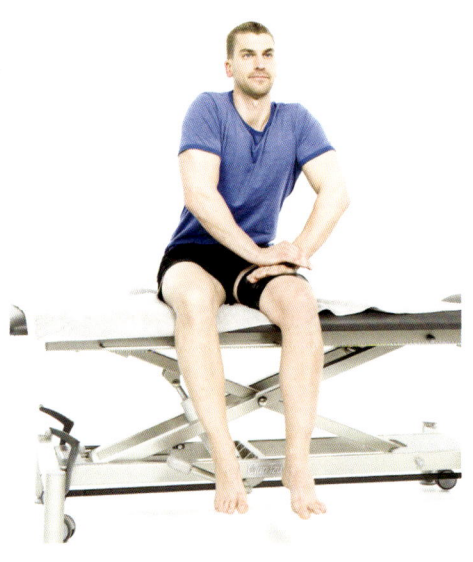

*Aktivierung 1 – Ausgangsposition*

Setzen Sie sich auf den Rand eines Tisches oder einer Physiobank und lassen Sie Ihre Beine locker hängen. Gleichzeitig üben Sie mit den Handflächen mittig Druck auf die geflosste Stelle der Oberschenkelvorderseite aus.

*Aktivierung 1 – Endposition*

Bringen Sie nun Ihr Bein in eine komplette Streckung.

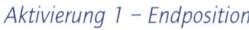

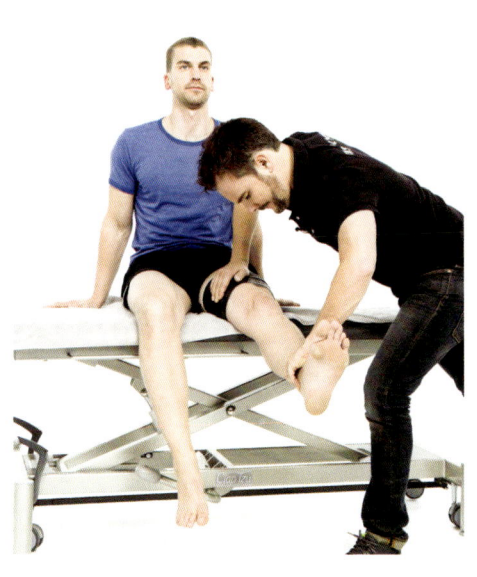

*Aktivierung 2 – Ausgangsposition*

Ihr Sportler sitzt auf dem Rand eines Tisches oder einer Physiobank, streckt das geflosste Bein aus und lässt das freie Bein locker hängen. Fixieren Sie nun mit einer Hand den Oberschenkel Ihres Sportlers auf dem Tisch und greifen Sie mit der anderen den Unterschenkel knapp oberhalb vom Sprunggelenk.

143

**6.0**

**AKTIVIERUNG**

**TRAINING**

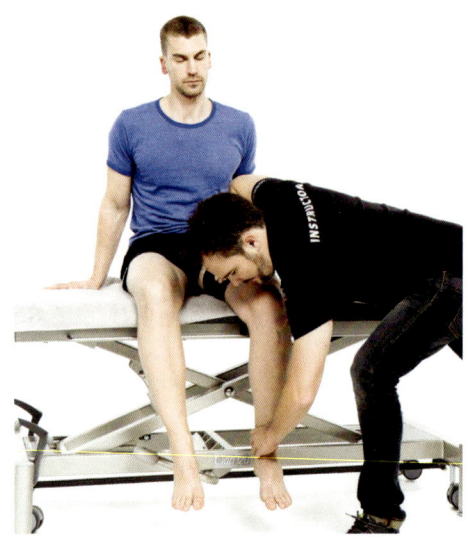

*Aktivierung 2 – Endposition*

Nun drücken Sie den Unterschenkel Ihres Sportlers mit 60 % Druck in Richtung Tisch. Ihr Sportler versucht zunächst, dem Druck standzuhalten und lässt dann langsam und kontrolliert nach, bis der Kniewinkel 90° beträgt. Wiederholen Sie das Ganze bis zu 10 x.

# TRAINING OBERSCHENKEL VORNE

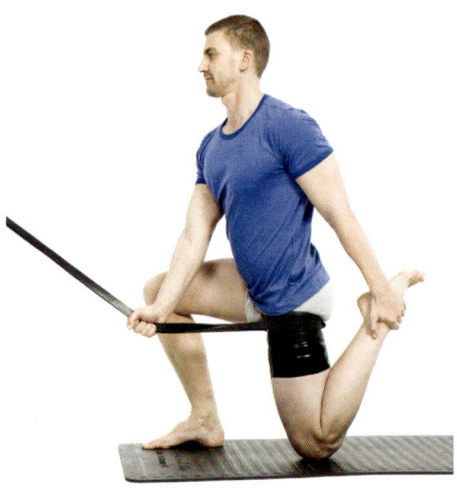

*Training – Anfangsposition*

**Couch Stretch:** Das Flossband befindet sich mittig auf dem Oberschenkel und kann bis hoch zur Hüfte gewickelt werden. Mit diesem Bein steigen Sie durch ein auf ca. 1 m Höhe befestigtes elastisches Band. Dann knien Sie sich in den Halbkniestand. Der rechte Fuß steht auf dem Boden, das linke Knie ist am Boden. Mit der linken Hand greifen Sie nun Ihren linken Knöchel und ziehen ihn aktiv Richtung Gesäß. Gleichzeitig bauen Sie von oben mit der rechten Hand Druck auf das elastische Band auf. Der Zug des Bandes nach vorne sollte bei 80 % liegen. Beides zusammen führt zu einer Dehnung im Bereich des Hüftbeugers sowie der Oberschenkelvorderseite!

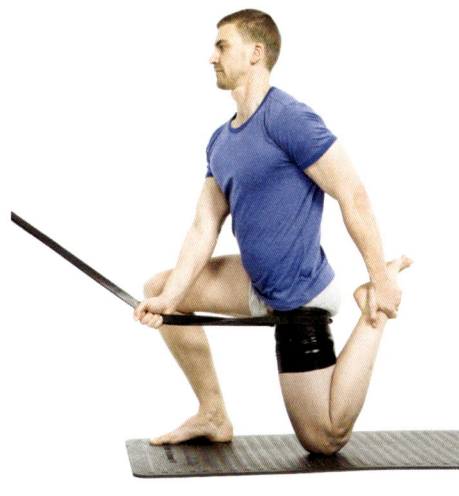

*Training – Endposition*

**Couch Stretch:** In der Endposition drücken Sie mit der Ausatmung mit der Hand in den Fuß und entgegengesetzt. Gleichzeitig spannen Sie die linke Gesäßhälfte maximal an und verstärken somit den Vorschub der Hüfte und die Dehnung für die Oberschenkelvorderseite. Sie absolvieren die Übung im tiefen Atemrhythmus und wiederholen sie bis zu acht Atemzüge lang.

## THERAPIE OBERSCHENKEL VORNE

Der Therapeut fasst das Gewebe und das Flossband großflächig und bewegt es in verschiedene Richtungen – walkende Grifftechnik.

Zusätzlich kann der Patient auch den Muskel bewusst anspannen, während der Therapeut das Gewebe festhält.

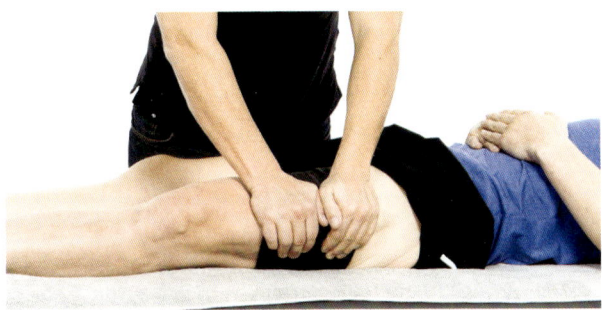

*Gewebemobilisation nach außen*

Mobilisieren Sie das Gewebe Ihres Sportlers an der geflossten Stelle nach außen.

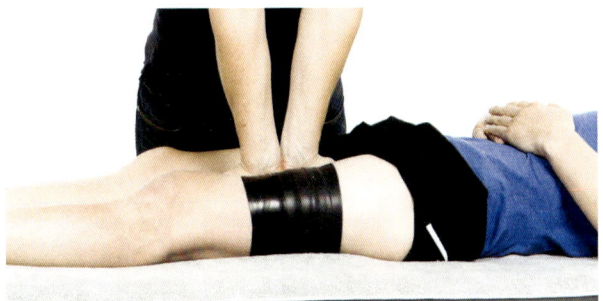

*Gewebemobilisation nach innen*

Mobilisieren Sie das Gewebe Ihres Sportlers an der geflossten Stelle nach innen.

## ÜBERLASTUNGSZONE OBERSCHENKEL VORNE

### TRAINING MIT DEM VITALITY-FLOSSBAND

| Nr. | Indikation | Überlastungszone | Diagnose/Symptome | Ursachen | |
|-----|------------|------------------|-------------------|----------|--|
| 6 | Oberschenkel-verhärtung | Hüftbeuger vorne | Festigkeitsgefühl/ Schweregefühl im Ober-schenkel | • Ungewohnte Tätigkei-ten in der Hocke<br>• Nach langen Läufen und Sprüngen | |

### THERAPIE MIT DEM VITALITY-FLOSSBAND

| Nr. | Indikation | Überlastungszone | Diagnose/Symptome | Ursachen | |
|-----|------------|------------------|-------------------|----------|--|
| 6 | Oberschenkel-verhärtung | Oberschenkelvorder-seite | Festigkeitsgefühl/ Schweregefühl im Oberschenkel | • Ungewohnte Tätig-keiten in der Hocke<br>• Nach langen Läufen und Sprüngen | |

## VERLETZUNGSZONE OBERSCHENKEL VORNE

| Nr. | Indikation | Verletzungszone | Diagnose/Symptome | Häufige Ursachen | |
|-----|------------|-----------------|-------------------|------------------|--|
| 6 | Oberschenkel-prellung mit Hämatom | Oberschenkelvorder-seite | Schwellung, Bluterguss, Bewegungseinschrän-kungen, Schmerzen bei Belastung, Muskelhart-spann | Kontakt<br><br>Schlag auf den Muskel | |

| Training mit Vitality-Flossband | Beschreibung | Hinweise/Tipps |
|---|---|---|
| | Nehmen Sie die auf dem Bild zu sehende Position ein und aktivieren Sie durch Vorschieben Ihres Beckens Ihr Gesäß. | Länge: 3 m<br>Breite: 5 cm<br>Zugstärke: 70-80 % vorne, 50 % außen |

| Therapie mit Vitality-Flossband | Beschreibung | Hinweise/Tipps |
|---|---|---|
| | Scherkompression M. quadriceps und des Tractus iliotibialis | Länge: 2 m<br>Breite: 5 cm<br>Zugstärke: 70-80 % vorne |

| Akutphase 1.-5. Tag | Proliferationsphase 5.-21. Tag | Konsolidierungsphase ab 21. Tag |
|---|---|---|
| Erste Hilfe<br><br>Wrapping<br>6-8 x 2 Minuten<br>Pause 1-2 Minuten<br>50 % Zugstärke<br>Zirkulär | Wrapping<br>Aktivierung<br>Training<br>Therapie | Screening<br>Wrapping<br>Aktivierung<br>Training<br>Therapie<br><br>=> Return to Activity Entscheidung |

# 7.0 HÜFTE VORNE, HÜFTBEUGER

### DIE HÜFTE

Die Hüfte ist ein knochengeführtes, sehr stabiles Gelenk. Sie stellt die Verbindung der unteren Extremität zum Becken da. Hier kommen viele Kräfte zusammen. Die Stellung der Füße und der Kniegelenke hat einen wesentlichen Einfluss auf das Hüftgelenk. Häufig werden Beschwerden im Bereich des Hüftgelenks durch Probleme des Fußes oder des Knies ausgelöst.

Die häufigsten Sportverletzungen im Bereich der Hüfte sind Sehnenüberlastungen im Bereich der Adduktoren und der Beugemuskulatur im Leistenbereich.

Beim Flossing ist daran zu denken, dass viele Nerven und Blutgefäße im Bereich der Innenseite des Oberschenkels und der Leiste verlaufen. Hier kann es zu Kompressionen der Nerven oder zur Abschnürung der Blutgefäße kommen, deshalb immer die Tensionszone beachten!

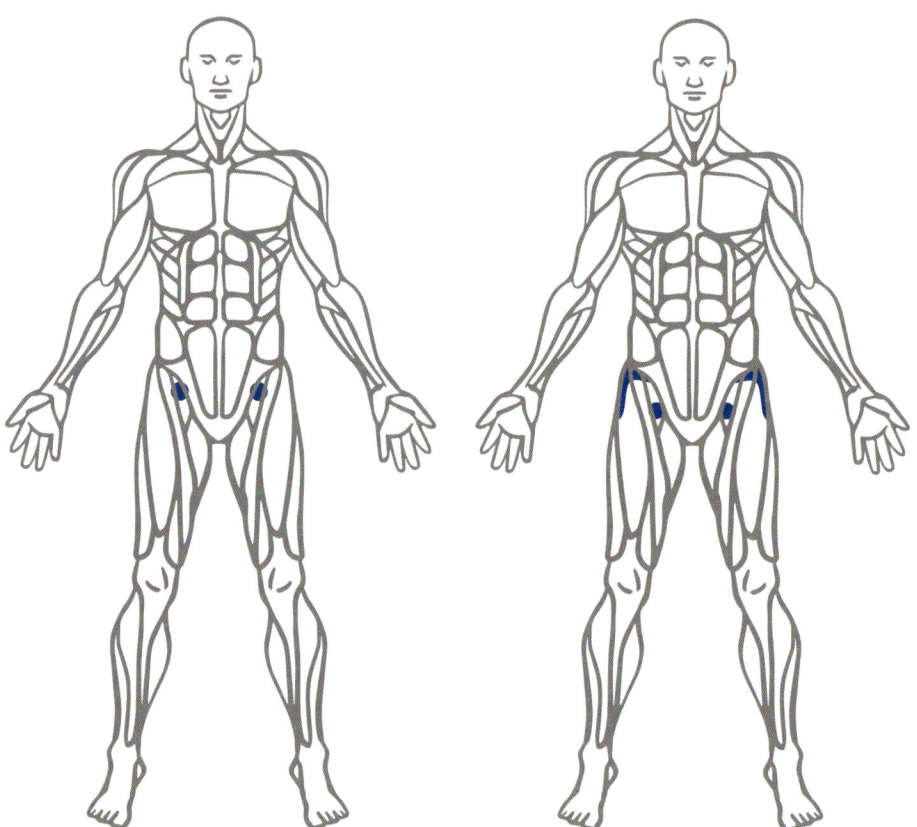

*Abb. 20: Modell Spannungszone Hüftbeuger*

# SCREENING – HÜFTE VORNE, HÜFTBEUGER

**Ziel:** Überprüfung der Beweglichkeit des Hüftbeugers.

**Hinweise:**

Vitality-Screeningbogen Nummer 7

Der Test sollte ohne Schuhe erfolgen.

Sie sollten jedes Screening in der Regel nur einmal durchführen. Jede Zielposition, die nicht beim ersten Versuch uneingeschränkt erreicht wird, wird als Fehler bewertet. Sollte sich der Tester unsicher sein, kann das Screening ein zweites oder drittes Mal wiederholt werden.

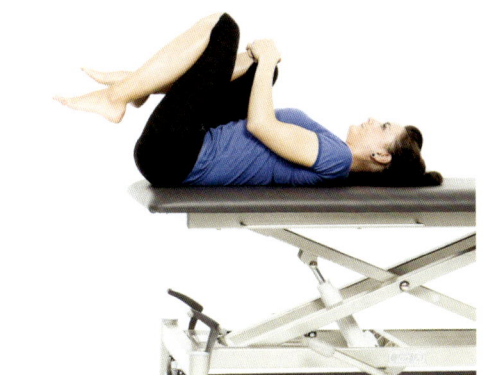

*Ausgangsposition*

Legen Sie sich in Rücklage mit dem Steißbein auf den Rand eines Tisches oder einer Physiobank und ziehen Sie ein Knie an die Brust.

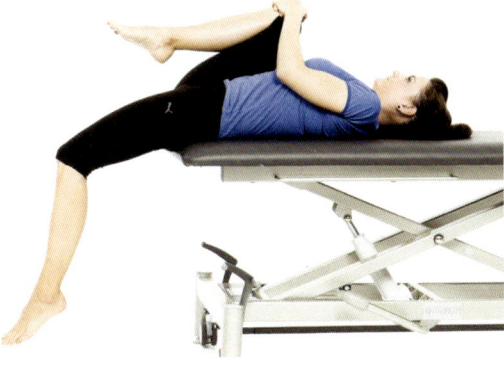

*Zielposition*

Fixieren Sie das Knie mit den Händen an der Brust und lassen Sie das andere Bein locker hängen. Das Screening gilt als bestanden, wenn der Oberschenkel die Horizontale erreicht.

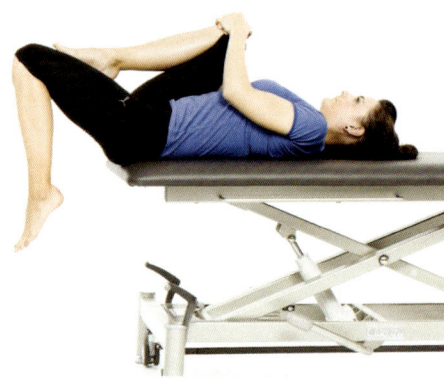

*Fehler*

Erreicht der Oberschenkel nicht die Horizontale, so gilt das Screening als nicht bestanden.

## WRAPPING HÜFTBEUGER

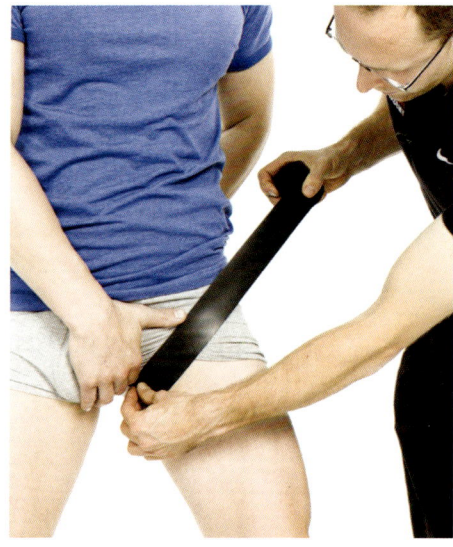
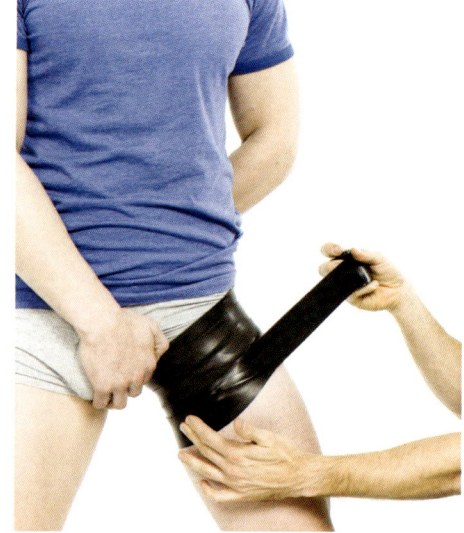

*Anker an der Hüfte innen*                    *Wrapbreite 10 cm*

Legen Sie den Anker auf der Oberschenkelinnenseite an und wickeln Sie von der Körpermitte zum Knie hin.

Wickeln Sie das Flossband mit einer Zugkraft von 60-80 %, bis eine Einheit von circa 10 cm erreicht ist.

**Tipp:** Achten Sie auf den Intimbereich Ihres Patienten. Lassen Sie sich erst den Weg zum Wickeln so befreien, dass Ihr Sportler keine unangenehmen Schmerzen erleiden muss!

# AKTIVIERUNG/TRAINING HÜFTBEUGER

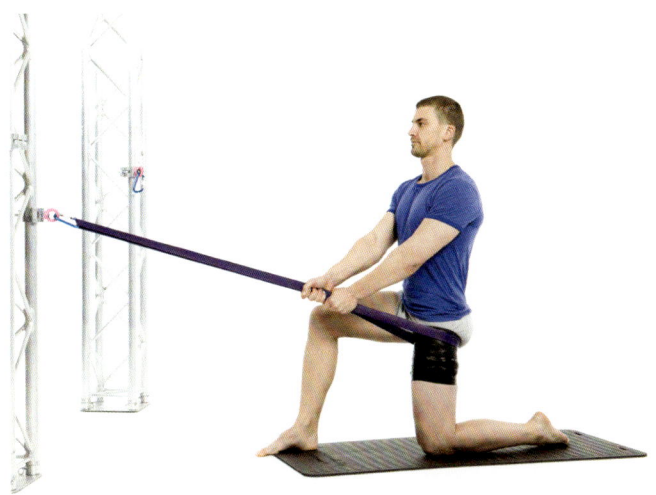

### Ausgangsposition

Stellen Sie sich mit einem gewissen Abstand zur Powerbandhalterung in einen halben Kniestand. Das Bein, auf dessen Knie Sie knien, ist in der Schlaufe verbunden. Der Zugpunkt (80 %) liegt auf der Oberschenkelrückseite. Hierbei können Sie sich an den Bändern festhalten.

**Bewegungsablauf**

Drücken Sie nun das Powerband nach unten und schieben Sie Ihre Hüfte einige Zentimeter nach vorne.

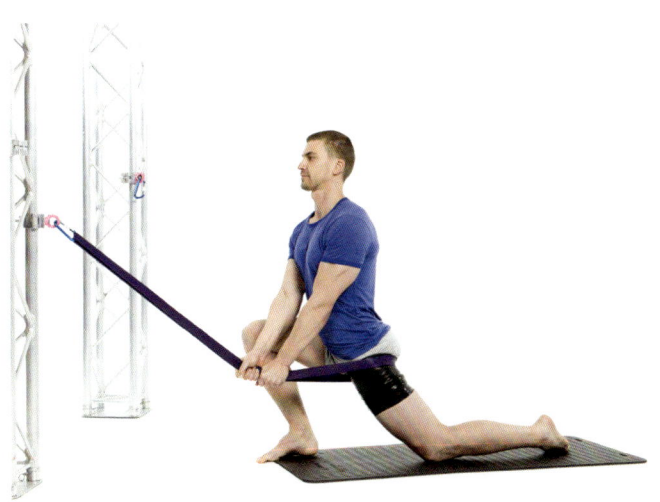

### Endposition

Ziel ist es, die nach vorne gebeugte Position mit dem Zug auf dem hinteren Oberschenkelmuskel kurz zu halten.

**7.0**

# ÜBERLASTUNGSZONE HÜFTBEUGER

## TRAINING MIT DEM VITALITY-FLOSSBAND

| Nr. | Indikation | Überlastungszone | Diagnose/Symptome | Ursachen | |
|---|---|---|---|---|---|
| 7 | Iliopsoas-syndrom (Hüftbeuger Überlastung) | Hüftbeuger vorne | Rücken-, Hüft- und Oberschenkelschmerzen | • Durch Überlastung und einhergehende Entzündung | |

## THERAPIE MIT DEM VITALITY-FLOSSBAND

| Nr. | Indikation | Überlastungszone | Diagnose/Symptome | Ursachen | |
|---|---|---|---|---|---|
| 7 | Fußballerleiste Adduktoren Leistenbeschwerden | Adduktoren | Schmerzen innen an der Hüfte | • Überlastung der Adduktoren, z. B. durch instabiles Becken oder Fußfehlstellung | |

### Überlastungszone Hüftgelenk

Die Hüfte liegt im Körperschwerpunkt und muss hohen Belastungen standhalten. Auftretende Probleme können aufgrund der komplexen Bewegungsmöglichkeiten der Hüfte verschiedene Ursachen haben. Tief sitzende Schmerzen im Bereich der Leisten können auf eine beginnende Arthrose hinweisen, wogegen Schmerzen am äußeren Hüftknochen eher muskuläre Probleme vermuten lassen. Besonders laufintensive Aktivitäten können nach zuvor längerer Pause zur Überlastung der Muskulatur führen.

| Training mit Vitality-Flossband | Beschreibung | Hinweise/Tipps |
|---|---|---|
| | Nehmen Sie die auf dem Bild zu sehende Position ein und aktivieren Sie durch vorschieben Ihres Beckens Ihr Gesäß. Sie können sich dabei am Superband festhalten und die Bewegung unterstützen. Wiederholen Sie die Bewegung mehrfach. | Länge: 3 m<br>Breite: 5 cm<br>Zugstärke: 70-80 % vorne/außen, 50 % hinten |

| Therapie mit Vitality-Flossband | Beschreibung | Hinweise/Tipps |
|---|---|---|
| | Traktion und Kompression für die Adduktoren und das Hüftgelenk bei gleichzeitiger Hüftbeugung und Kniestreckung des jeweiligen Beins | Länge: 2-3 m<br>Breite: 5 cm<br>Zugstärke: 70-80 % innen, 50 % außen |

**7.0**

**VERLETZUNGSZONE**

# VERLETZUNGSZONE HÜFTBEUGER

| Nr. | Indikation | Verletzungszone | Diagnose/Symptome | Häufige Ursachen | |
|-----|-----------|-----------------|-------------------|------------------|---|
| 7 | Hüftbeuger-zerrung | Hüftbeuger vorne | Schmerzen im Bereich der Hüfte beim Bein-heben, Treppensteigen, Sprinten | **Nonkontakt**<br>Wegrutschen nach hin-ten, „Schussbewegung" | |

## EXPERTENWISSEN: HÜFTBEUGER
### Fasziale Verbindungen des Hüftgelenks

Die perinealen Faszien der Viszera und der Beckenboden stehen in direkter Verbindung zum Hüftgelenk. Dies zeigt, wie sehr das parietale System und das viszerale System in Relation stehen. Die Mm. obturatorii sind das Stoßdämpfersystem der Hüftgelenke. Bei Hypertonie des Beckenbodens liegt häufig auch eine Hüftgelenkarthrose vor.

Osteopathen wissen, dass Faserverbindungen – wie z. B. das Ligamentum infrapubicale – zwischen der Kapsel des Hüftgelenks und der Membrana obturatoria eine fasziale Vernetzung der Harnblase und des Beckenbodens mit der Hüfte darstellen. Besonders das Aufhängesystem der Blase, das Ligamentum umbilicale mediale, strahlt in die Fascia obturatoria und Fascia diaphragmatica pelvis ein. Hierdurch können sich Spannungen der Becken- und der Hüftmuskelfaszien gegenseitig beeinflussen.

Deshalb muss bei immer wiederkehrenden Hüftproblemen auch an diese Verbindungen zu den inneren Organen gedacht werden!

**7.0**

**VERLETZUNGSZONE**

| Akutphase 1.-5. Tag | Proliferationsphase 5.-21. Tag | Konsolidierungsphase ab 21. Tag |
|---|---|---|
| Erste Hilfe<br><br>Wrapping<br>6-8 x 2 Minuten<br>Pause 1-2 Minuten<br>50 % Zugstärke<br>Zirkulär | Wrapping<br>Aktivierung<br>Training<br>Therapie | Screening<br>Wrapping<br>Aktivierung<br>Training<br>Therapie<br><br>=> Return to Activity Entscheidung |

# 8.0 OBERSCHENKEL/HÜFTE HINTEN

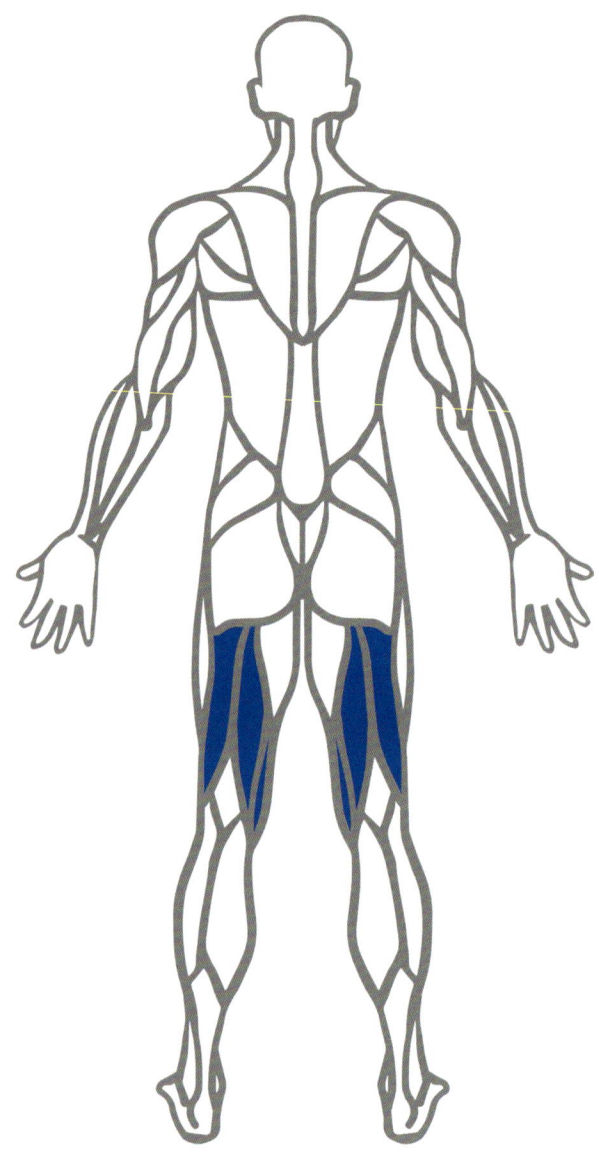

*Abb. 21: Modell Spannungszone*

*Oberschenkelrückseite (Ischios)*

# SCREENING – GERADES BEINHEBEN (SLR-TEST)

**Ziel:** Überprüfung der Beweglichkeit der Beinrückseite.

**Hinweise:**

Vitality-Screeningbogen Nummer 8

Der Test sollte ohne Schuhe erfolgen.

Sie sollten jedes Screening in der Regel nur einmal durchführen. Jede Zielposition, die nicht beim ersten Versuch uneingeschränkt erreicht wird, wird als Fehler bewertet. Sollte sich der Tester unsicher sein, kann das Screening ein zweites oder drittes Mal wiederholt werden.

*Ausgangsposition*

Legen Sie sich in Rückenlage auf den Boden und strecken Sie Arme und Beine.

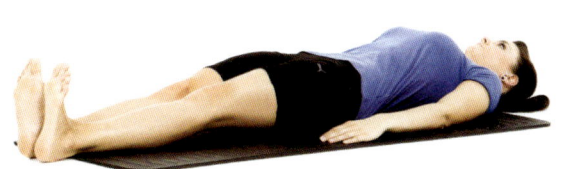

*Zielposition*

Halten Sie das untere Bein weiterhin gestreckt und gerade am Boden, das obere Bein passiert gestreckt und gerade das untere Bein. Das Screening gilt als bestanden, wenn der Winkel zwischen beiden Beinen 90° erreicht.

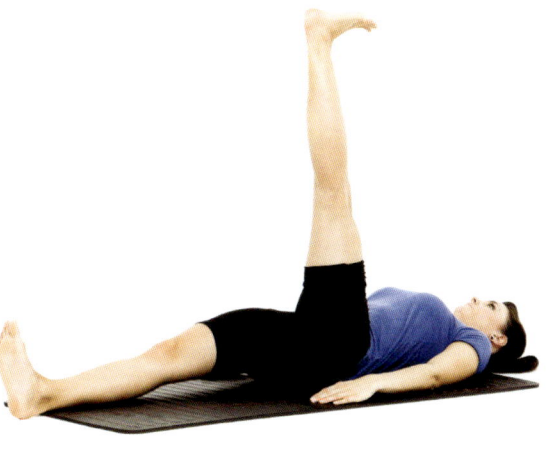

**8.0**

**SCREENING**

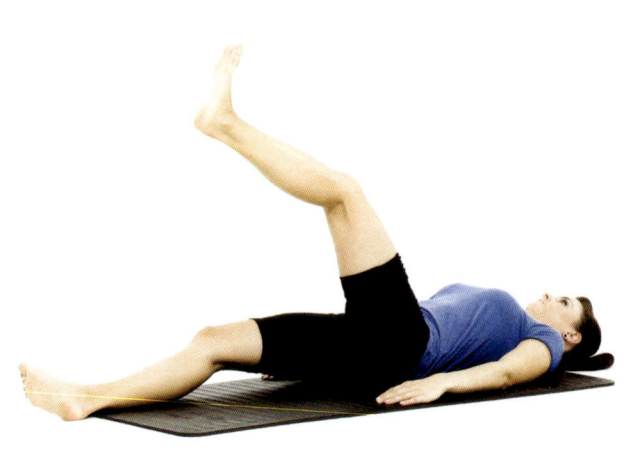

*Fehler – beim geraden Beinheben (Single Leg Raise – SLR)*

Das Screening gilt als nicht bestanden, wenn sich das untere Bein vom Boden löst oder nach außen rotiert, das obere Bein nicht gestreckt ist und das liegende Knie nicht passiert.

**WRAPPING**

## WRAPPING

*Siehe 6.0 Wrapping (S. 144)*

## AKTIVIERUNG/TRAINING OBERSCHENKEL/HÜFTE HINTEN

**AKTIVIERUNG**

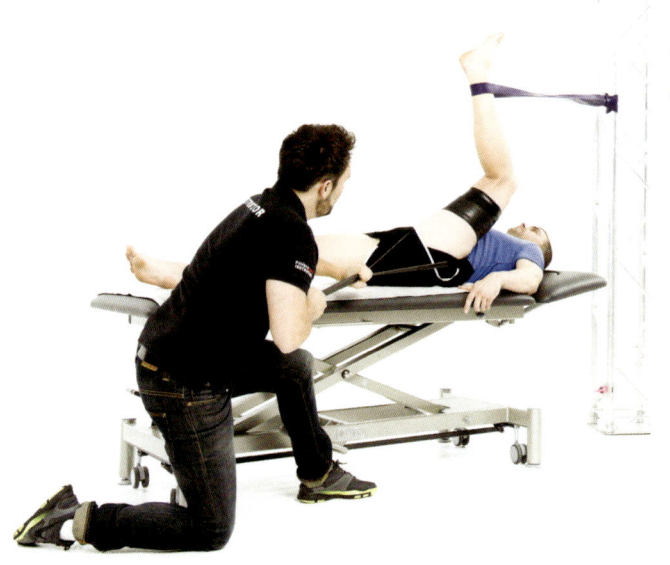

*Aktivierung – Ausgangsposition*

**Aktives Beinanheben (Straight Leg Raise):** In der Ausgangsposition liegt Ihr Sportler auf dem Rücken. Ein Bein liegt gestreckt am Boden, das andere zeigt mit leicht gebeugter Kniekehle mit der Fußsohle nach oben. Um dieses Bein werden nun zwei elastische Bänder fixiert. Legen Sie das erste Band direkt am Hüftbeuger an. Dort üben Sie nun 80 % Zug mit dem Band auf den Hüftbeuger aus. Die Zugrichtung ist Richtung Fußsohle des abgelegten Beins. Das zweite elastische Band legen Sie auf Achillessehnenhöhe um den Unterschenkel Ihres Sportlers an. Fixieren Sie das Band mit 50 % Zugkraft ca. 1 m über dem am Boden liegenden Sportler an einem festen Objekt.

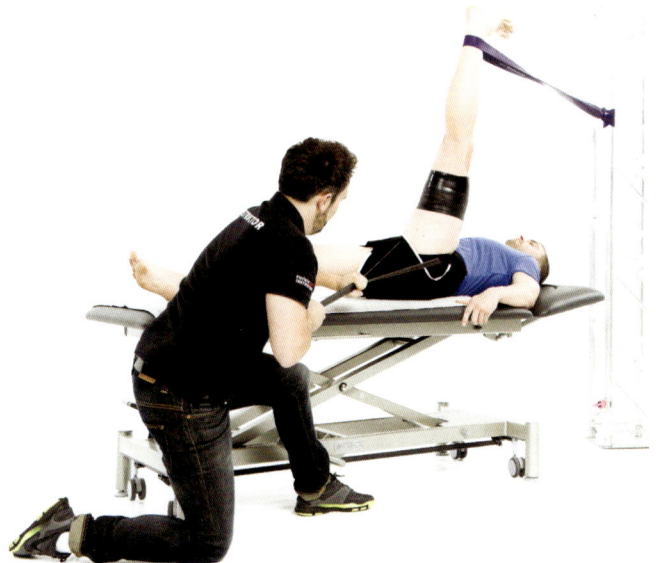

*Aktivierung – Endposition*

**Aktives Beinanheben (Straight Leg Raise):** In die Endposition kommt Ihr Sportler, indem er aktiv die Oberschenkelvorderseite des Richtung Decke ausgerichteten Beins anspannt. Ziel ist es, das Bein unter Anspannung der Oberschenkelvorderseite komplett zu strecken. Durch die aktive Streckung verstärkt sich der Zug des oberen elastischen Bandes auf ca. 80 % Zugstärke. Ihr Sportler sollte ein Ziehen auf der Oberschenkelrückseite spüren! Die Übung wird im Atemrhythmus ausgeführt, d. h., immer mit der Ausatmung die Endposition aktiv einnehmen, dann mit der Einatmung wieder locker lassen. Diese Übung bis zu 10 x wiederholen.

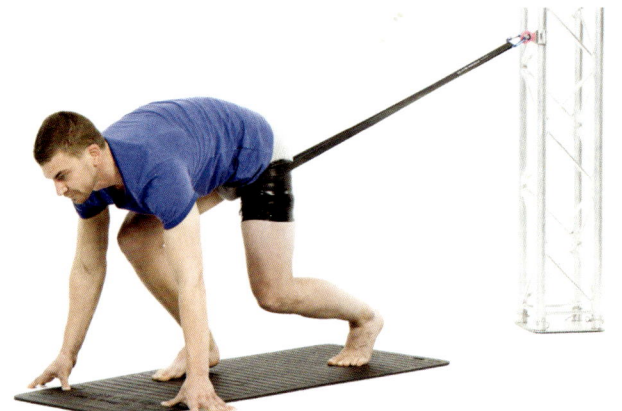

*Training –*
*Ausgangsposition*

**Sprinter:** Nehmen Sie die Sprinterhocke als Ausgangsposition ein. Die Füße sind dabei in Schrittstellung, die Knie gebeugt und die Hände stützen sich auf Schulterhöhe am Boden. Der vordere Fuß steht mit der Fußsohle komplett auf dem Boden, der hintere Fuß ist auf den Zehenspitzen. Das geflosste Bein ist hinten. Zusätzlich wird ein elastisches Band um die Hüfte auf Höhe des Hüftbeugers platziert. Der Zug kommt auf ca. 1,5 m Höhe mit ca. 80 % Zugstärke von schräg hinten.

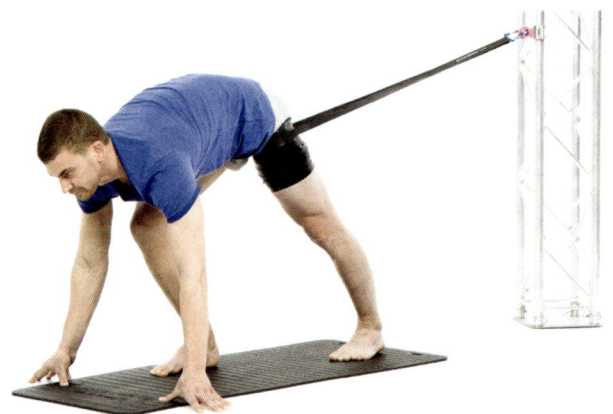

*Training – Endposition*

**Sprinter:** In der Endposition bringen Sie das hintere Bein in die Streckung, indem Sie die Oberschenkelvorderseite des zugehörigen Beins aktiv anspannen und so das Knie mög-lichst komplett in die Streckung bringen. Gleichzeitig versuchen Sie, die hintere Ferse kom-plett Richtung Boden zu führen. Dabei sollten Sie einen Zug auf der Oberschenkelrückseite verspüren. Das elastische Band unterstützt durch die Traktion die Streckung des hinteren Beins.

# THERAPIE HÜFTE HINTEN

Umfassen Sie das Gewebe und das Flossband großflächig und bewegen Sie es in verschiedene Richtungen – walkende Grifftechnik.

Zusätzlich kann Ihr Sportler auch den Muskel bewusst anspannen, währende Sie das Gewebe festhalten. Vorsicht: In dieser Position neigt der Muskel zu Krämpfen.

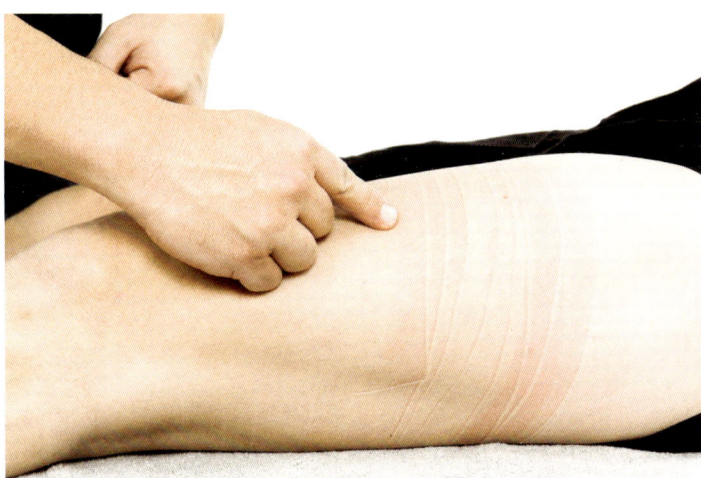

*Gewebemobilisation in Beugung*

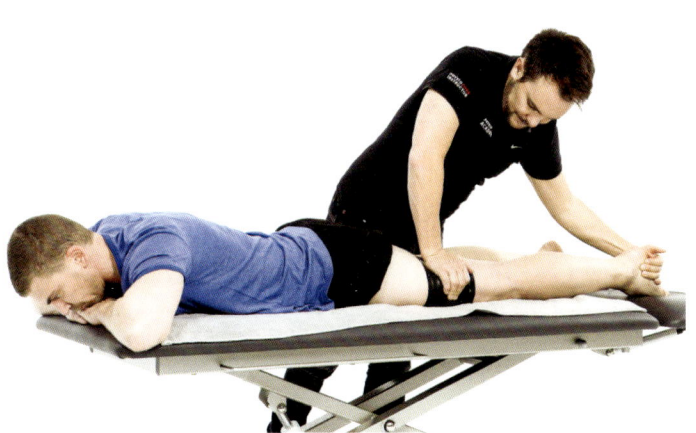

*Gewebemobilisation in Streckung*

# ÜBERLASTUNGSZONE OBERSCHENKEL/HÜFTE HINTEN

## TRAINING MIT DEM VITALITY-FLOSSBAND

| Nr. | Indikation | Überlastungszone | Diagnose/Symptome | Ursachen | |
|-----|-----------|------------------|-------------------|----------|---|
| 8 | Muskelverspannung Oberschenkelrückseite | Oberschenkelrückseite | Festigkeits- und Spannungsgefühl auf der Oberschenkelrückseite | • Tagtägliche sitzende Tätigkeiten im Büro führen zu Verkürzungen. | |

## THERAPIE MIT DEM VITALITY-FLOSSBAND

| Nr. | Indikation | Überlastungszone | Diagnose/Symptome | Ursachen | |
|-----|-----------|------------------|-------------------|----------|---|
| 8 | Muskelverspannung Oberschenkelrückseite | Oberschenkelrückseite | Festigkeits- und Spannungsgefühl auf der Oberschenkelrückseite | • Tagtägliche sitzende Tätigkeiten im Büro führen zu Verkürzungen<br>• Überlastung, Faserverletzungen durch Laufsportarten | |

Tagtägliche sitzende Tätigkeiten im Büro führen zu Verkürzungen der hinteren Oberschenkelmuskulatur, die sportlichen Belastungen häufig nicht mehr gewachsen ist. Muskelverletzungen, wie Zerrungen und Muskelkater, sind zumeist die Folge. Die Muskulatur des Oberschenkels leistet zusätzlich entlastende Arbeit des Kniegelenks, welches durch einen zu schwachen Muskel Schmerzen hervorrufen kann.

# VERLETZUNGSZONE OBERSCHENKEL/HÜFTE HINTEN

| Nr. | Indikation | Verletzungszone | Diagnose/Symptome | Häufige Ursachen | |
|-----|-----------|-----------------|-------------------|------------------|---|
| 8 | Muskelzerrung | Oberschenkelrückseite | Plötzlich auftretender Schmerz bei Belastung, Schwellung im Muskel | **Nonkontakt**<br>Plötzliche (Ausweich-) Bewegung | |

| Training mit Vitality-Flossband | Beschreibung | Hinweise/Tipps |
|---|---|---|
| | Strecken Sie aus der Sprinter-startposition das hintere Bein durch und setzen es anschlie-ßend wieder ab. Wiederholen Sie die Bewegung mehrfach. | Länge: 3 m<br>Breite: 5 cm<br>Zugstärke: 70-80 % hinten, 50 % vorne |

| Therapie mit Vitality-Flossband | Beschreibung | Hinweise/Tipps |
|---|---|---|
| | Scherkompressions-Mobilisation der Oberschenkelrück- und -außenseite. Dabei das Knie beugen und strecken. | Länge: 2 m<br>Breite: 5 cm<br>Zugstärke: 70-80 % hinten, 50 % vorne |

| Akutphase 1.-5. Tag | Proliferationsphase 5.-21. Tag | Konsolidierungsphase ab 21. Tag |
|---|---|---|
| Erste Hilfe <br><br> Wrapping <br> 6-8 x 2 Minuten <br> Pause 1-2 Minuten <br> 50 % Zugstärke <br> Zirkulär | Wrapping <br> Aktivierung <br> Training <br> Therapie | Screening <br> Wrapping <br> Aktivierung <br> Training <br> Therapie <br><br> => Return to Activity Entscheidung |

# 9.0  HÜFTE AUSSENROTATION

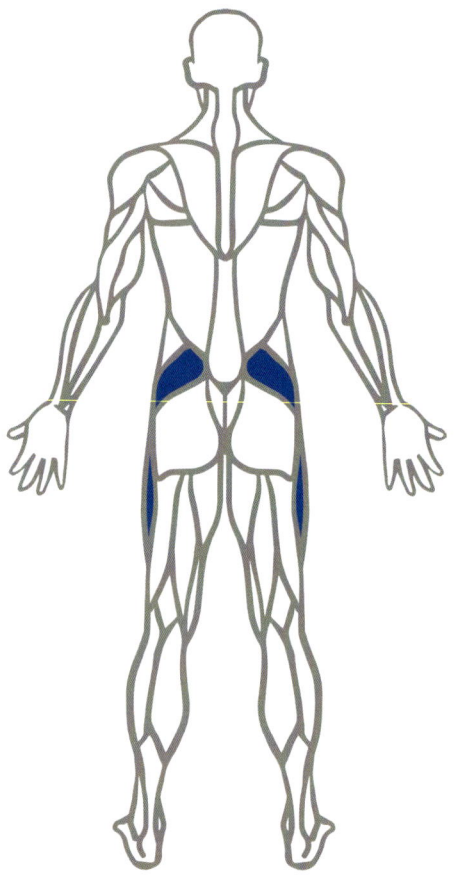

*Abb. 22: Modell Spannungszone Hüfte / Ober-*

*schenkel außen*

## SCREENING – VIERERZEICHEN

**Ziel:** Überprüfung der Beweglichkeit der Hüftaußenrotation.

**Hinweise:**

Vitality-Screeningbogen Nummer 9

Sie sollten jedes Screening in der Regel nur einmal durchführen. Jede Zielposition, die nicht beim ersten Versuch uneingeschränkt erreicht wird, wird als Fehler bewertet. Sollte sich der Tester unsicher sein, kann das Screening ein zweites oder drittes Mal wiederholt werden.

**9.0**

**SCREENING**

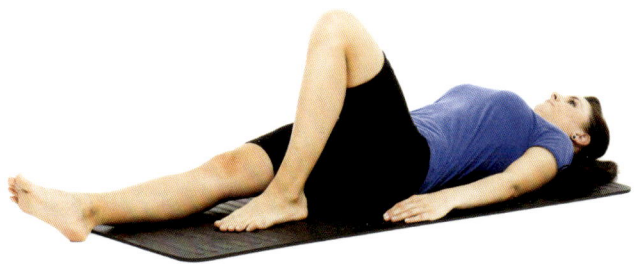

*Ausgangsposition*

Legen Sie sich in Rücklage auf den Boden, ein Bein ist lang ausgestreckt und das andere Bein winkeln Sie an und stellen Ihren Fuß auf Kniehöhe auf.

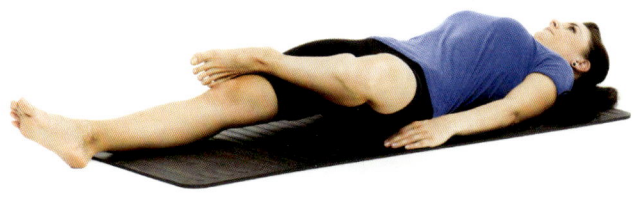
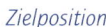

*Zielposition*

Lassen Sie nun das angewinkelte Bein zur Seite fallen und legen es angewinkelt knapp oberhalb des Kniegelenks auf das ausgestreckte Bein. Das Screening gilt als bestanden, wenn Ober- und Unterschenkel parallel zum Boden sind.

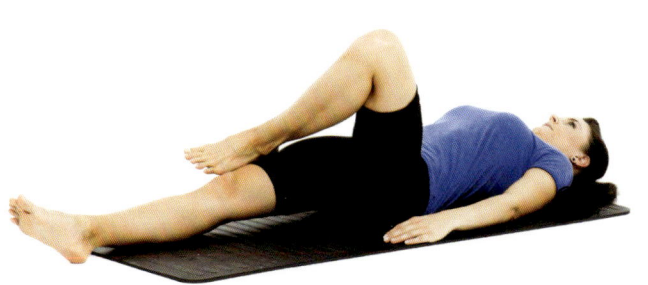

*Fehler*

Befinden sich Unter- und Oberschenkel nicht parallel zum Boden und ist das Becken verdreht, so gilt das Screening als nicht bestanden.

### WRAPPING HÜFTE AUSSEN, MIT AKTIVIERUNG TRIGGERPUNKT

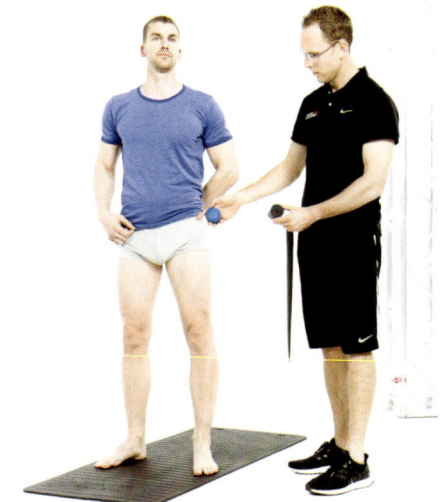

*Hüftwrap Anker*

Legen Sie zu Beginn einen halben Tennis- oder Faszienball 2 cm unterhalb und 2 cm außerhalb vom Beckenkammknochen. Nach Anlegen des Ankers am Adduktorenansatz an der Oberschenkelinnenseite fixieren Sie den Ball mit dem Flossband. Die Zugrichtung bei dieser Technik verläuft von innen nach außen und wird mit einer Zugstärke von 50 % bei 100 % Überlappung begonnen.

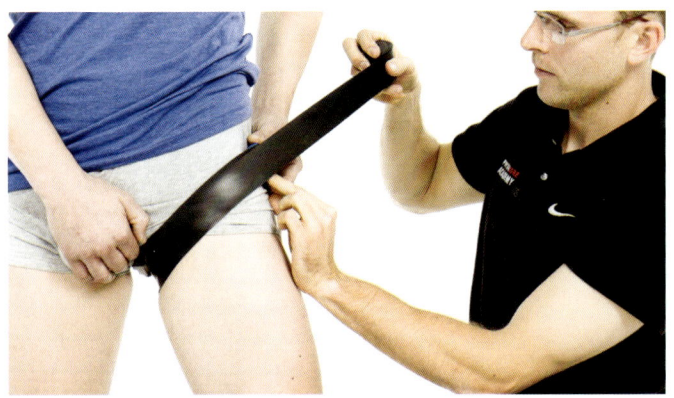

*Hüftwrap erster Zug*

Die Zugrichtung bei dieser Technik verläuft von innen nach außen und wird mit einer Zugstärke von 50 % bei 100 % Überlappung begonnen.

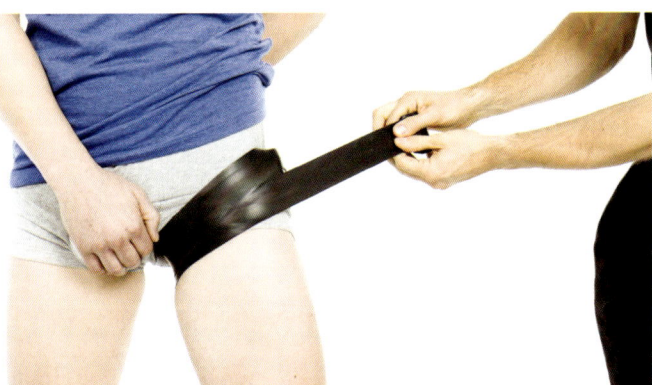

*Hüftwrap*

**Kontraindikation:** Lymphknotenschwellung, Durchblutungsstörungen des Beins.

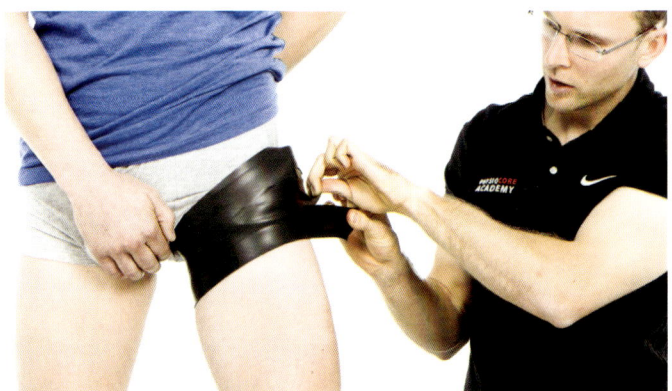

*Fertiger Hüftwrap*

**Fertiger Hüftwrap**

**Tipp:** Diese Anlage ist besonders geeignet, um die Spannung im Bereich des IT-Bandes (Tractus iliotibialis zu regulieren).

# AKTIVIERUNG HÜFTE AUSSEN

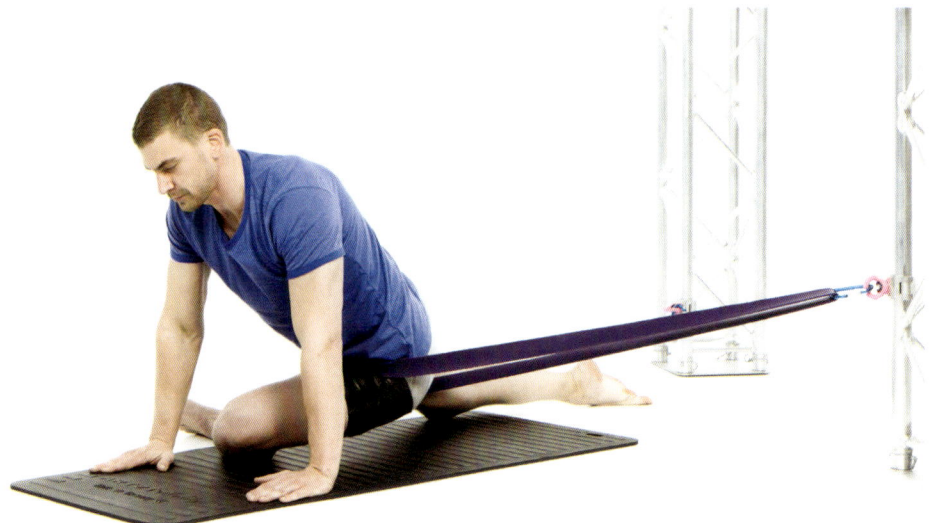

*Ausgangsposition*

Einatmen, Hüfttraktion in Außenrotation, Traktion durch Powerband.

Den Oberkörper aufrichten.

**Ausgangsposition**

Befestigen Sie ein Powerband an einem festen Objekt. Legen Sie die Endschlaufe um die Leiste/Hüfte Ihres Sportlers und bringen Sie das Powerband auf Spannung. Es wird somit nur ein Bein fixiert. Ihr Sportler setzt sich nun auf den Boden und bringt ein Bein lang nach hinten. Das im Band befestigte Bein wird quer vor dem Körper flach abgelegt. Der Oberkörper ist aufrecht und Ihr Sportler darf sich mit beiden Händen abstützen.

### Bewegungsablauf

Bei der ersten Ausatmung lehnt sich Ihr Sportler mit dem Oberkörper, so weit es geht, nach vorne und der Zug in der Hüfte wird nochmals vergrößert.

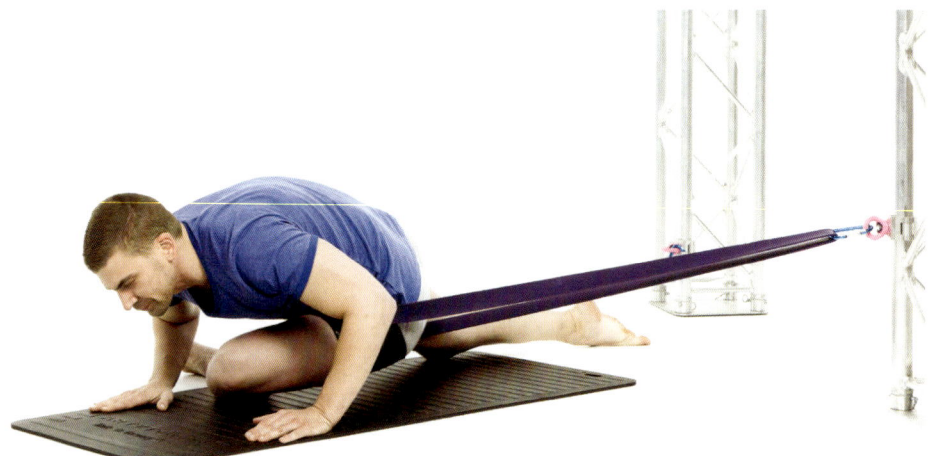

*Endposition*

Ihr Sportler hält die vorgebeugte Position 3-8 tiefe Atemzüge (vier Sekunden einatmen, sechs Sekunden ausatmen).

# THERAPIE HÜFTE AUSSEN

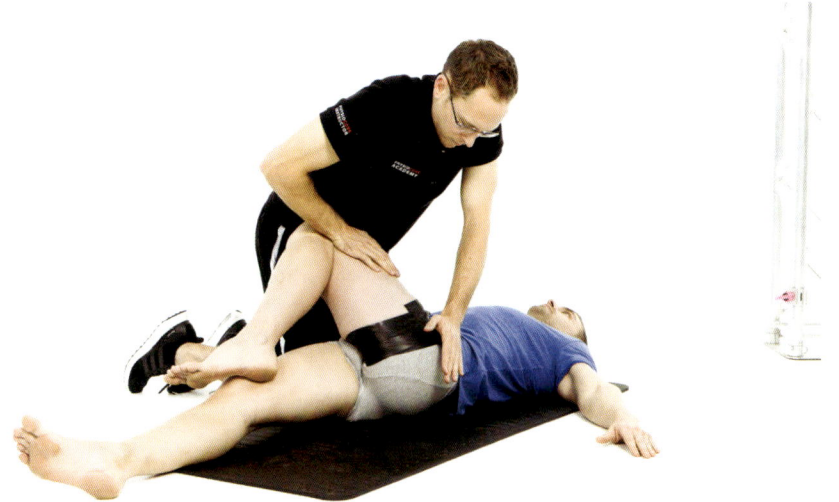

*Triggerpunkt M. tensor fascia latae und Innenrotation*

Ihr Sportler legt sich in Rücklage auf den Boden. Das freie Bein ist gestreckt, das geflosste Bein angewinkelt und leicht abgehoben. Die Arme sind zur Seite weggestreckt. Greifen Sie mit einer Hand den Oberschenkel und mit der anderen bringen Sie Druck auf die Hüfte Ihres Sportlers. Rotieren Sie nun die Hüfte nach innen.

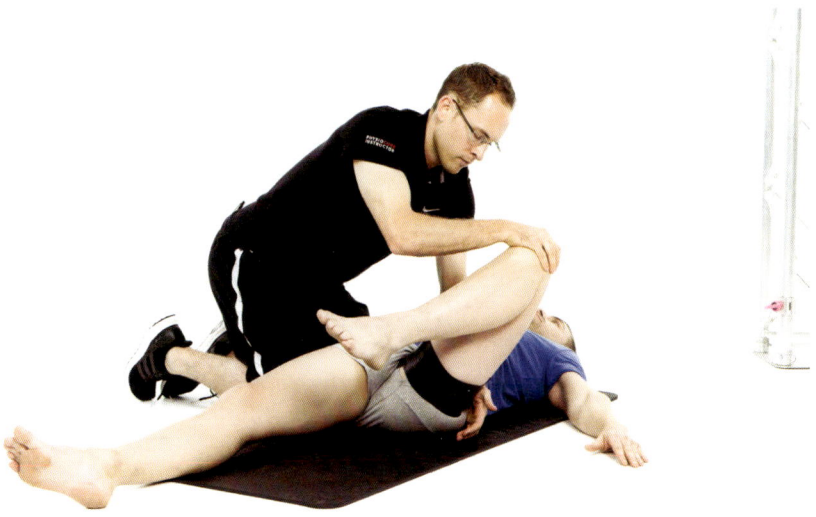

*Triggerpunkt Tensor und Außenrotation*

**9.0**

**TRAINING**

# TRAINING HÜFTE AUSSEN

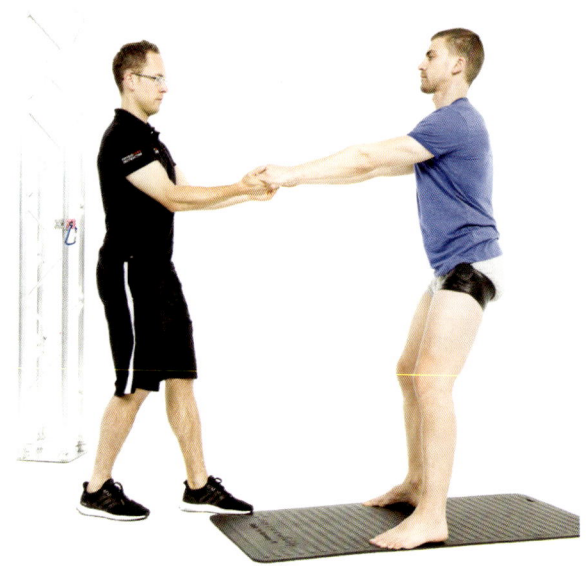

*Ausgangsposition*

Halten Sie Ihren Sportler in einem leicht gebeugten Stand als Absicherung an den Händen fest.

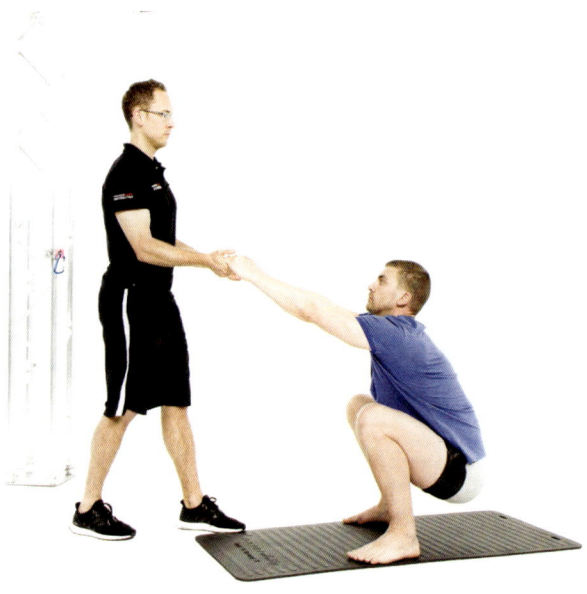

*Bewegungsablauf*

Ihr Sportler geht in die tiefe Kniebeuge. Die Fersen bleiben dabei fest auf den Boden gedrückt und die Belastung liegt dabei mehr auf der Ferse als auf dem Vorderfuß. Die Knie laufen möglichst nicht über die Zehenspitzen hinweg. Aus der tiefsten Position springt Ihr Sportler mit einer explosiven Bewegung in die Luft.

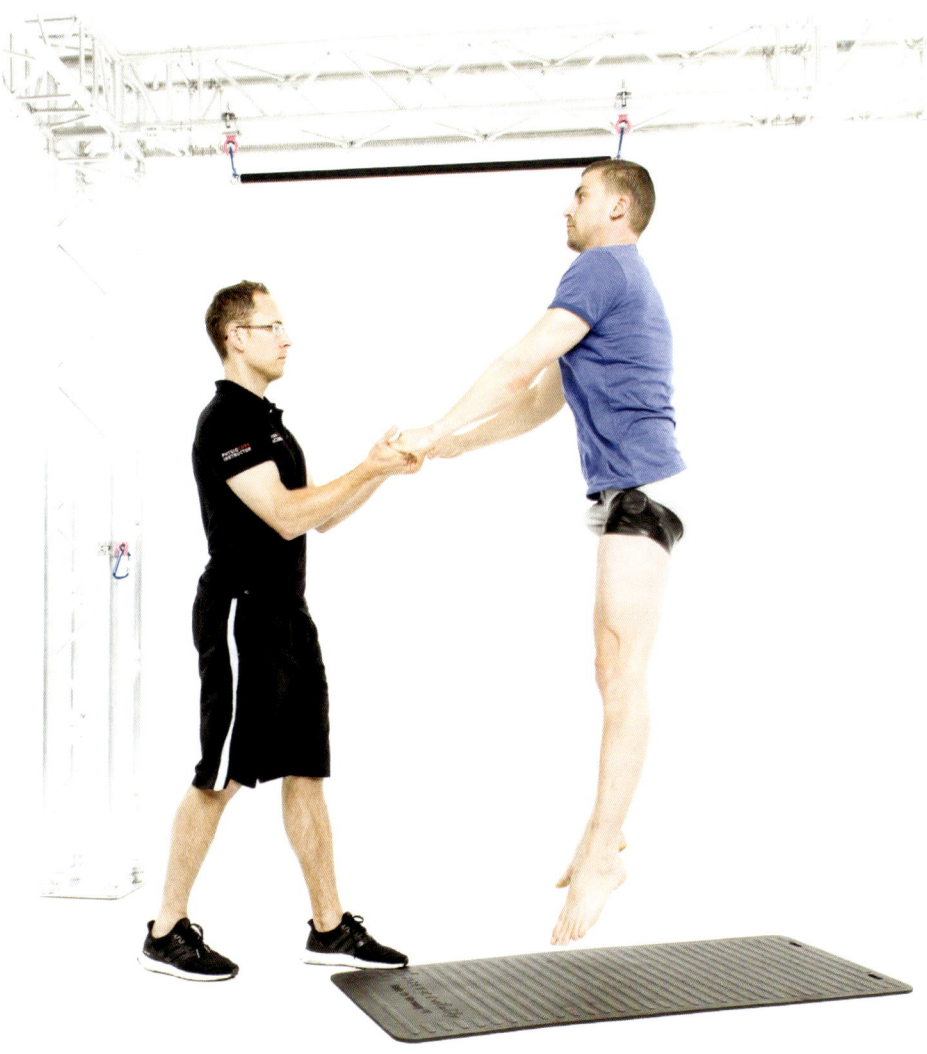

*Endposition*

Ihr Sportler ist, bei maximaler Sprungkraft, komplett gestreckt in der Luft. Die Beine und vor allem die Hüfte sind zu 100 % angespannt.

**9.0** ÜBERLASTUNGSZONE

# ÜBERLASTUNGSZONE HÜFTE AUSSEN

## TRAINING MIT DEM VITALITY-FLOSSBAND

| Nr. | Indikation | Überlastungszone | Diagnose/Symptome | Ursachen | |
|-----|-----------|------------------|-------------------|----------|--|
| 9 | Hüftimpigne-ment | Hüfte außen | Hüftschmerzen | • Abnutzung Hüftge-lenk<br>• Ungenaue Passform Hüftkopf und Hüft-pfanne | |
| | Springende Hüfte (Coxa saltans) | Oberschenkel/ Hüfte außen | Schmerzen außen an der Hüfte, „Plopp"-Gefühl bei Bewegung | • Die Sehnenplatte des Oberschenkels (Fasciae latae, Tractus iliotibialis) bleibt am großen Rollhügel des Oberschenkelkno-chens (Trochanter major) hängen. | |
| | ISG-Syndrom (Kreuz-Darmbein-Gelenkblockie-rung) | Iliosakralgelenk | Schmerzen im unteren Rücken bei Beuge- und Drehbewegungen, meist einseitig | • Beckenschiefstand<br>• Beinlängendifferenz<br>• Überempfindliche Schmerzrezeptoren | |

## THERAPIE MIT DEM VITALITY-FLOSSBAND

| Nr. | Indikation | Überlastungszone | Diagnose/Symptome | Ursachen | |
|-----|-----------|------------------|-------------------|----------|--|
| 9 | Hüftimpigne-ment | Hüfte außen | Schmerzen bei Hüftbeugung | • Tief sitzender Leis-tenschmerz<br>• Kniebeuge nur ein-geschränkt möglich<br>• Hüftbeweglichkeit eingeschränkt | |
| | Springende Hüfte (Coxa saltans) | Oberschenkel/Hüfte außen | Schmerzen außen an der Hüfte, „Plopp"-Gefühl bei Bewegung | • Die Sehnenplatte des Oberschenkels (Fasciae latae, Trac-tus iliotibialis) bleibt am großen Rollhügel des Oberschenkel-knochens (Trochan-ter major) hängen. | |

**9.0**

**ÜBERLASTUNGSZONE**

| Training mit Vitality-Flossband | Beschreibung | Hinweise/Tipps |
|---|---|---|
| | Gehen Sie in den Vierfüßler-stand und strecken Sie das Bein der geflossten Seite nach hin-ten und ziehen es wieder heran. Wiederholen Sie die Bewegung mehrfach. | Länge: 2 m<br>Breite: 5 cm<br>Zugstärke: 70-80 %<br>vorne/außen, 50 % hinten |
| | Übung 2: Legen Sie das ge-flosste Bein in die Schlinge des Powerbands und strecken Sie das freie Bein nach hinten aus. Lehnen Sie sich beim Ausatmen immer ein Stück weiter nach vorne. | Länge: 3 m<br>Breite: 5 cm<br>Zugstärke: 70-80 % außen, 50 % innen |
| | Gehen Sie in die tiefe Knie-beuge. Um die Streckung Ihres Rückens sicherzustellen, stre-cken Sie die Arme nach oben. Wiederholen Sie die Bewegung mehrfach. | Länge: 3 m<br>Breite: 5 cm<br>Zugstärke: 70-80 % hinten, 50 % vorne |

| Therapie mit Vitality-Flossband | Beschreibung | Hinweise/Tipps |
|---|---|---|
| | Triggerpunktbehandlung M. tensor fasciae latae | Länge: 2 m<br>Breite: 5 cm<br>Zugstärke: 70-80 %<br>vorne/außen, 50 % hinten |
| | Triggerpunkttechnik auf M. tensor fasciae latae inklusive Tennisball Mobilisation in Adduktion und Flexion | Länge: 2-3 m<br>Breite: 5 cm<br>Zugstärke: 70-80 % außen |

## 9.0

# VERLETZUNGSZONE HÜFTE AUSSEN

| Nr. | Indikation | Verletzungszone | Diagnose/Symptome | Häufige Ursachen | |
|-----|------------|-----------------|-------------------|------------------|---|
| 9 | Bandscheiben-vorfall | <br>Unterer Rücken | Schmerzen an der Wirbelsäule, Schmerzen können in Beine und Arme ausstrahlen | Nonkontakt<br><br>Abnutzung der Bandscheiben, Übergewicht, schwache Bauch-Rückenmuskulatur | |

| Akutphase 1.-5. Tag | Proliferationsphase 5.-21. Tag | Konsolidierungsphase ab 21. Tag |
|---|---|---|
| Kein Flossing | Screening<br>Wrapping<br>Aktivierung<br>Training<br>Therapie | Screening<br>Wrapping<br>Aktivierung<br>Training<br>Therapie<br><br>=> Return to Activity Entscheidung |

# 10.0 HÜFTE INNENROTATION

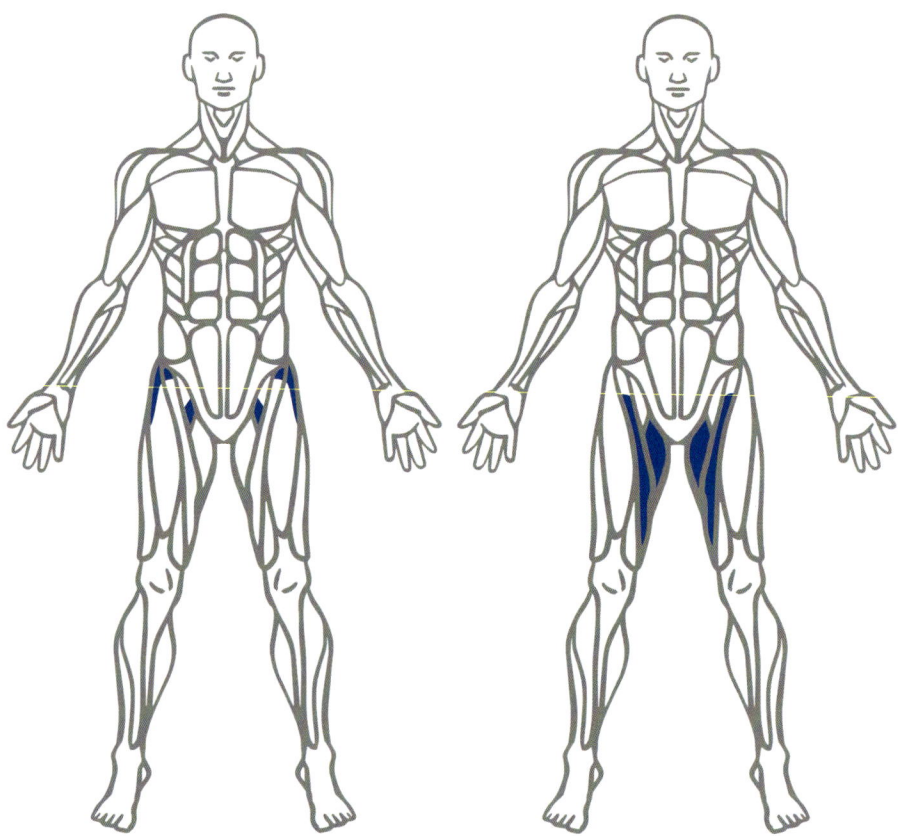

*Abb. 23: Modell Spannungszone Hüfte / Oberschenkel innen*

## SCREENING HÜFTE INNEN

**Ziel:** Überprüfung der Beweglichkeit der Hüftinnenrotation.

**Hinweise:**

Vitality-Screeningbogen Nummer 10

Der Test sollte ohne Schuhe erfolgen.

Sie sollten jedes Screening in der Regel nur einmal durchführen. Jede Zielposition, die nicht beim ersten Versuch uneingeschränkt erreicht wird, wird als Fehler bewertet. Sollte sich der Tester unsicher sein, kann das Screening ein zweites oder drittes Mal wiederholt werden.

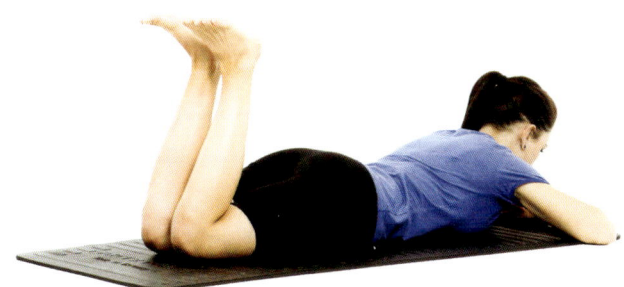

*Ausgangsposition*

**10.0**

**SCREENING**

Bauchlage, Knie und Füße sind zusammen, die Hände befinden sich unter dem Kinn, die Knie sind 90° gebeugt, die Füße sind in Dorsalextension.

Legen Sie sich in Bauchlage auf den Boden und führen Sie die Hände unter das Kinn. Beugen Sie die Knie in einem Winkel von 90°, sodass die Ferse zur Decke zeigt und die Knie geschlossen bleiben.

Lassen Sie nun die Füße nach außen fallen. Das Becken bleibt zu jedem Zeitpunkt stets am Boden und die Knie sind weiterhin zusammen.

Das Screening gilt als bestanden, wenn der Winkel zwischen beiden Unterschenkeln 90° ist. Dies bedeutet, beide Beine fallen 45° zur Seite weg.

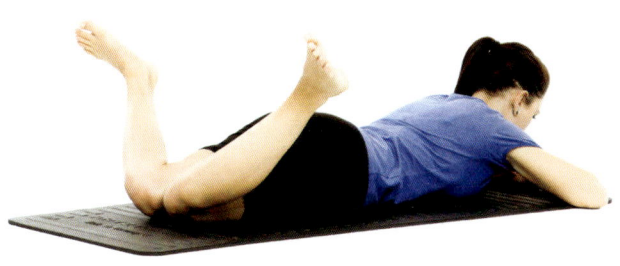

*Zielposition*

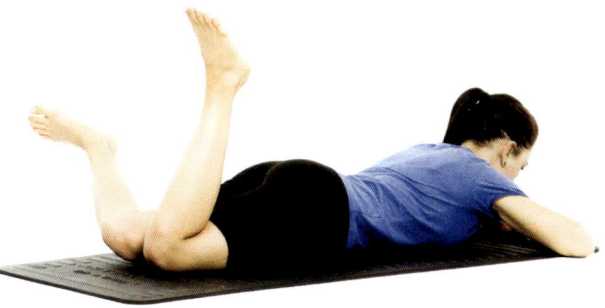

*Fehler*

Unterschenkelbewegung nach außen < 45°

**Tipp:** Dieser Test kann selbstverständlich in dieser Position auch für die Außenrotation durchgeführt werden.

**177**

# WRAPPING HÜFTE/OBERSCHENKEL INNEN

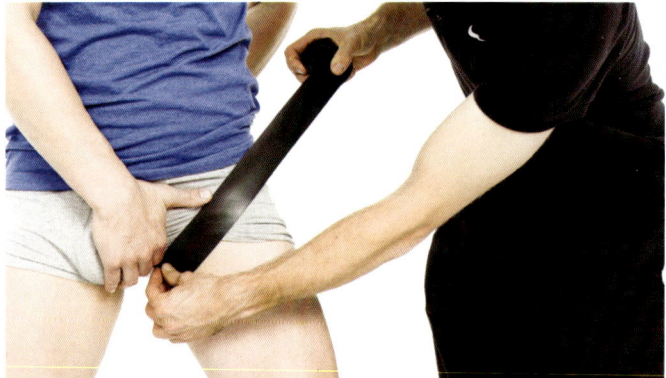

*Anker an der Hüfte innen*

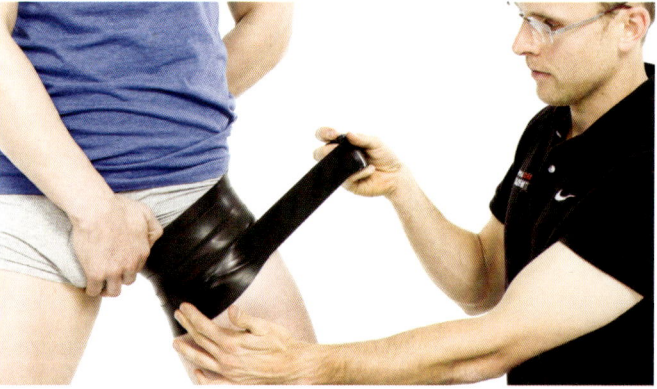

*Wrapbreite ca. 10 cm*

Legen Sie den Anker auf der Oberschenkelinnenseite an und wickeln Sie von der Körpermitte zum Knie hin.

Wickeln Sie das Flossband mit einer Zugkraft von 70 %, bis eine Einheit von circa 10 cm erreicht ist.

> **Tipp:** Achten Sie auf den Intimbereich Ihres Patienten. Lassen Sie sich erst den Weg zum Wickeln so befreien, dass Ihr Sportler keine unangenehmen Schmerzen erleiden muss!

# AKTIVIERUNG HÜFTE/OBERSCHENKEL INNEN

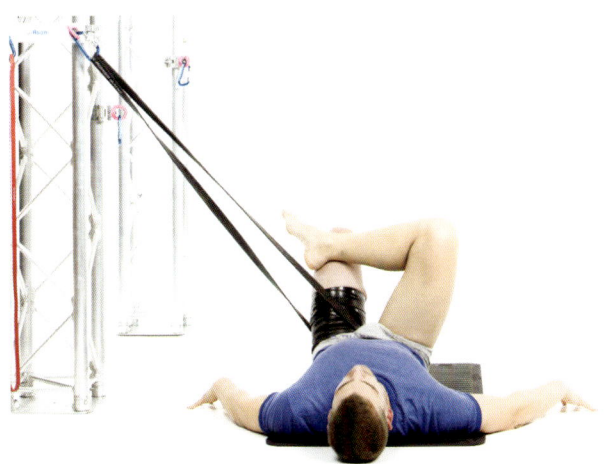

*Aktivierung – Ausgangsposition*

**Hüftinnenrotation mit Traktion durch Powerband**

Der Sportler liegt in Rückenlage auf dem Boden, das geflosste Bein ist angewinkelt und nur die Ferse ist aufgestellt.

Das Bein liegt hüftnah in der Schlaufe eines Powerbands, das an einem festen Objekt befestigt ist. Das freie Bein wird so angewinkelt, dass es bei einer Außenrotation oberhalb des Sprunggelenks auf dem anderen Bein abgestellt wird.

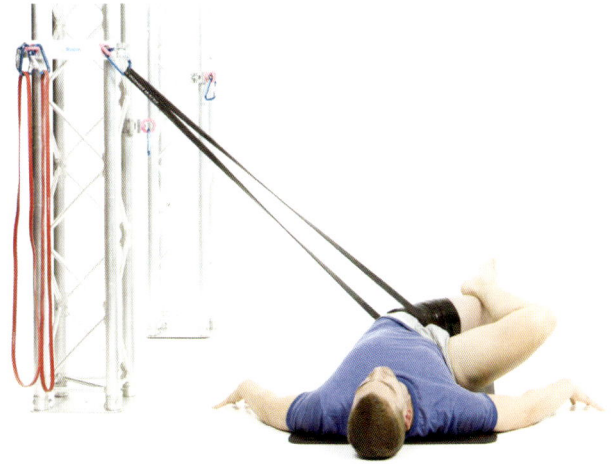

*Aktivierung – Endposition*

Ihr Sportler lässt in einer Hüftinnenrotation beide Beine vom Powerband wegfallen. Das freie Knie berührt dabei den Boden.

**10.0**

**AKTIVIERUNG**

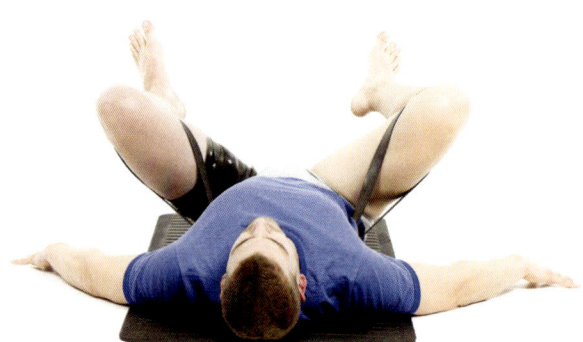

*Aktivierung –*
*Happy-Baby-Ausgangs-*
*position*

**Happy Baby mit Assistenz Powerband**

**Ausgangsposition**

Ihr Sportler liegt in Rückenlage auf dem Boden. Das Powerband führt über die Schulter zu den Beinen. Die Oberschenkel befinden sich in den Schlaufen und üben einen Zug nach außen aus.

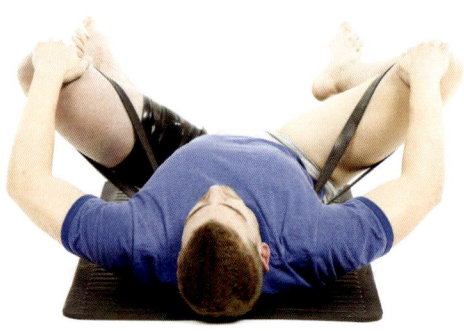

*Aktivierung –*
*Happy-Baby-Endposition*

**Bewegungsablauf**

Der Sportler lässt beide Knie nach außen gegen den Widerstand des Powerbands fallen.

**Endposition**

Um den Druck weiter zu erhöhen, werden die Hände auf die Knieinnenseiten gelegt und beide Knie nach außen geführt.

# TRAINING HÜFTE/OBERSCHENKEL INNEN

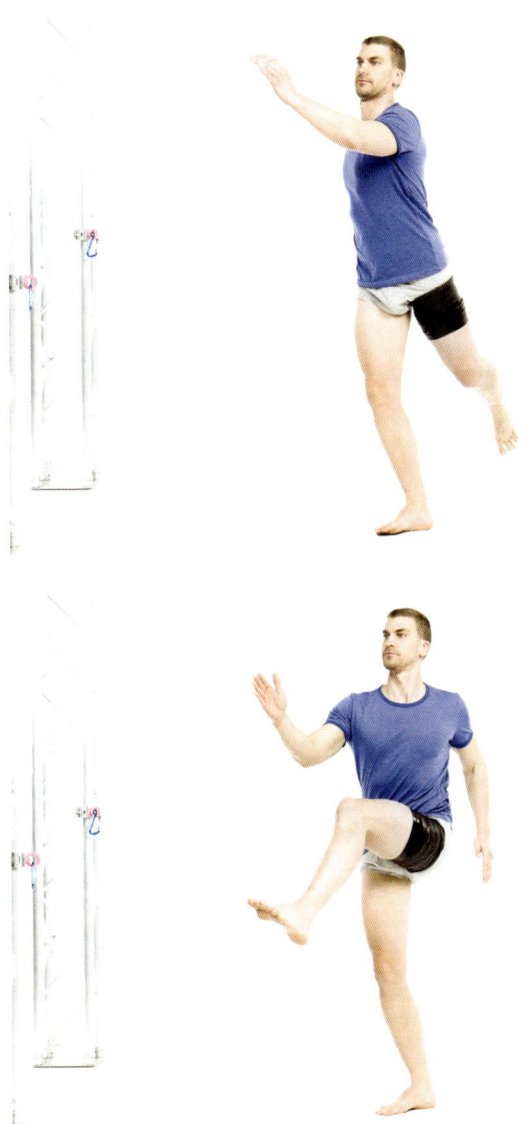

*Training – Ausgangsposition*

Der Sportler nimmt einen aufrechten Stand ein. Das geflosste Bein bewegt sich nach hinten, sodass der Fuß sich frei in der Luft bewegt. Dabei dreht das Bein ein wenig nach innen, zum großen Zeh.

*Training – Endposition*

**Bewegungsablauf**
Das Bein schwingt aus einem stabilen Rumpf nach vorne, wobei die Arme als Gegenbewegung gegen die Beinbewegung schwingen.

# ÜBERLASTUNGSZONE HÜFTE INNEN

## TRAINING MIT DEM VITALITY-FLOSSBAND

| Nr. | Indikation | Überlastungszone | Diagnose/Symptome | Ursachen | |
|-----|-----------|-----------------|-------------------|----------|--|
| 10 | Fußballerleiste Adduktoren Leistenbeschwerden | Adduktoren | Schmerzen Adduktorensehne gracilis | • Überlastung der Adduktoren, z. B. durch instabiles Becken oder Fußfehlstellung | |

## THERAPIE MIT DEM VITALITY-FLOSSBAND

| Nr. | Indikation | Überlastungszone | Diagnose/Symptome | Ursachen | |
|-----|-----------|-----------------|-------------------|----------|--|
| 10 | Fußballerleiste Adduktoren Leistenbeschwerden | Adduktoren | Schmerzen innen an der Hüfte | • Überlastung der Adduktoren, z. B. durch instabiles Becken oder Fußfehlstellung | |

# VERLETZUNGSZONE HÜFTE INNEN

| Nr. | Indikation | Verletzungszone | Diagnose/Symptome | Häufige Ursachen | |
|-----|-----------|-----------------|-------------------|------------------|--|
| 10 | Adduktorenzerrung | Adduktoren | Ziehende Schmerzen auf der Innenseite des Oberschenkels, meist bei Belastung | Nonkontakt

Plötzliches, einbeiniges, Wegrutschen nach außen, plötzliche seitliche Richtungswechsel | |

| Training mit Vitality-Flossband | Beschreibung | Hinweise/Tipps |
|---|---|---|
| | Winkeln Sie die Beine 90° an und drücken Sie die Knie nach außen. Durch das Superband wird die Spannung erhöht. | Länge: 3 m<br>Breite: 5 cm<br>Zugstärke: 70-80 % innen 50 % außen |

| Therapie mit Vitality-Flossband | Beschreibung | Hinweise/Tipps |
|---|---|---|
| | Traktion und Kompression für die Adduktoren und das Hüftgelenk bei gleichzeitiger Hüftbeugung und Kniestreckung des jeweiligen Beins | Länge: 2-3 m<br>Breite: 5 cm<br>Zugstärke: 70-80 % innen, 50 % außen |

| Akutphase 1.-5. Tag | Proliferationsphase 5.-21. Tag | Konsolidierungsphase ab 21. Tag |
|---|---|---|
| Erste Hilfe<br><br>Wrapping<br>6-8 x 2 Minuten<br>Pause 1-2 Minuten<br>50 % Zugstärke<br>Zirkulär | Wrapping<br>Aktivierung<br>Training<br>Therapie | Screening<br>Wrapping<br>Aktivierung<br>Training<br>Therapie<br><br>=> Return to Activity Entscheidung |

# VITALTIY FLOSSING-PRAXIS: OBERKÖRPER

## PRAKTISCHE ANWENDUNG – OBERKÖRPER

### 11.0 UNTERER RÜCKEN (LWS)

Als unterer Rücken wird der Bereich der Lendenwirbelsäule bezeichnet. Dieser besteht aus fünf Lendenwirbeln. Zwischen den einzelnen Wirbeln liegen die knorpeligen Bandscheiben, die wie ein Schwamm funktionieren. Unter Druck geben diese Flüssigkeit ab und saugen sich bei Entlastung, z. B. im Schlaf, wieder mit Flüssigkeit auf.

Gottlob (2007) nennt drei Hauptfunktionen der Wirbelsäule:
1. **Bewegungsfunktion** – ermöglicht vielfältige Bewegungen des Körpers.
2. **Belastungsaufnahme** – Belastungen aufnehmen und weiterleiten.
3. **Schutzfunktion** – Schutz des Rückenmarks mit allen motorischen und sensorischen Nervensträngen.

Die Lendenwirbelsäule ist der unterste Teil des Rückens. Hier kommen die Kräfte der Beine, des Beckens und der Bauchorgane zusammen. Das ist der Grund, warum es häufig zu Beschwerden in diesem Bereich kommt.

Beim Flossing haben wir direkten Einfluss über das Becken und die Hüfte auf diesen Bereich.

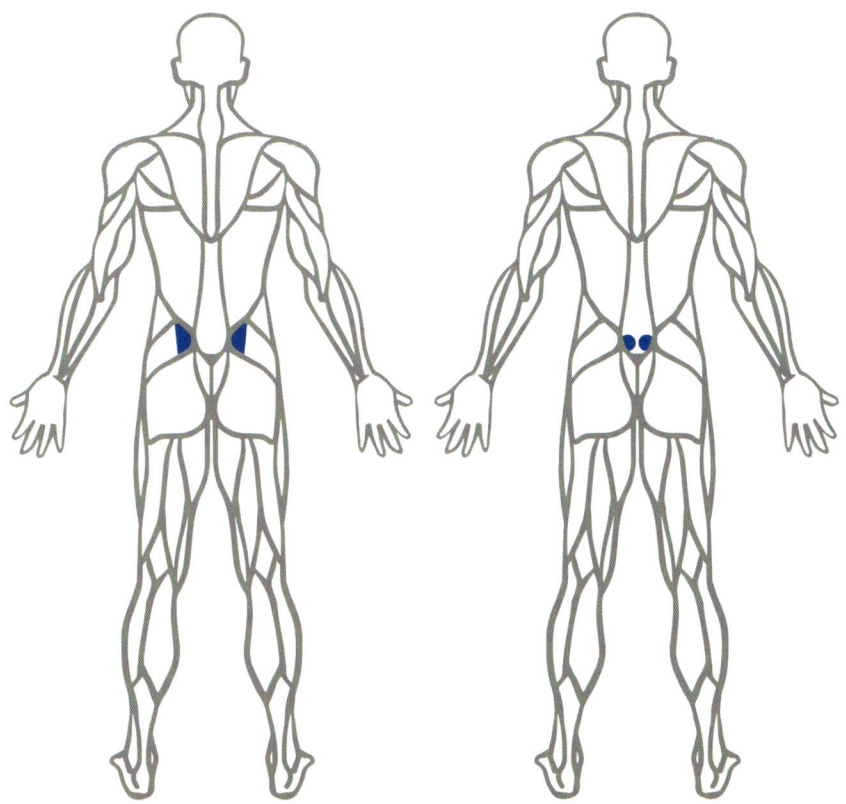

**11.0**

**UNTERER RÜCKEN**

*Abb. 24: Modell Spannungszone unterer Rücken (LWS)*

Der aufrechte Gang des Menschen führt täglich zu einer starken Belastung der Wirbel, Bandscheiben und Muskeln. Mangelnde Stabilität in diesem Bereich führt bereits bei langsamem Gehen zu Fehlbelastungen, da Hüfte und Becken nicht richtig angesteuert werden können.

Gerade Menschen, die ausschließlich Bürotätigkeiten ausüben, leiden an Verspannungen und Unbeweglichkeit im Bereich des unteren Rückens, die zu starken Schmerzen führen können.

Wie können wir nun überprüfen, ob Sie im Lendenwirbelbereich ein Beweglichkeitsdefizit vorweisen?

Wir nutzen das Screening 11 – Finger-Boden-Abstand.

# SCREENING UNTERER RÜCKEN – FINGER-BODEN-ABSTAND

**Ziel:** Überprüfung der Beweglichkeit des unteren Rückens.

**Hinweise:**

Vitality-Screeningbogen Nummer 11

Der Test sollte ohne Schuhe erfolgen.

Sie sollten jedes Screening in der Regel nur einmal durchführen. Jede Zielposition, die nicht beim ersten Versuch uneingeschränkt erreicht wird, wird als Fehler bewertet. Sollte sich der Tester unsicher sein, kann das Screening ein zweites oder drittes Mal wiederholt werden.

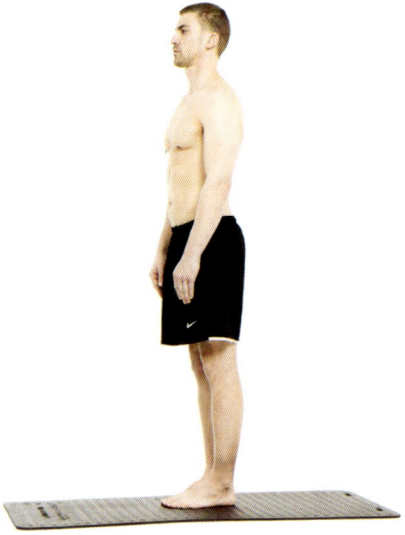

*Ausgangsposition Finger-Boden-Abstand (FBA)*

Stellen Sie sich für den Test des Finger-Boden-Abstandes aufrecht hin. Die Füße sind zusammen und Ihre Knie sind durchgedrückt.

*Zielposition Finger-Boden-Abstand (FBA)*

Versuchen Sie nun, durch Vorbeugen des Oberkörpers mit Ihren Fingern den Boden an Ihren Fußspitzen zu berühren. Achten Sie dabei darauf, dass Ihre Knie die gesamte Zeit durchgedrückt bleiben.

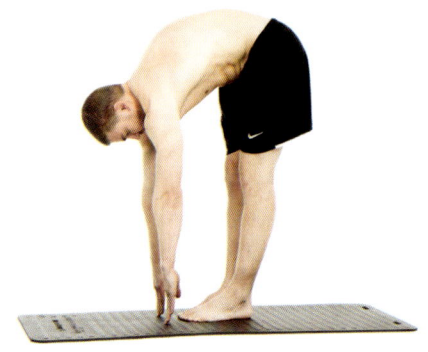

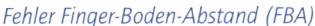

**11.0**

**SCREENING**

*Fehler Finger-Boden-Abstand (FBA)*

Können Sie den Boden bei durchgestreckten Knien nicht erreichen, so gilt das Screening als nicht bestanden.

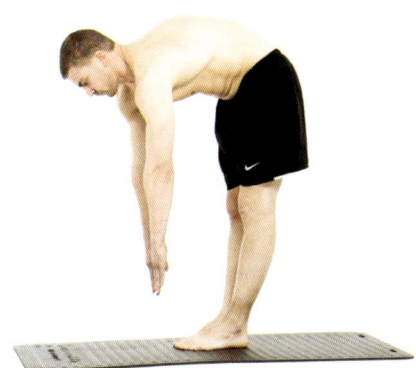

*Spannungstest der Faszia thorakolumbalis*

Von unten nach oben oder von oben nach unten.

**Hinweis:** Dieser Test überprüft die gesamte hintere Muskelkette vom Fuß bis zum Rücken.

Ob die Faszia thorakolumbalis die Ursache für den Bewegungsverlust ist, kann durch Haut- und Faszienverschiebung getestet werden (siehe Bild)

# WRAPPING UNTERER RÜCKEN (LWS)

**Ziel:** Entlastung des Beckenrings und des Funktionskomplexes zur Stabilisierung der unteren LWS.

Legen Sie den Anker auf Beckenkammhöhe an der LWS an. Ihr Sportler sollte Ihnen dabei helfen, das Flossband zu fixieren.

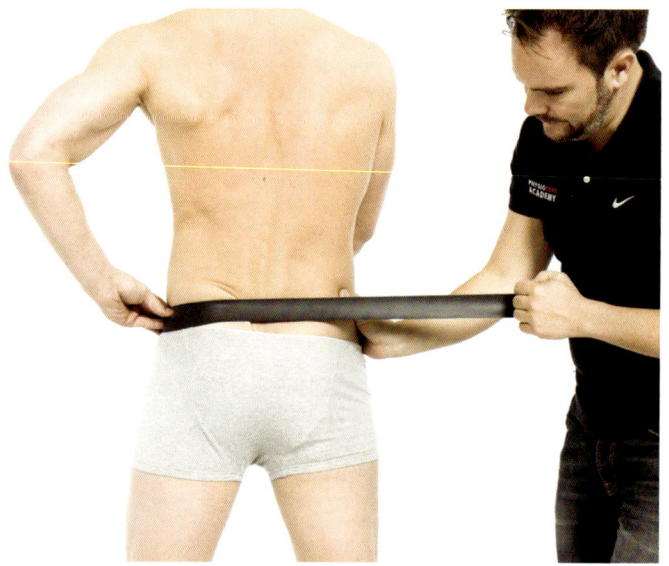

*Anker unterer Rücken*

Wickeln Sie das Flossband mit einer Zugstärke von 70-80 % und befestigen Sie das Bandende, indem Sie es unterlappen. Dafür den letzten Zug nur bei 50-60 % Zugstärke durchführen.

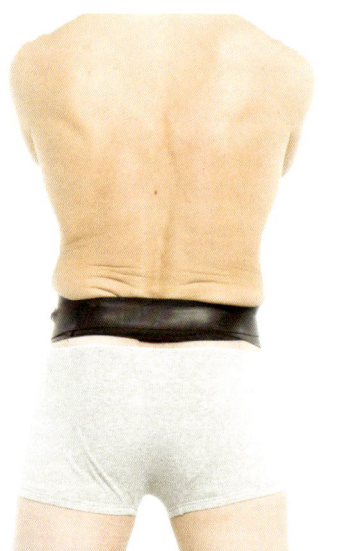

*Fertiger LWS-Wrap*

**Tipp:** Dieser Wrap kann auch bei Symphysenschmerzsyndromen sinnvoll sein.

# AKTIVIERUNG UNTERER RÜCKEN

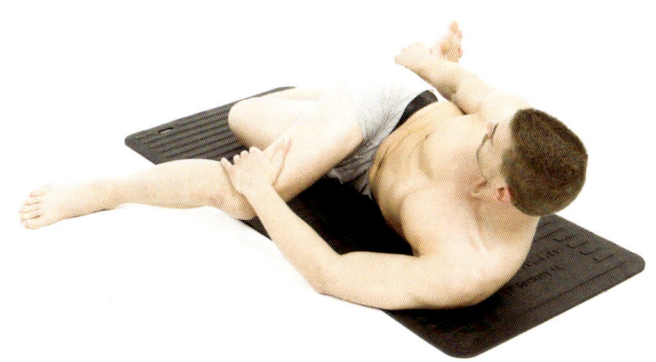

*Ausgangsposition*

*Brezelstretch*

Legen Sie sich auf die linke Seite auf eine Matte auf dem Boden. Das obere, rechte Bein ziehen Sie nun mit der unteren, linken Hand so weit wie möglich Richtung Brust und drücken es Richtung Boden. Mit der oberen, rechten Hand greifen Sie hinter dem Körper nach dem unteren, linken Sprunggelenk/Fußrücken. Sollte Ihre Beweglichkeit nicht ausreichen, um das hintere Sprunggelenk erfassen zu können, empfehlen wir, ein Powerband als Verlängerung des Arms zu nutzen, indem Sie es als Schlaufe um das Sprunggelenk legen und dann am Ende des Bandes ziehen.

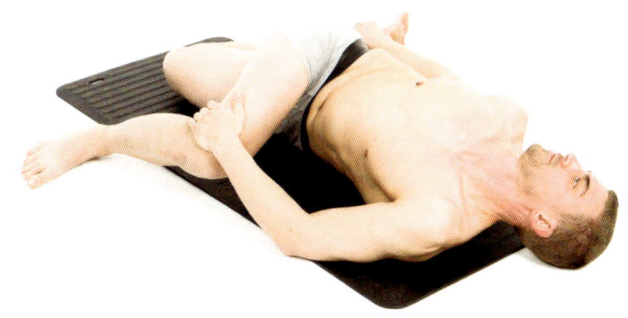

*Endposition Brezelstretch*

In der Ausgangsposition atmen Sie tief ein (drei Sekunden). Mit der Ausatmung bauen Sie Druck mit der hinteren Hand in den Fußrücken des hinteren Fußes auf. Gleichzeitig drehen Sie den Oberkörper samt Schultern von der Seitlage in die Rücklage, ohne dass sich das vordere Knie vom Boden löst.

# TRAINING UNTERER RÜCKEN

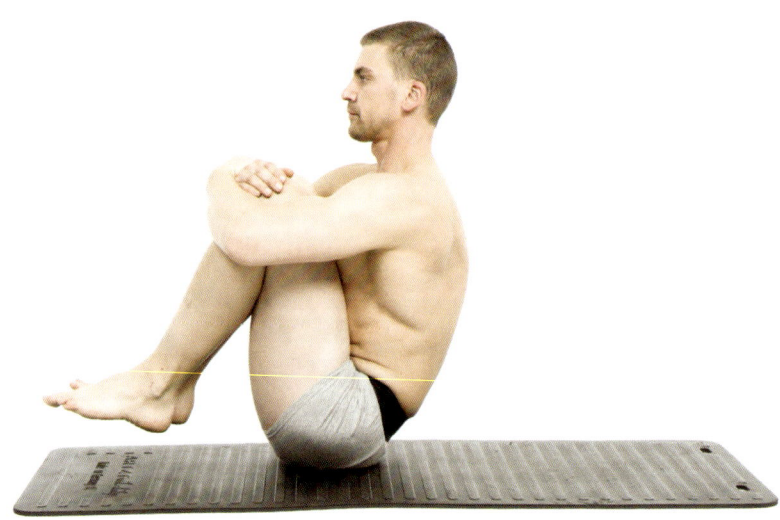

*Ausgangsposition – Baby-Roll-Position 1*

Umarmen Sie, am Boden sitzend, Ihre Knie und ziehen Sie sie so dicht wie möglich an den Körper heran. In der Ausgangsposition hat nur das Gesäß Kontakt zum Boden.

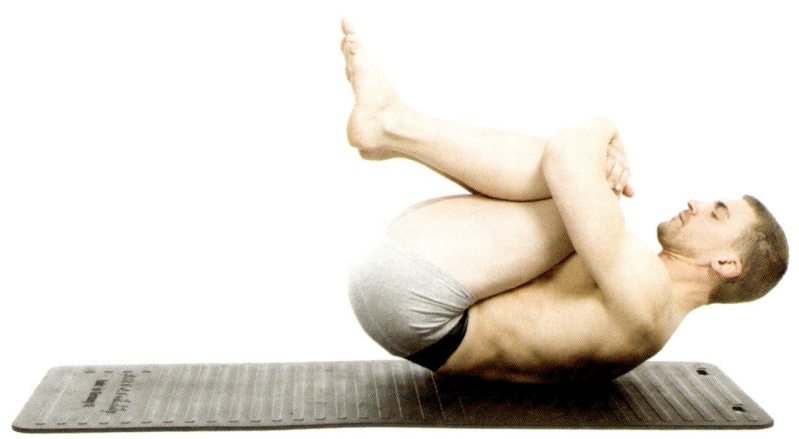

*Bewegungsablauf 1 – Baby-Roll-Position 2*

Aus dieser Position rollen Sie sich nun Wirbel für Wirbel in die Rücklage. Die Arme umklammern zunächst noch die Knie.

**11.0**

**TRAINING**

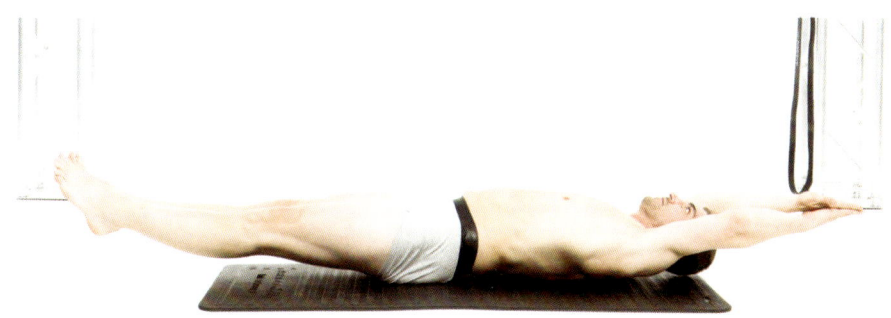

*Bewegungsablauf 2 – Baby-Roll-Position 3*

### Für Fortgeschrittene

In der Rücklage angekommen, spannen Sie Ihre Bauchmuskulatur weiter an, sodass der untere Rücken den Kontakt zum Boden hält. Bei fixiertem Rücken strecken Sie nun langsam und kontrolliert nacheinander Ihre Arme über den Kopf und Ihre Beine nach unten vom Körper weg.

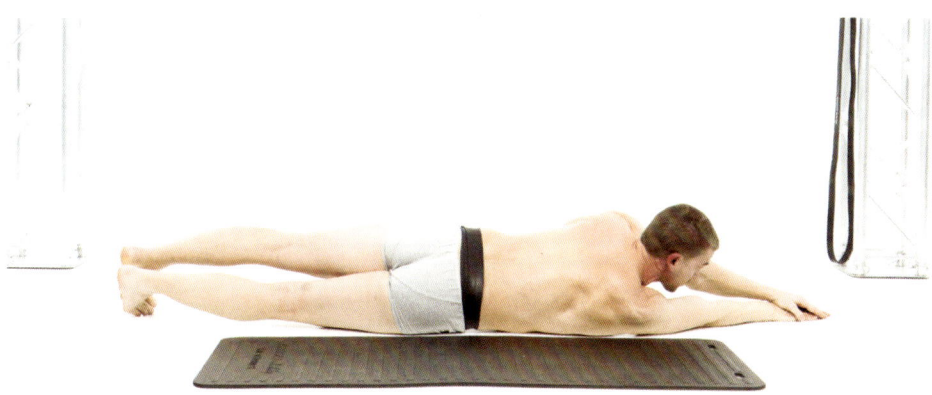

*Training 11.0 – Baby-Roll-Position 4*

Aus der Rücklage drehen Sie sich mithilfe Ihrer Rumpfmuskulatur in die Bauchlage und umgekehrt. Die Arme und Beine haben dabei keinen Kontakt zum Boden. Die gesamte Bewegung bezeichnen wir als *Baby Roll*, Entfaltung aus der Embryoposition in Streckung und Drehung um die eigene Körperachse.

**11.0**

**ÜBERLASTUNGSZONE**

# ÜBERLASTUNGSZONE UNTERER RÜCKEN

| Nr. | Indikation | Überlastungszone | Diagnose/Symptome | Ursachen | |
|-----|------------|------------------|-------------------|----------|---|
| 11 | LWS-Syndrom (Lendenschmerz) | Unterer Rücken | Dumpfe oder stechende Schmerzen im Lendenwirbelbereich | • Bandscheibenschäden, Funktionsstörungen und Blockierungen der Wirbel<br>• Nach Heben eines schweren Objekts<br>• Nach Drehbewegungen | |
| | Piriformissyndrom | Tiefer Gesäßmuskel | Starke Schmerzen in der Gesäßregion | • Irritation des Ischiasnervs | |

**VERLETZUNGSZONE**

# VERLETZUNGSZONE UNTERER RÜCKEN

| Nr. | Indikation | Verletzungszone | Diagnose/Symptome | Häufige Ursachen | |
|-----|------------|-----------------|-------------------|------------------|---|
| 11 | Bandscheibenvorfall | Unterer Rücken | Schmerzen an der Wirbelsäule, Schmerzen können in Beine und Arme ausstrahlen. | **Nonkontakt**<br><br>Abnutzung der Bandscheiben, Übergewicht, schwache Bauch- und Rückenmuskulatur | |

**11.0**

**ÜBERLASTUNGSZONE**

| Training mit Vitality-Flossband | Beschreibung | Hinweise/Tipps |
|---|---|---|
| | Umarmen Sie, am Boden sitzend, Ihre Knie und ziehen Sie sie so dicht wie möglich an den Körper heran. Lassen Sie sich nach hinten auf den Rücken rollen. Wiederholen Sie die Bewegung mehrfach. | Länge: 2 m<br>Breite: 5 cm<br>Zugstärke: 70-80 % oben nach hinten unten |
| | Ziehen Sie das obere rechte Bein mit der unteren, linken Hand so weit wie möglich Richtung Brust und drücken es Richtung Boden. Mit der oberen, rechten Hand greifen Sie hinter dem Körper nach dem unteren, linken Sprunggelenk/Fußrücken. | Länge: 3 m<br>Breite: 5 cm<br>Zugstärke: 70-80 % hinten, 50 % vorne |

**VERLETZUNGSZONE**

| Akutphase 1.-5. Tag | Proliferationsphase 5.-21. Tag | Konsolidierungsphase ab 21. Tag |
|---|---|---|
| Kein Flossing | Screening<br>Wrapping<br>Aktivierung<br>Training<br>Therapie | Screening<br>Wrapping<br>Aktivierung<br>Training<br>Therapie<br><br>=> Return to Activity Entscheidung |

# 12.0 MITTLERER RÜCKEN (BWS)

Die Brustwirbelsäule (BWS) ist der mittlere Teil des Rückens. Hier kommen besonders die Kräfte der oberen Extremität und des Rumpfs zusammen. Über die Rippen können auch Atembewegungen direkten Einfluss auf den Rücken haben.

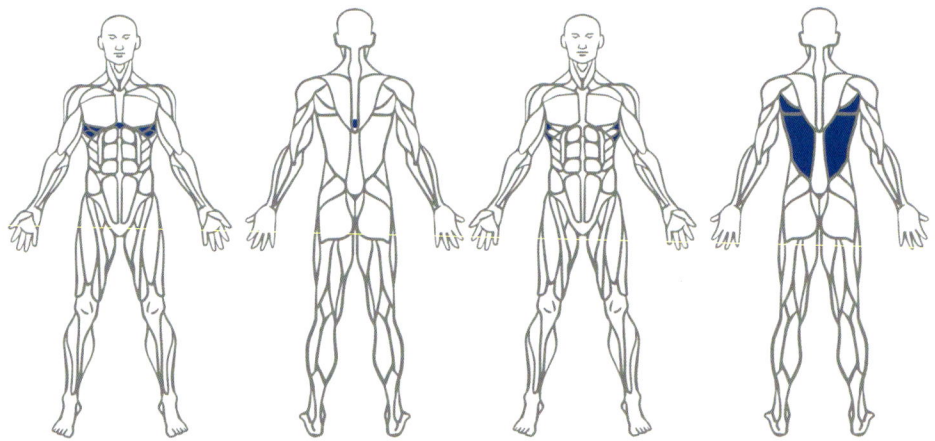

*Abb. 25: Modell Spannungszone mittlerer Rücken / Zwerchfell (BWS)*

**Ziel:** Überprüfung der Beweglichkeit des mittleren Rückens.

**Hinweise**:

Vitality-Screeningbogen Nummer 12

Der Test sollte ohne Schuhe erfolgen.

Sie sollten jedes Screening in der Regel nur einmal durchführen. Jede Zielposition, die nicht beim ersten Versuch uneingeschränkt erreicht wird, wird als Fehler bewertet. Sollte sich der Tester unsicher sein, kann das Screening ein zweites oder drittes Mal wiederholt werden.

# SCREENING MITTLERER RÜCKEN – BWS-ROTATION

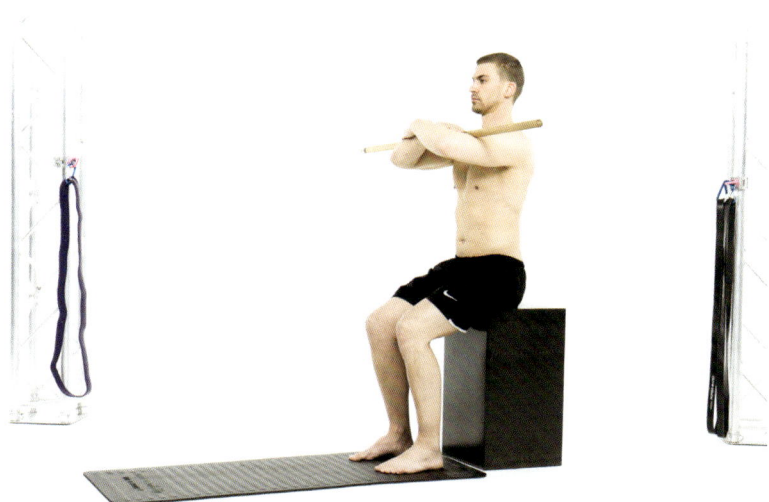

*Ausgangsposition BWS*

Setzen Sie sich auf einen Stuhl oder einen Hocker und nehmen Sie eine aufrechte Sitzposition ein. Die Ellbogen und der Holzstab befinden sich auf Schulterhöhe.

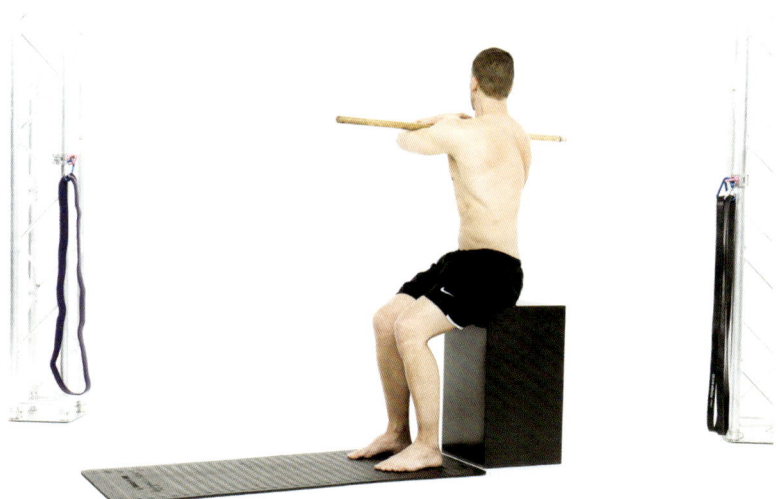

*Zielposition BWS*

Rotieren Sie nun aus der BWS zunächst um > 50° nach rechts und anschließend nach links. Achten Sie dabei darauf, dass Sie das Becken dabei fixieren.

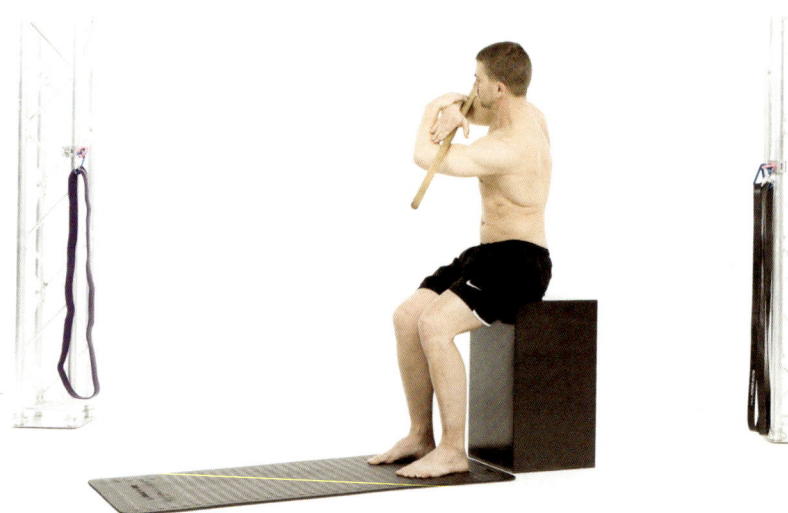

*Fehler*

Lässt sich die Rotation der BWS nur in eine oder in keine Richtung > 50° korrekt ausgeführt, gilt das Screening als nicht bestanden. Gleiches gilt bei Absenken des Ellbogens und/oder der Schulter.

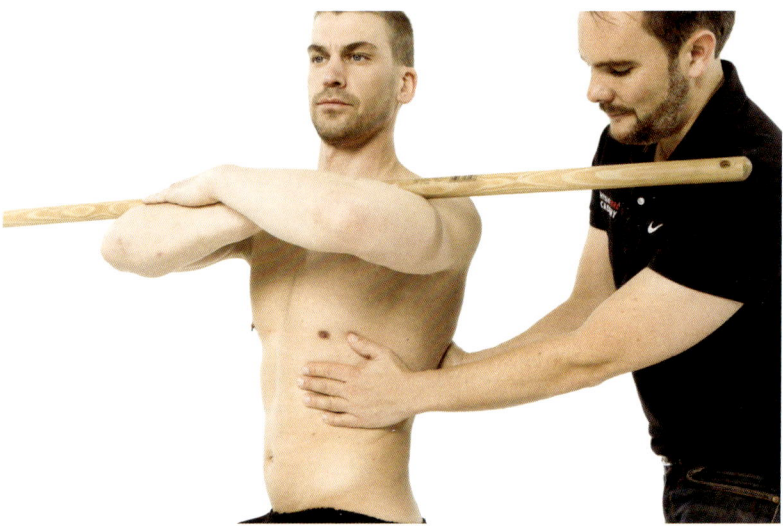

*Zugrichtung*

**Hands-on:** Rechts/links, Bestimmung der Richtung, die verbessert werden soll.

# WRAPPING MITTLERER RÜCKEN

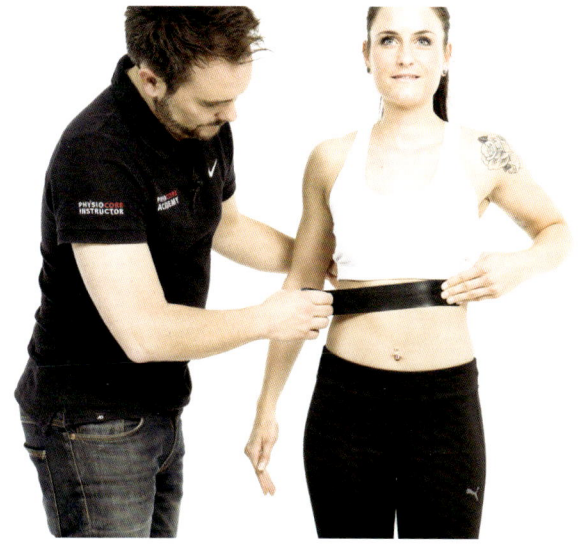

*Anker an der BWS, Patient hilft.*

Legen Sie den Anker an der BWS. Ihr Sportler sollte Ihnen dabei helfen, das Flossband zu fixieren.

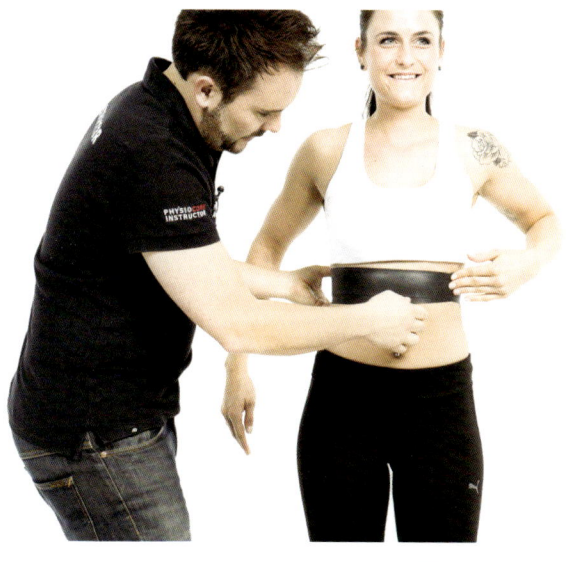

*Fertiger BWS-Wrap*

Wickeln Sie das Flossband mit einer Zugstärke von 50-60 % und befestigen Sie das Ende unter einer Flossbandkante.

**Beachten:** Nicht zu viel Zug einsetzen, weil die Atembewegung eingeschränkt wird und die Leber komprimiert wird, dies kann zu Benommenheit führen.

**Tipp:** Diese Anlage kann auch bei Ausatemproblemen (z. B. Asthma) sinnvoll sein, weil das Diaphragma durch das Wrap jetzt besser arbeiten kann. Allgemein kann diese Anlage die Spannungsverhältnisse in diesem Bereich deutlich verbessern.

**12.0**

# THERAPIE MITTLERER RÜCKEN

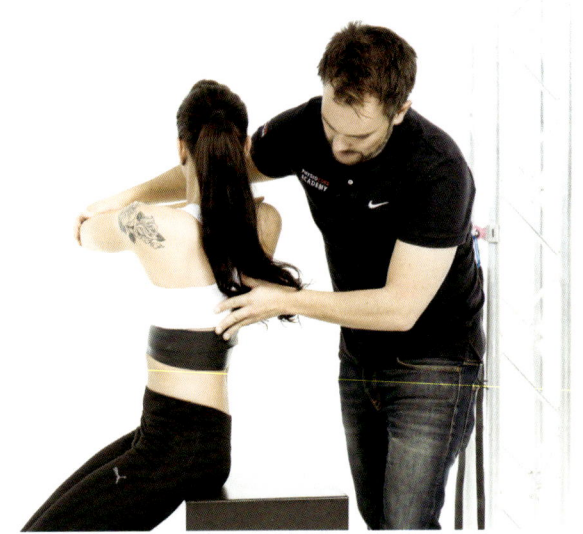

*Therapie BWS-Position 1*

**Assistierte Oberkörperrotation bei fixiertem Becken nach rechts**

Setzen Sie sich auf einen Stuhl oder einen Hocker und nehmen Sie eine aufrechte Sitzposition ein. Die Ellbogen befinden sich auf Schulterhöhe. Nun führen Sie durch Hilfe des Trainers oder Therapeuten eine Oberkörperrotation bei fixiertem Becken nach rechts und nach links durch.

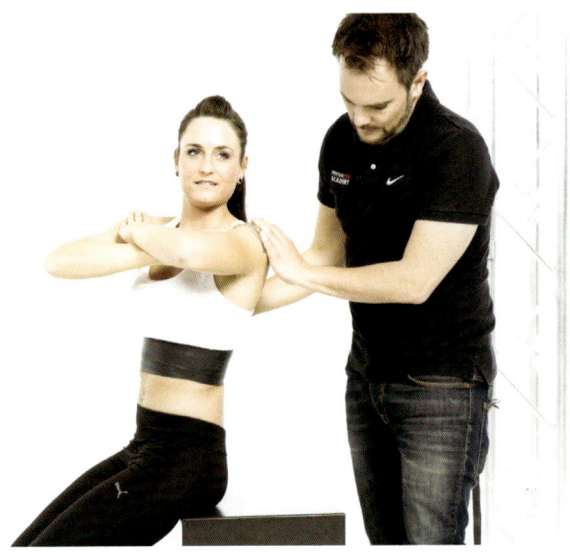

*Therapie BWS-Position 2*

Assistierte Oberkörperrotation bei fixiertem Becken nach links

# TRAINING ZWERCHFELL

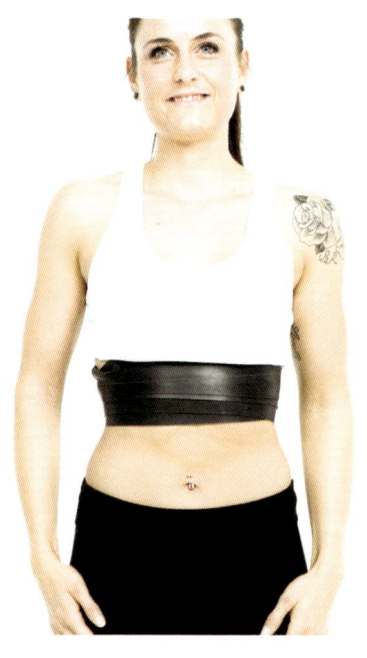

*Training BWS-Position 1*

Sie stellen sich aufrecht hin und lassen die Arme locker am Körper. Atmen Sie nun gegen den Widerstand mehrfach tief ein und wieder aus. Achten Sie bei der Ein- und Ausatmung auf einen flachen Bauch.

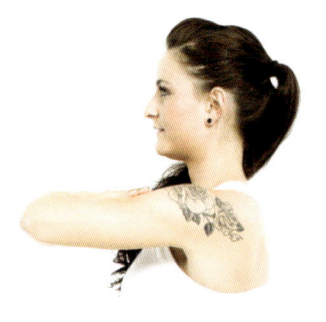

*Training BWS-Position 2*

Setzen Sie sich aufrecht auf einen Stuhl oder Hocker und legen Sie die Arme auf Ihre Schultern. Atmen Sie nun tief ein und wieder aus und rotieren dabei nach rechts und nach links.

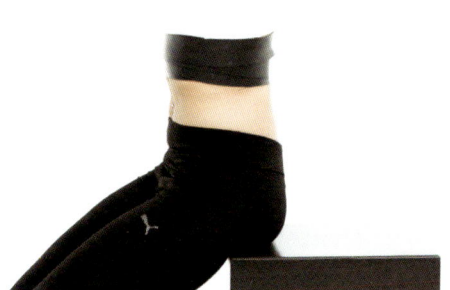

# 12.0 ÜBERLASTUNGSZONE MITTLERER RÜCKEN (BWS)

## TRAINING MIT DEM VITALITY-FLOSSBAND

| Nr. | Indikation | Überlastungszone | Diagnose/Symptome | Ursachen | |
|-----|-----------|------------------|-------------------|----------|---|
| 12 | **BWS-Syndrom** (Brustschmerz) | Burstwirbelsäule Schulterblatt, Zwerchfell, Rippen | Schmerzen im oberen Rücken, Brustregion | • Einschränkungen der Beweglichkeit der BWS<br>• Zu schwache Wirbelsäulenhaltemuskulatur<br>• Verspannungen | |

## THERAPIE MIT DEM VITALITY-FLOSSBAND

| Nr. | Indikation | Überlastungszone | Diagnose/Symptome | Ursachen | |
|-----|-----------|------------------|-------------------|----------|---|
| 12 | **BWS-Syndrom** (Brustschmerz) | Burstwirbelsäule Schulterblatt, Zwerchfell, Rippen | Schmerzen im oberen Rücken, Brustregion | • Einschränkungen der Beweglichkeit der BWS durch Blockierungen<br>• Zu schwache Muskeln<br>• Verspannungen | |

| Training mit Vitality-Flossband | Beschreibung | Hinweise/Tipps |
|---|---|---|
| | Der BWS-Wrap lässt sich um einen HWS/Nacken-Zug (siehe Wrapping 13.0) erweitern, indem das Flossband um die Schulter gewickelt wird. Mit dem Flossband und einem von vorne und einem von hinten auf Brustkorbhöhe kommenden Powerband führt der Sportler stehend gleichzeitig eine gegenläufige Druck- und eine Zugbewegung mit den Powerbändern aus. | **Länge: 3 m** **Breite: 5 cm** **Zugstärke: 70-80 % hinten** **50 % vorne** |

| Therapie mit Vitality-Flossband | Beschreibung | Hinweise/Tipps |
|---|---|---|
| | Assistierte Rotation der BWS bei fixiertem Becken, auch gegen Widerstand möglich (MET) | **Länge: 2 m** **Breite: 5 cm** **Zugstärke: 70-80 % hinten,** **50 % vorne** |

**12.0**

## ÜBERLASTUNGSZONE BRUSTWIRBELSÄULE

Schmerzen in der Brustwirbelsäule entstehen häufig durch zu langes Sitzen oder Stehen in einer schlechten Körperhaltung. Rotierende Tätigkeiten, die selten in einem großen Umfang ausgeführt werden (z. B. ein Umzug), können zu Beschwerden führen. Durch das Verspannen der Muskulatur entsteht eine Bewegungseinschränkung, die mit Schmerzen verbunden sein kann.

# VERLETZUNGSZONE MITTLERER RÜCKEN (BWS)

| Nr. | Indikation | Verletzungszone | Diagnose/Symptome | Häufige Ursachen | |
|-----|------------|-----------------|-------------------|------------------|---|
| 12 | Rippenbruch | Burstwirbelsäule/ Rippen | Schmerzen im Bereich der Brust, Ein- und Ausatmen evtl. mit krachenden Geräuschen verbunden | Kontakt<br><br>Direkte Krafteinwirkungen, Osteoporose | |

## EXPERTENWISSEN BWS

Die BWS ist eine Kompensationszone, die zahlreichen Einflüssen aus der HWS, der oberen Extremität sowie den Viszera unterliegt. Sie steht in direkter Verbindung zum Diaphragma abdominale und der Apertura thoracis superior (oberen Thoraxapertur). Fast alle viszeralen Organe werden über die sympathischen Spinalganglien der BWS versorgt. Zahlreiche Hautzonen (Head und Jarricot) befinden sich im BWS-Bereich.

Somatische Dysfunktionen der Wirbelsäule führen zu einer Senkung der Reizschwelle in dem zugehörigen Segment. Dadurch wird der Sympathikus angeregt, wodurch wiederum eine viszerale Funktionsstörung ausgelöst werden kann.

Laut Fred L. Mitchell können akute und rezidivierende segmentale Dysfunktionen der BWS auch die Folge einer ungleichmäßigen myofaszialen Spannung der Bauchdeckenmuskulatur sein.

**12.0**

**VERLETZUNGSZONE**

| Akutphase 1.-5. Tag | Proliferationsphase 5.-21. Tag | Konsolidierungsphase ab 21. Tag |
|---|---|---|
| Kein Flossing | Kein Flossing | Screening<br>Wrapping<br>Aktivierung<br>Training<br>Therapie<br><br>=> Return to Activity Entscheidung |

# 13.0 NACKEN (HWS/BWS-ÜBERGANG)

Zur Halswirbelsäule gehört der Bereich von den Schultern bis zum Kopf. Hier laufen viele Nerven und Gefäße Richtung Gehirn, deshalb ist es eine sehr sensible Zone.

Beim Flossing haben wir nur einen indirekten Einfluss auf die HWS, indem wir den Übergangsbereich zwischen HWS und BWS beeinflussen. Dies hat oft auch einen guten Effekt auf die Beweglichkeit der Halswirbelsäule.

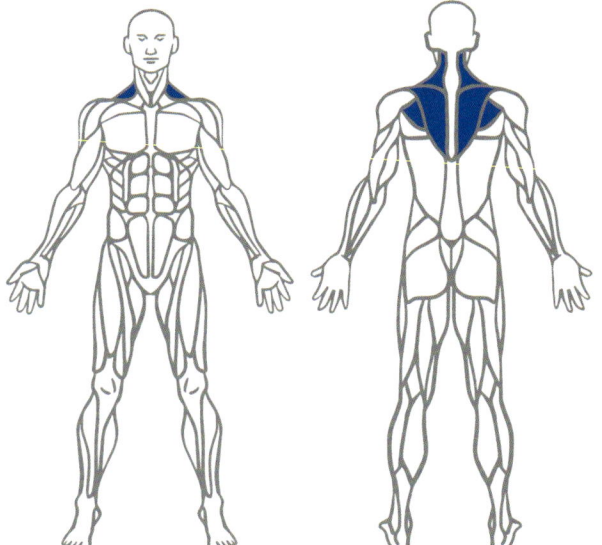

*Abb. 26: Modell Spannungszone Nacken (HWS-/BWS-Übergang)*

## SCREENING NACKEN – KINN ZUR BRUST

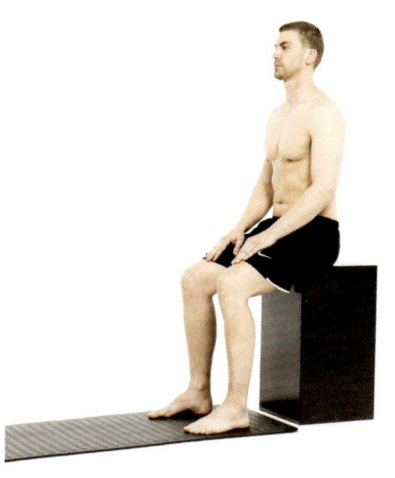

*Ausgangsposition*

**Aufrechte Sitzposition**
Setzen Sie sich in einer aufrechten Position auf einen Hocker oder Stuhl. Die Füße stellen Sie hüftbreit auseinander auf den Boden. Die Arme legen Sie auf die Oberschenkel und ziehen die Schultern leicht zurück.

**13.0**

**SCREENING**

*Zielposition*

Bewegen Sie das Kinn bei aufrechter Sitzposition zum Brustbein. Achten Sie darauf,
dass sich nur Ihr Kopf bewegt. Berühren Sie
mit dem Kinn nun das Brustbein.

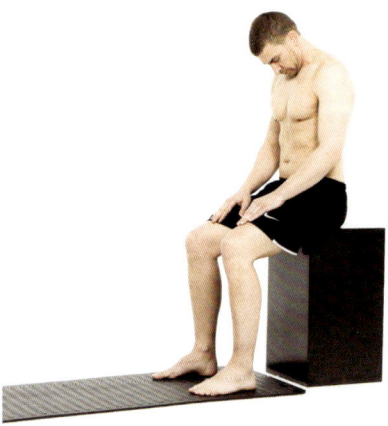

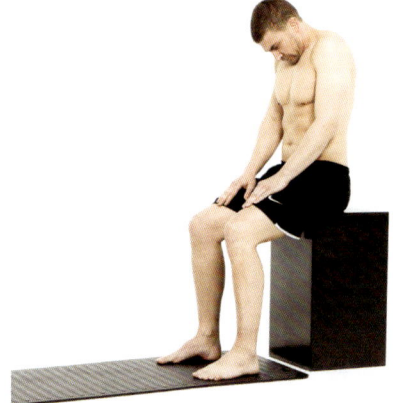

*Fehler*

Schaffen Sie es nicht, Ihr Brustbein mit dem
Kinn zu erreichen, ohne dass die Schultern
abheben, so gilt das Screening als nicht bestanden.

*Zugrichtung*

**Hands-on:** Verbessert die Entlastung der Haut und Faszie weg vom Kopf das Bewegungsausmaß?

**13.0**

WRAPPING

## WRAPPING NACKEN

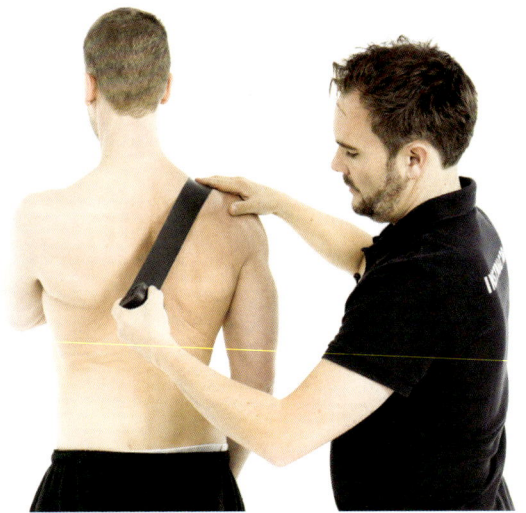

*Anker am Nacken*

Legen Sie den Anker auf dem Schlüsselbein.

**Tipp:** Der Sportler kann bei der Anlage des Ankers behilflich sein.

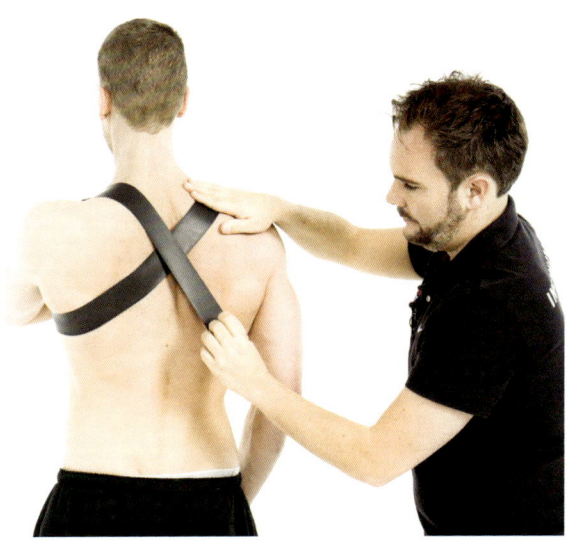

*Wraptechnik Nacken*

**Schulter x-wrappen**

Wickeln Sie nun von vorn nach hinten, unten über die Schulter diagonal über den Rücken, dann unter der Achselhöhle hindurch über die andere Schulter nach hinten und dann wieder diagonal zurück zur Anfangsseite. Auch hier entlang der Achsel zurück zur Ankerposition.

# TRAINING NACKEN

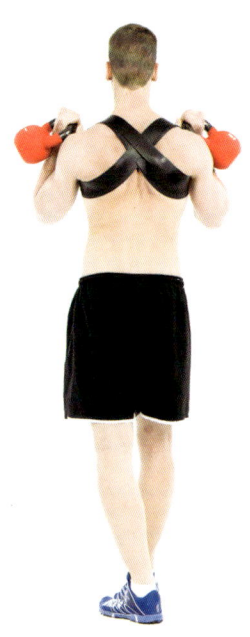

*Training Nacken Ausgangsposition*

**Kellnergang mit Kettlebells**

Nehmen Sie mit jeder Hand eine Kettlebell auf. Winkeln Sie die Arme, so weit es geht, an und halten Sie sie vor Ihre Schultern. Nehmen Sie eine aufrechte Position ein. Gehen Sie nun mit angewinkelten Armen 5 m vor und 5 m zurück. Achten Sie dabei darauf, dass Bauch und Gesäß fest und die Hüfte stabilisiert sind.

*Training Nacken Endposition*

**Handtaschengang mit Kettlebells**

Nehmen Sie mit jeder Hand eine Kettlebell auf und gehen Sie in eine aufrechte Position. Halten Sie die Arme gestreckt und leicht vom Körper weg, sodass die Kettlebells nicht Ihre Oberschenkel berühren. Die Schulterblätter ziehen Sie nach hinten unten. Gehen Sie nun 30-60 Sekunden geradeaus! Achten Sie dabei darauf, dass Sie Ihr Gesäß und die Bauchmuskulatur anspannen und nicht ins Hohlkreuz fallen.

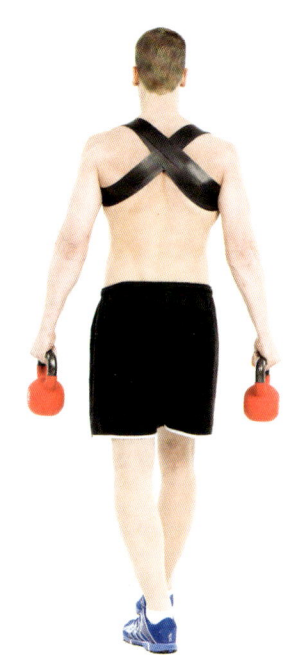

**ÜBERLASTUNGSZONE**

**13.0**

**VERLETZUNGSZONE**

# ÜBERLASTUNGSZONE NACKEN (HWS)

## TRAINING MIT DEM VITALITY-FLOSSBAND

| Nr. | Indikation | Überlastungszone | Diagnose/Symptome | Ursachen | |
|-----|-----------|------------------|-------------------|----------|---|
| 13 | HWS-Syndrom (Nackenschmerz) | Nacken | Bewegungseinschränkungen des Nackens/Kopfs, Kopfschmerzen | • Schlechte Körperhaltung<br>• Sitzende Tätigkeiten<br>• Plötzliche Kopfbewegungen | |

## THERAPIE MIT DEM VITALITY-FLOSSBAND

| Nr. | Indikation | Überlastungszone | Diagnose/Symptome | Ursachen | |
|-----|-----------|------------------|-------------------|----------|---|
| 13 | HWS-Syndrom Nackenverspannung | Nacken | Bewegungseinschränkungen des Nackens/Kopfes, Kopfschmerzen | • Schlechte Körperhaltung<br>• Sitzende Tätigkeiten<br>• Plötzliche Kopfbewegungen | |

# VERLETZUNGSZONE NACKEN (HWS)

| Nr. | Indikation | Verletzungszone | Diagnose/Symptome | Häufige Ursachen | |
|-----|-----------|-----------------|-------------------|------------------|---|
| 13 | Akutes HWS-Syndrom Schleudertrauma | Nacken | Nacken- und Kopfschmerzen, Schwindel, Schlafstörungen, Übelkeit | **Indirekter Kontakt**<br><br>Plötzliche Krafteinwirkungen auf die Halswirbelsäule (Autounfall) | |

**13.0**

**ÜBERLASTUNGSZONE**

| Training mit Vitality-Flossband | Beschreibung | Hinweise/Tipps |
|---|---|---|
| | Nehmen Sie mit jeder Hand eine Kettlebell auf und gehen Sie in eine aufrechte Position. Halten Sie die Arme gestreckt und leicht vom Körper weg. Die Schulterblätter ziehen Sie nach hinten unten. Gehen Sie nun 30-60 Sekunden geradeaus. | Länge: 3 m<br>Breite: 5 cm<br>Zugstärke: 70-80 % oben nach hinten unten |

| Therapie mit Vitality-Flossband | Beschreibung | Hinweise/Tipps |
|---|---|---|
| | Nackenverspannungen strahlen häufig bis in die Hände aus. Der Nackenwrap 13.0 lässt sich sinnvoll mit dem Ellenbogenwrap 17.0 kombinieren. Zur Entlastung des Nackens führt der Sportler den Kopf nach rechts, während der linke Arm nach links unten zieht. Dies führt zu einer Dehnung der Nackenmuskulatur. | Länge: 2 m<br>Breite: 5 cm<br>Zugstärke: 70-80 % hinten, 50 % vorne |

**VERLETZUNGSZONE**

| Akutphase 1.-5. Tag | Proliferationsphase 5.-21. Tag | Konsolidierungsphase ab 21. Tag |
|---|---|---|
| Kein Flossing | Kein Flossing | Screening<br>Wrapping<br>Aktivierung<br>Training<br>Therapie<br><br>=> Return to Activity Entscheidung |

# 14.0 SCHULTER AUSSENROTATION

Die Schulter besteht eigentlich aus vier Gelenken, dem Schulterblatt-Oberarmgelenk (GHG), dem Schultereckgelenk (ACG) und dem Schlüsselbein/Brustbeingelenk (SCG), funktional gehört auch das Muskelgelenk unter dem Schulterblatt dazu. Nur wenn alle vier Gelenke frei sind, ist die Bewegung in allen Dimensionen möglich.

Das Schultergelenk ist ein muskelgeführtes Gelenk. Es wird im Wesentlichen von den Rotationsmuskeln stabilisiert, ohne die Muskulatur und die Bänder hat das Gelenk keine Stabilität.

Durch Überlastung, Fehlhaltung oder Unfall kann es zum teilweisen Bewegungsverlust kommen. Ziel des Screenings ist es, die Struktur zu finden, die die meiste Einschränkung und/oder den Schmerz verursacht, dieser Teil wird dann geflosst.

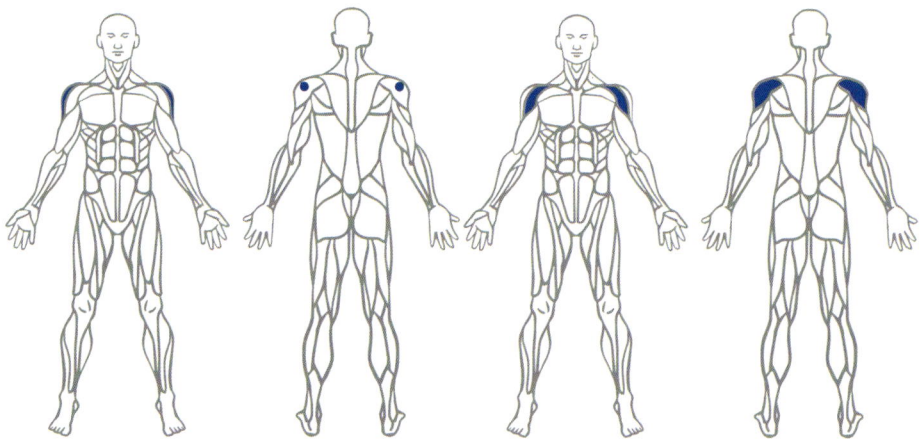

*Abb. 27: Modell Spannungszone Schulter innen/vorne/außen/hinten*

# SCREENING NACKENGRIFF

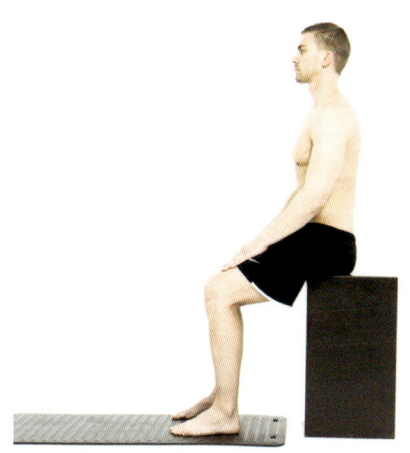

*Ausgangsposition Schulter ARO*

**Aufrechte Sitzposition**
Setzen Sie sich in einer aufrechten Position auf einen Hocker oder Stuhl. Die Füße stellen Sie hüftbreit auseinander auf den Boden. Die Arme legen Sie auf die Oberschenkel und ziehen die Schultern leicht zurück.

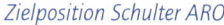

*Zielposition Schulter ARO*

Legen Sie die Hände in den Nacken und ziehen Sie die Ellbogen zurück. Achten Sie dabei darauf, dass die Ellbogen die Ohren passieren und Sie in der Brustwirbelsäule gestreckt bleiben.

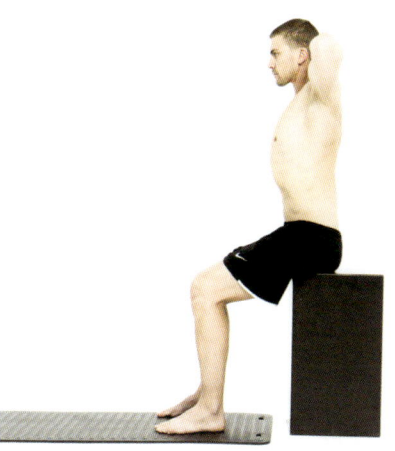

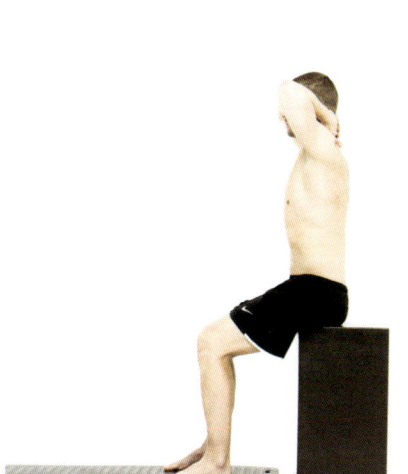

*Fehler Schulter ARO*

Das Screening gilt als nicht bestanden, wenn die Ellbogen die Ohren nicht passieren und/oder, die Hände den Nacken nicht erreichen.

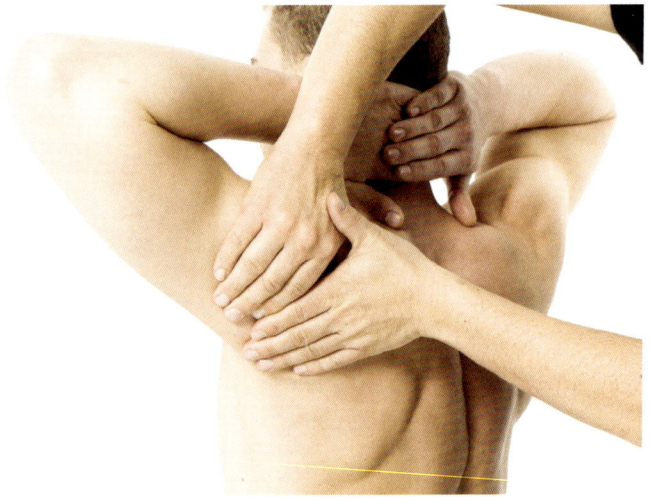

*Zugrichtung Schulter ARO*

**Hands-on:** Bestimmung Zugrichtung nach innen oder außen, durch Haut- und Faszienverschiebbarkeit. Der Zug wird in die Richtung verstärkt, zu der die Bewegung besser wird.

## WRAPPING SCHULTER

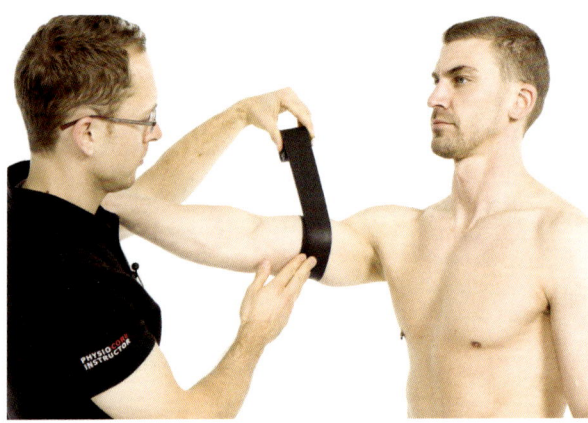

*Anker Schulterwrap 1*

Legen Sie den Anker innen am Oberarm an.

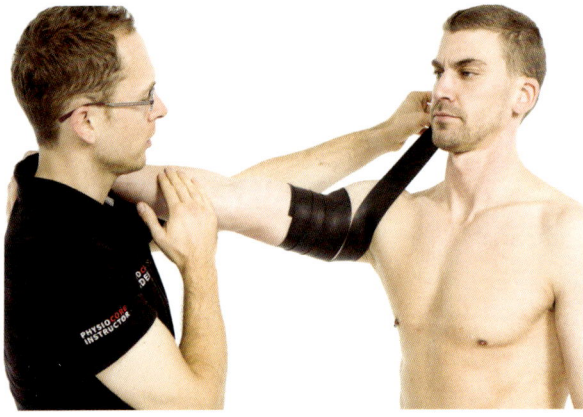

*Schulterwrap 2*

Wickeln Sie drei Züge von innen nach außen um den Oberarm. Achten Sie dabei auf 50 % Überlappung des Flossbandes. Anschließend wickeln Sie einen Zug diagonal in Richtung und über die Schulter.

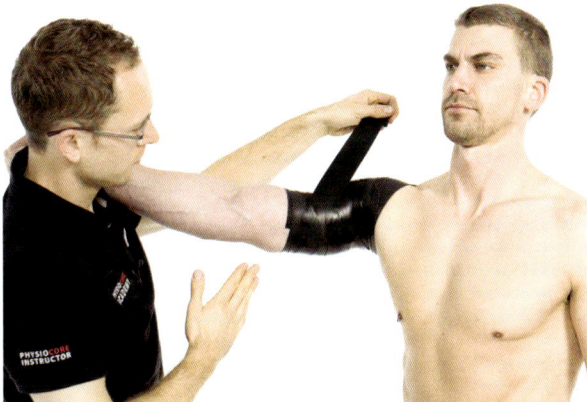

*Schulterwrap 3*

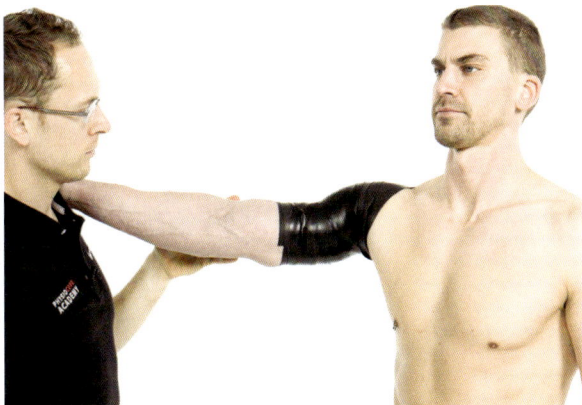

*Fertiger Schulterwrap*

Wickeln Sie das Flossband so, dass die gesamte Schulter umgeben ist. Fixieren Sie das Ende unter einer Flossbandkante.

# AKTIVIERUNG SCHULTER-ROLL-OUT

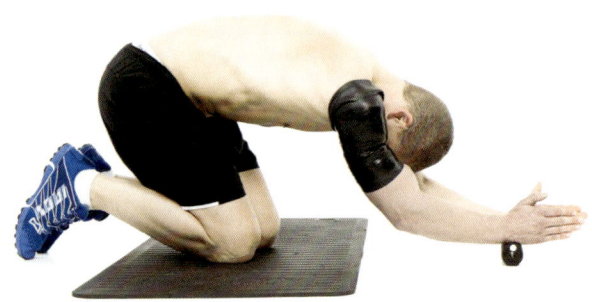

*Aktivierung Schulter –*
*Ausgangsposition*

**BWS Schulter-Roll-out-Position 1**

Nehmen Sie eine Mini-Black-Roll und knien Sie sich vor diese auf eine möglichst weiche Unterlage. Nehmen Sie Ihre Handflächen zusammen und legen Sie sich mit den Unterarmen auf die Rolle.

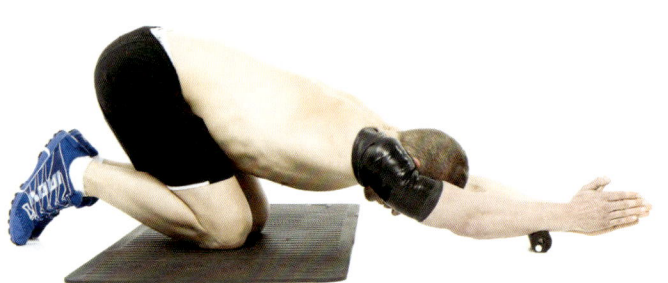

*Aktivierung Schulter –*
*Endposition*

**BWS Schulter-Roll-out-Position 2**

Schieben Sie sich auf der Mini-Black-Roll so weit es geht nach vorne durch, bis Ihre Arme eine Linie mit Ihrem Oberkörper bilden. Die kleine Rolle bewegt sich somit in Richtung des Ellbogens. Achten Sie darauf, dass Ihr Rücken gerade ist und die Arme, so weit es geht, gestreckt sind.

**Tipp:** Es kann auch eine große Faszienrolle benutzt werden.

# THERAPIE SCHULTER ARO

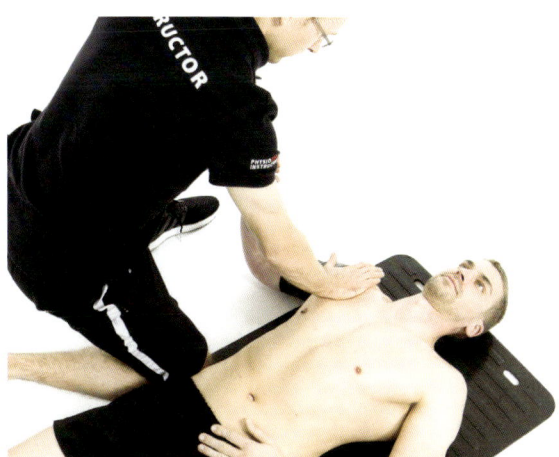

*Therapie Schulter – ARO-Position 1*

**Assistierte Mobilisation der Schulter in Innenrotation, Druck auf die vordere Kapsel**
Legen Sie sich auf den Rücken. Winkeln Sie den gewrappten Arm an. Eine zweite Person drückt mit einer Hand auf die vordere Kapsel der Schulter. Die andere Hand greift Ihr Handgelenk und rotiert den Arm über das Schultergelenk nach innen.

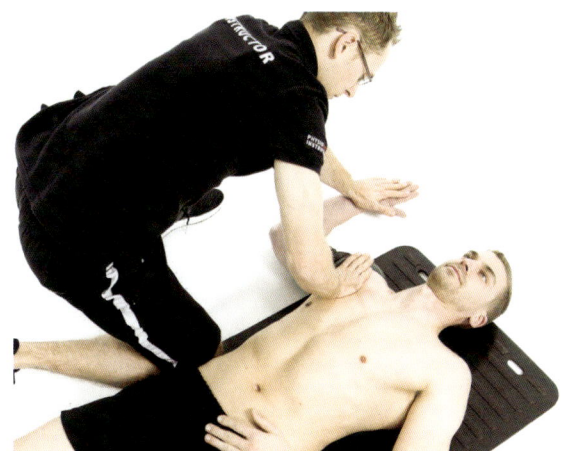

*Therapie Schulter – ARO-Position 2*

**Assistierte Mobilisation der Schulter in Außenrotation, Druck auf die vordere Kapsel**

**14.0**

**ÜBERLASTUNGSZONE**

# ÜBERLASTUNGSZONE SCHULTERGELENK

## TRAINING MIT DEM VITALITY-FLOSSBAND

| Nr. | Indikation | Überlastungszone | Diagnose/Symptome | Ursachen | |
|-----|------------|------------------|-------------------|----------|---|
| 14 | Schulterim-pignement | Schulter außen/oben | Schmerzen bei Abduktion des Arms sowie bei bei Über-Kopf-Belastung und Außenrotation | • Chronische Überlastung der Bandstrukturen<br>• Kalkanlagerungen an der Sehne des M. suprasspinatus.<br>• Schleimbeutelentzündung<br>• Muskuläre Dysbalancen<br>• Instabilität der Kapsel | |

## THERAPIE MIT DEM VITALITY-FLOSSBAND

| Nr. | Indikation | Überlastungszone | Diagnose/Symptome | Ursachen | |
|-----|------------|------------------|-------------------|----------|---|
| 14 | Schulterim-pignement | Schulter außen/oben | Schmerzen bei Abduktion des Arms sowie bei bei Über-Kopf-Belastung und Außenrotation | • Chronische Überlastung der Bandstrukturen<br>• Kalkanlagerungen an der Sehne des M. suprasspinatus.<br>• Schleimbeutelentzündung<br>• Muskuläre Dysbalancen<br>• Instabilität der Kapsel | |

**VERLETZUNGSZONE**

# VERLETZUNGSZONE SCHULTERECKGELENK

| Nr. | Indikation | Verletzungszone | Diagnose/Symptome | Häufige Ursachen | |
|-----|------------|-----------------|-------------------|------------------|---|
| 14 | Schulterluxa-tion | Schulter außen/oben | Arm ist ausgerenkt, Schmerz, Schwellung, Bewegung ist nicht möglich. | **Direkter oder indirekter Kontakt**<br><br>Durch Abschwächung oder Riss der Rotatorenmanschette | |

Ihr Schultereckgelenk bildet das Bindeglied zwischen Schlüsselbein und Schulterblatt. Das Gelenk bewegt sich bei all Ihren Armbewegungen mit, wodurch bei Schulterverletzungen Schmerzen bei großen Armbewegungen auftreten. Zu häufigsten Verletzungen in diesem

| Training mit Vitality-Flossband | Beschreibung | Hinweise/Tipps |
|---|---|---|
| | Schieben Sie sich auf der Mini-Black-Roll so weit es geht nach vorne durch, bis Ihre Arme eine Linie mit Ihrem Oberkörper bilden. Die kleine Rolle bewegt sich in Richtung des Ellbogens. | Länge: 2 m<br>Breite: 5 cm<br>Zugstärke: 70-80 % außen,<br>50 % innen |

| Therapie mit Vitality-Flossband | Beschreibung | Hinweise/Tipps |
|---|---|---|
| | Scherkompression am M. Deltoideus | Länge: 2 m<br>Breite: 5 cm<br>Zugstärke: 70-80 % außen,<br>50 % innen |

| Akutphase 1.-5. Tag | Proliferationsphase 5.-21. Tag | Konsolidierungsphase ab 21. Tag |
|---|---|---|
| Kein Flossing | Kein Flossing | Screening<br>Wrapping<br>Aktivierung<br>Training<br>Therapie<br><br>=> Return to Activity Entscheidung |

Gelenk zählen Zerrungen der ansetzenden Bänder, die zumeist durch einen Sturz auf die Schulter oder durch Überbelastung des Schultergürtels zustande kommen.

**15.0**

**SCHULTER INNENROTATION**

# 15.0 SCHULTER INNENROTATION

Die Schulter besteht eigentlich aus vier Gelenken, dem Schulterblatt-Oberarmgelenk (GHG), dem Schultereckgelenk (ACG) und dem Schlüsselbein/Brustbeingelenk (SCG); funktional gehört auch das Muskelgelenk unter dem Schulterblatt dazu. Nur wenn alle vier Gelenke frei sind, ist die Bewegung in allen Dimensionen möglich.

Das Schultergelenk ist ein muskelgeführtes Gelenk. Es wird im Wesentlichen von den Rotationsmuskeln stabilisiert, ohne die Muskulatur und die Bänder hat das Gelenk keine Stabilität.

Durch Überlastung, Fehlhaltung oder Unfall kann es zum teilweisen Bewegungsverlust kommen. Ziel des Screenings ist es, die Struktur zu finden, die die meiste Einschränkung und/oder den Schmerz verursacht, dieser Teil wird dann geflosst.

**SCREENING**

## SCREENING SCHÜRZENGRIFF FÜR INNENROTATION/STRECKUNG

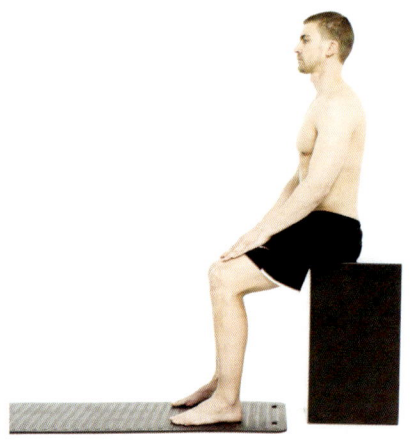

*Ausgangsposition Schürzengriff*

**Aufrechte Sitzposition**
Setzen Sie sich in einer aufrechten Position auf einen Hocker oder Stuhl. Die Füße stellen Sie hüftbreit auseinander auf den Boden. Die Arme legen Sie auf die Oberschenkel und ziehen die Schultern leicht zurück.

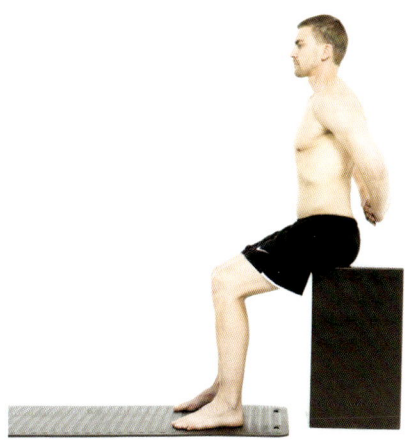

*Zielposition Schürzengriff*

Nehmen Sie die Hände hinter dem Rücken flach übereinander. Versuchen Sie, zwischen Händen und LWS einen Abstand von 5 cm zu erreichen. Erst dann ist die Übung korrekt ausgeführt.

*Fehler Schürzengriff*

Der Abstand Hände zu Körper beträgt weniger als 5 cm.

Die Übung ist nicht korrekt ausgeführt, wenn zwischen Händen und LWS kein Abstand von < 5 cm erreicht werden kann.

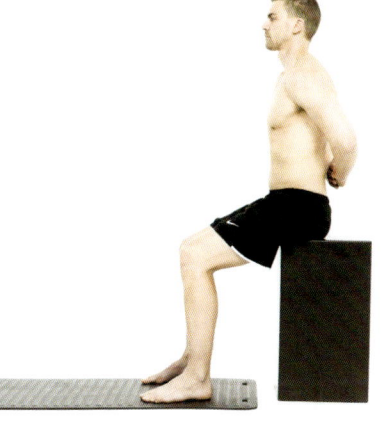

*Zugrichtung Schürzengriff*

**Hands-on:** Bestimmung der Zugrichtung nach innen oder außen, durch Haut- und Faszienverschiebbarkeit.

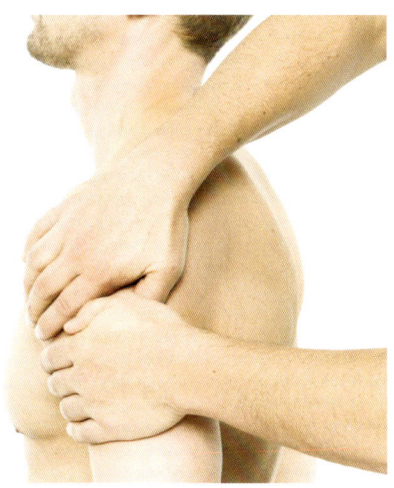

# AKTIVIERUNG/TRAINING SCHULTER

**Schultertraining 1:**

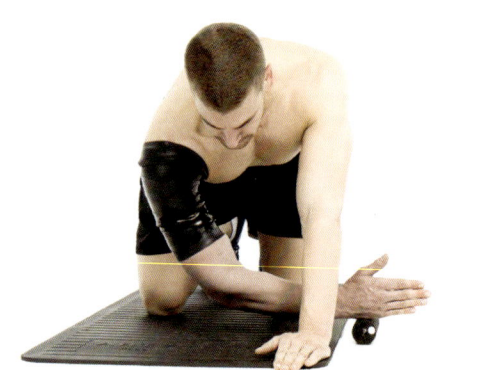

*Training Schulter Ausgangsposition*

**Seitlicher BWS-Roll-out**

Gehen Sie in den Vierfüßler-stand und legen Sie sich eine Mini-Black-Roll links vom Kör-per auf Achselhöhe! Die rech-te Hand schieben Sie hinter der linken Hand entlang auf die Rolle.

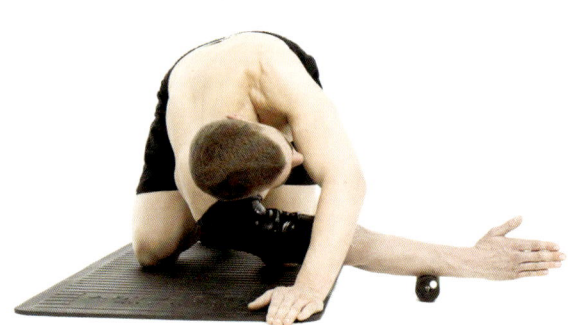

*Training Schulter Endposition*

**Seitlicher BWS-Roll-out**

Schieben Sie sich nun über die Rolle unter dem freien Arm hindurch. Achten Sie darauf, dass der Daumen dabei im-mer nach oben zeigt. Die Ziel-position ist erreicht, wenn die geflosste Schulter am tiefsten Punkt ist und der Arm parallel zum Boden verläuft.

**Schultertraining 2:**

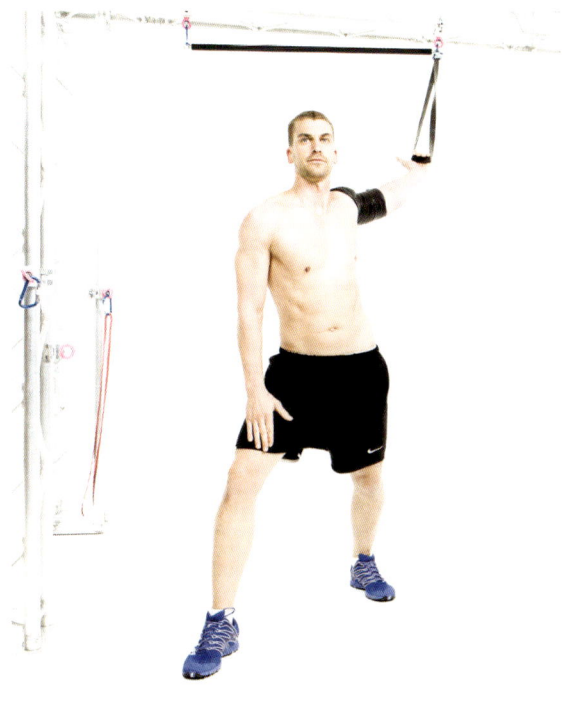

*Training Schulter 2*

Greifen Sie mit der geflossten Seite ein Powerband, das etwas erhöht hinter Ihnen befestigt ist. Gehen Sie nun mit ihrer Schulter in eine Außenrotation mit leichtem Zug nach hinten.

**Schulteraußenrotation mit Traktion durch Powerband**

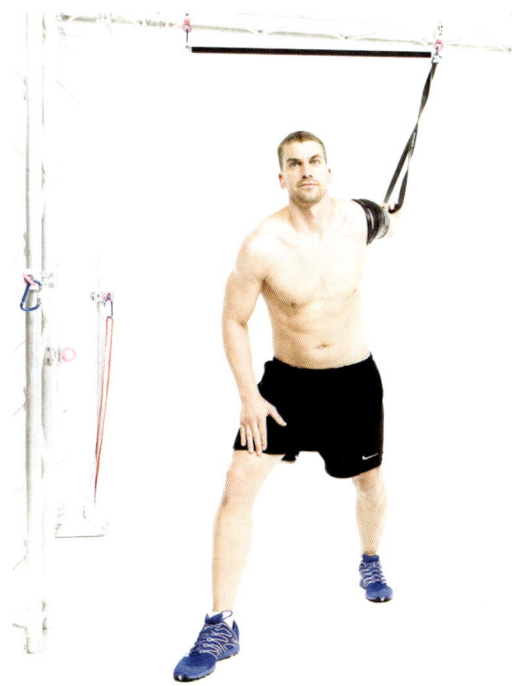

**Schulterinnenrotation mit Traktion durch Powerband**

Schultertraining 3:

Türkisches Aufstehen Phase 1-3 von der Rücklage in den diagonalen Schulter-Hüftstütz

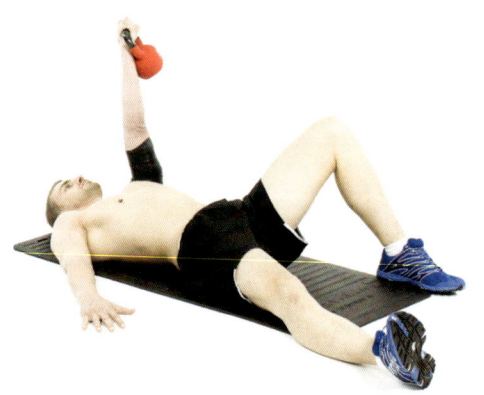

### Training Schulter Position 1

Legen Sie sich auf den Rücken und strecken den geflossten Arm mit einer Kettlebell senkrecht nach oben. Winkeln Sie das Bein der geflossten Seite um 90° im Kniegelenk an und stellen es im 45°-Winkel zum Körper auf. Das freie Bein und der freie Arm sind lang gestreckt.

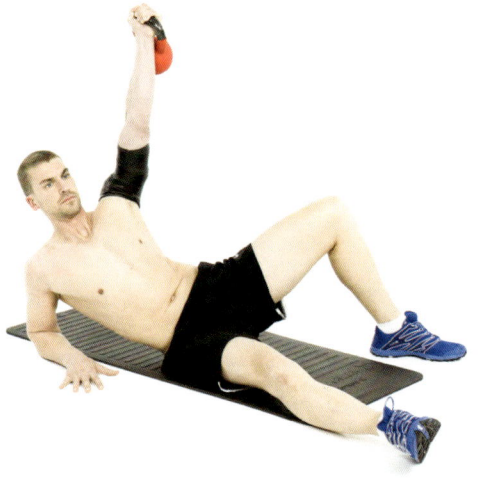

### Training Schulter Position 2

Richten Sie nun den Oberkörper über einen stabilen Rumpf auf und gehen Sie auf den freien Unterarm. Achten Sie darauf, dass Arm und Kettlebell dabei die ganze Zeit senkrecht nach oben gestreckt sind und das Knie nach außen gedreht bleibt.

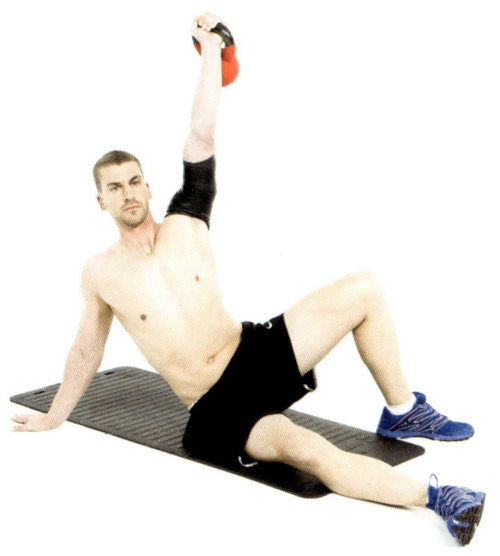

**15.0**

**AKTIVIERUNG/TRAINING**

*Training Schulter Position 3*

Richten Sie den Oberkörper weiter auf und strecken Sie den freien Arm durch.

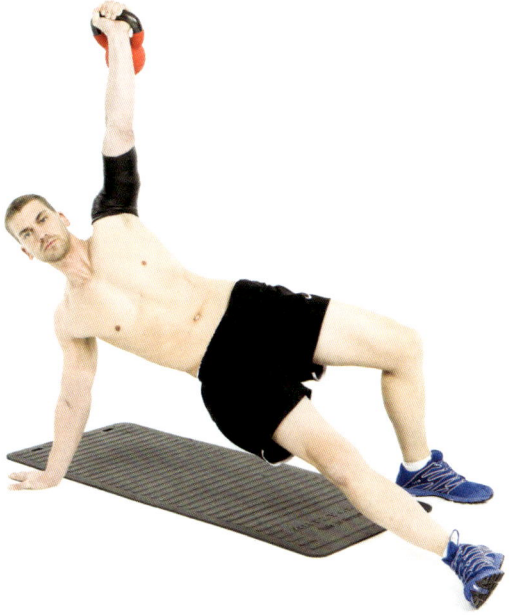

*Training Schulter Position 4*

Heben Sie die Hüfte über das gestreckte Bein. Beide Arme bilden eine gerade Linie vom Boden bis Richtung Decke. Die Belastung verteilt sich gleichmäßig auf den stützenden Arm und das gebeugte Bein.

**Hinweis:** Sie können den kompletten Bewegungsablauf auch ohne die Kettlebell durchführen.

**15.0**

**ÜBERLASTUNGSZONE**

# ÜBERLASTUNGSZONE SCHULTER INNEN

## TRAINING MIT DEM VITALITY-FLOSSBAND

| Nr. | Indikation | Überlastungszone | Diagnose/Symptome | Ursachen | |
|---|---|---|---|---|---|
| 15 | Werferschulter (anteriore Instabilität) | Schulter vorne/ innen | Druck- und Belastungsschmerz der vorderen Schulter bei Über-Kopf-Belastung und Außenrotation | • Mikrotraumen der langen Bizepssehne und der Rotatorenmanschette<br>• Muskelschwächen der Rotatoren im Schultergelenk<br>• Instabilität der Schultergelenkkapsel | |

## THERAPIE MIT DEM VITALITY-FLOSSBAND

| Nr. | Indikation | Überlastungszone | Diagnose/Symptome | Ursachen | |
|---|---|---|---|---|---|
| 15 | Werferschulter (Tendopathie biceps humeri) | Schulter vorne/ innen | Druck- und Belastungsschmerz der vorderen Schulter bei Über-Kopf-Belastung und Außenrotation | • Mikrotraumen der langen Bizepssehne und der Rotatorenmanschette<br>• Muskelschwächen der Rotatoren im Schultergelenk<br>• Instabilität der Schultergelenkkapsel | |

**VERLETZUNGSZONE**

# VERLETZUNGSZONE SCHULTER INNEN

| Nr. | Indikation | Verletzungszone | Diagnose/Symptome | Häufige Ursachen | |
|---|---|---|---|---|---|
| 15 | Schlüsselbeinfraktur | Schulter vorne/ innen | Armhebung ist eingeschränkt und schmerzhaft, sichtbare Beule im Bereich des Knochens. | **Kontakt**<br><br>Sturz auf den Arm/die Schulter, beim Autounfall – durch Sicherheitsgurt | |

**15.0**

**ÜBERLASTUNGSZONE**

| Training mit Vitality-Flossband | Beschreibung | Hinweise/Tipps |
|---|---|---|
| | Greifen Sie mit der geflossten Seite ein Powerband, das etwas erhöht hinter Ihnen befestigt ist. Gehen Sie nun mit Ihrer Schulter in eine Außenrotation mit leichtem Zug nach hinten. Wiederholen Sie die Bewegung mehrfach. | Länge: 2-3 m<br>Breite: 5 cm<br>Zugstärke: 70-80 % außen, 50 % innen |

| Therapie mit Vitality-Flossband | Beschreibung | Hinweise/Tipps |
|---|---|---|
| | Sliding M. pectoralis major, der vorderen Kapsel und des Biceps | Länge: 2 m<br>Breite: 5 cm<br>Zugstärke: 70-80 % außen, 50 % innen |

**VERLETZUNGSZONE**

| Akutphase 1.-5. Tag | Proliferationsphase 5.-21. Tag | Konsolidierungsphase ab 21. Tag |
|---|---|---|
| Kein Flossing | Kein Flossing | Screening<br>Wrapping<br>Aktivierung<br>Training<br>Therapie<br><br>=> Return to Activity Entscheidung |

# 16.0 OBERARM BIZEPS/TRIZEPS/ELLBOGEN

Der Ellbogen besteht aus drei Gelenken: dem Oberarmspeichengelenk (HUG) und dem Oberarmellengelenk (HRG) sowie dem Ellenspeichengelenk (RUG) Das Oberarmellengelenk ist für Beugung und Streckung verantwortlich, dass Oberarmspeichengelenk ist zusammen mit dem Ellenspeichengelenk für die Drehung des Unterarms verantwortlich.

Im Ellbogenbereich finden sich häufig auch Überlastungen der Muskelansätze und der Sehnen (Tennisarm und Golfarm).

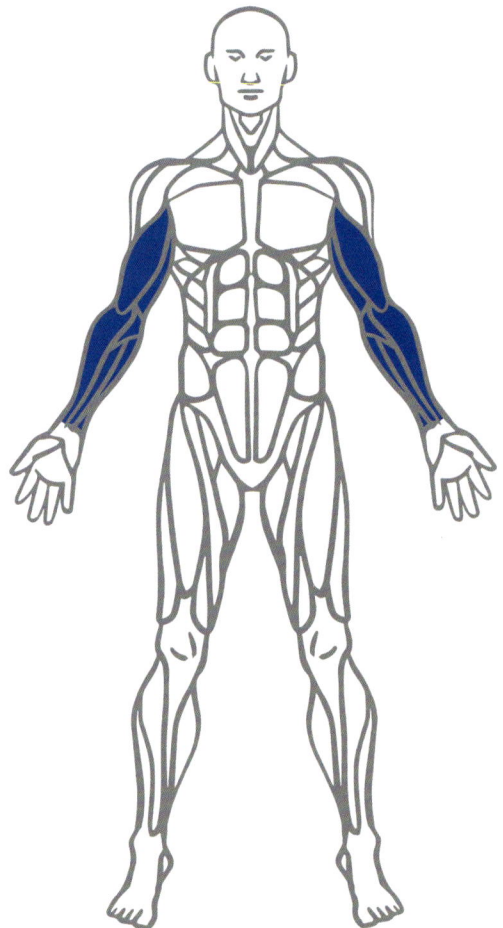

*Abb. 28: Modell Spannungszone Oberarm vorne/hinten; Ellbogen; Unterarm*

## SCREENING ELLBOGENBEUGUNG

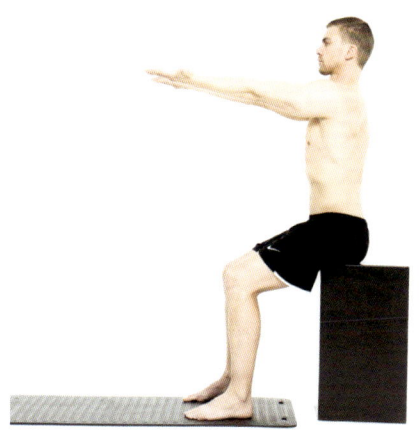

*Ausgangsposition Ellbogenbeugung*

Aufrechte Sitzposition, die Arme sind gestreckt vorm Körper, die Handflächen zeigen in Richtung Decke.

Setzen Sie sich in einer aufrechten Position auf einen Hocker oder Stuhl. Die Füße stellen Sie hüftbreit auseinander auf den Boden. Die Arme sind gestreckt vor dem Körper und die Handflächen zeigen nach oben.

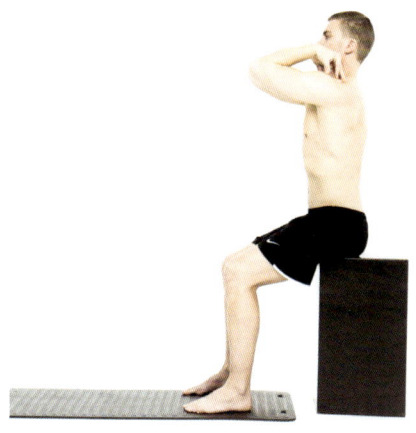

*Zielposition Ellbogenbeugung*

Führen Sie die Fingerspitzen durch maximale Flexion im Ellbogengelenk zu den Schultern. Achten Sie dabei darauf, dass die Unterarme durchgängig über den Oberarmen liegen.

*Fehler Ellbogenbeugung*

Das Screening gilt als nicht bestanden, wenn die Finger die Schultern bei korrekter Ausführung nicht berühren.

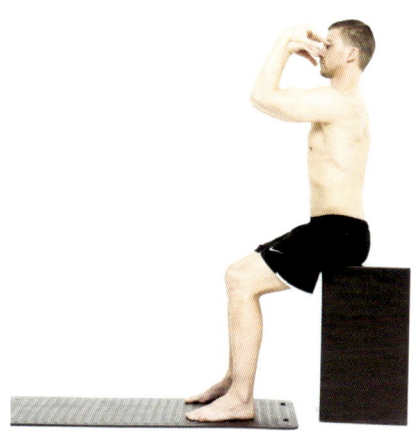

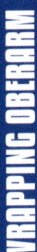

**16.0**

**SCREENING**

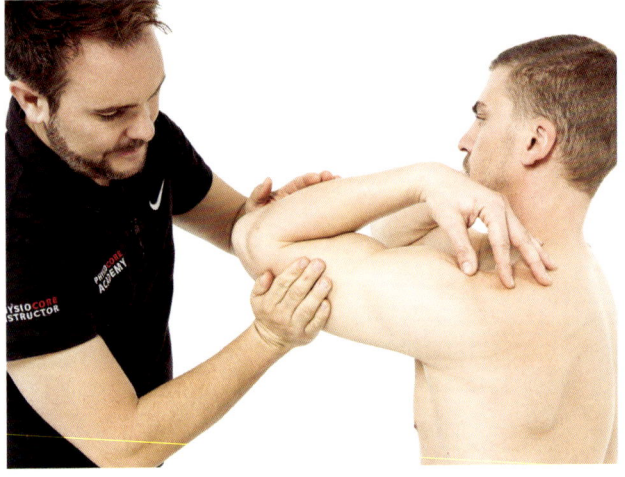

*Zugrichtung Ellbogenbeugung*

**Hands-on:** Bestimmung der Zugrichtung nach innen oder außen durch Test der Haut- und Faszienverschiebbarkeit. Der Zug wird in die Richtung ausgerichtet, zu der wir eine Beweglichkeitsverbesserung oder Schmerzlinderung erzielen!

**WRAPPING OBERARM**

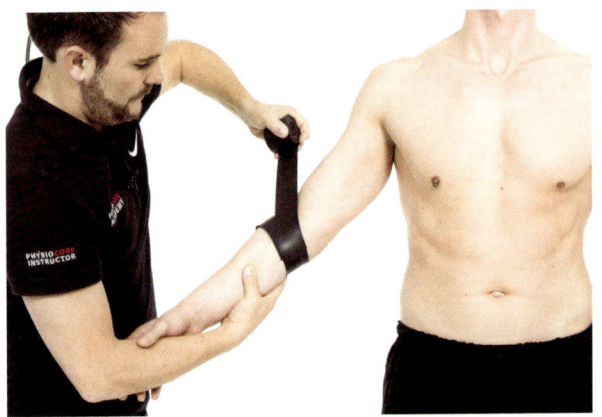

*Wrap Oberarm Anker*

Legen Sie den Anker unterhalb vom Ellbogen.

*Wrap Oberarm*

Wickeln Sie das Flossband vom Ellbogen vom Unterarm in Richtung Körpermitte einschließlich des Bizeps.

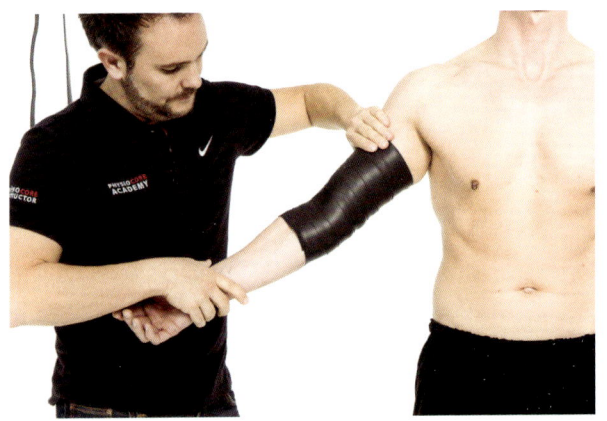

# AKTIVIERUNG OBERARM

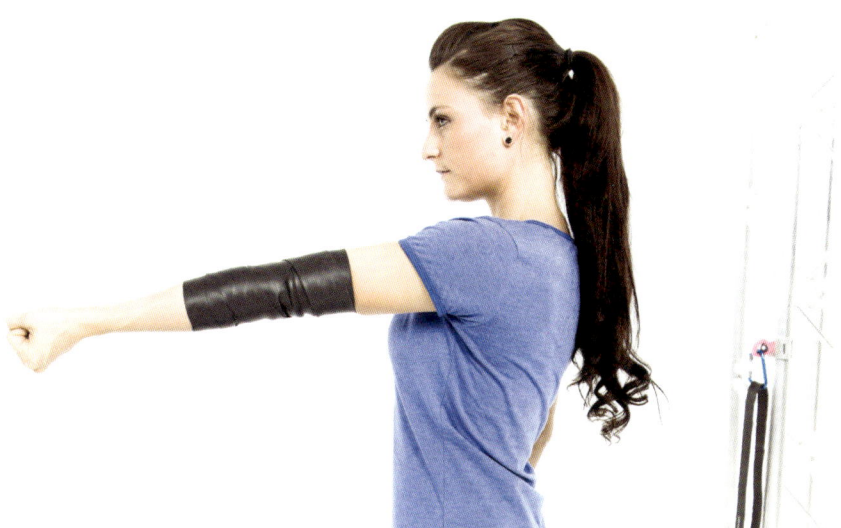

*Aktivierung Ellbogen Ausgangsposition*

Stellen Sie sich in eine aufrechte Position. Strecken Sie den Arm, mit der Handinnenseite nach oben, vor dem Körper.

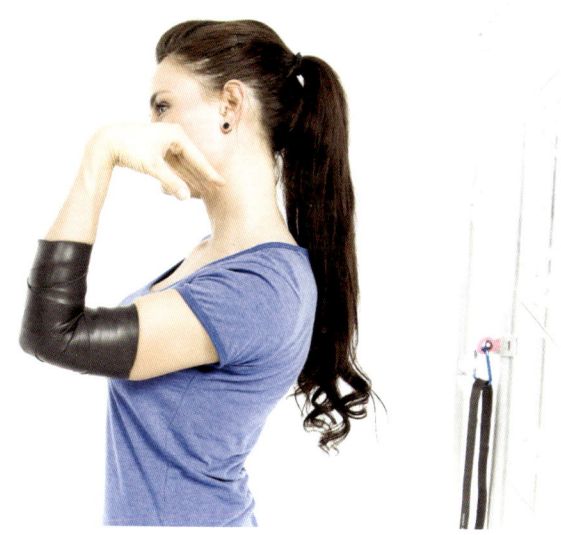

*Aktivierung Ellbogen Endposition*

Beugen Sie den Arm und führen Sie die Fingerspitzen zur Schulter.

## 16.0 THERAPIE OBERARM

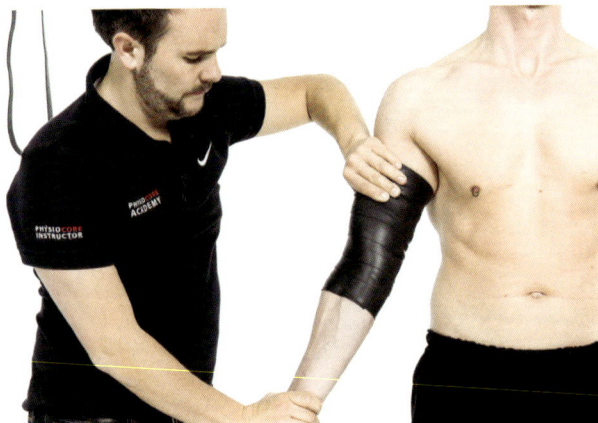

*Querfriktion Oberarm*

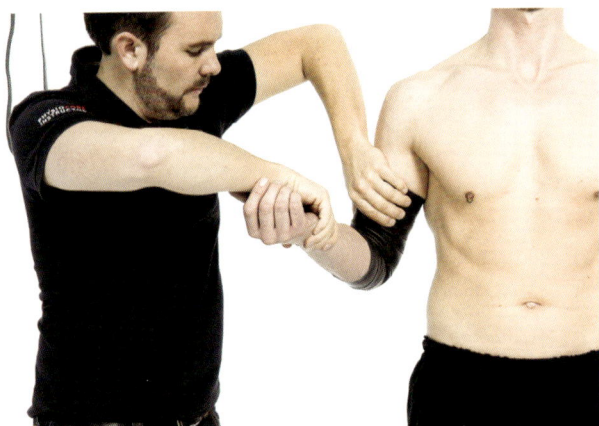

*Exzentrisches Training am Oberarm*

In der Ausgangsposition liegt der Oberarm eng am Körper des Trainierenden. Der geflosste Ellbogen ist < 90° gebeugt. Mit der einen Hand fixiert der Therapeut oder Trainer den Oberarm des Trainierenden. Mit der anderen greift er das Handgelenk des geflossten Arms und drückt es nach unten Richtung Boden. Der Trainierende versucht, diesen Widerstand abzubremsen.

# TRAINING OBERARM

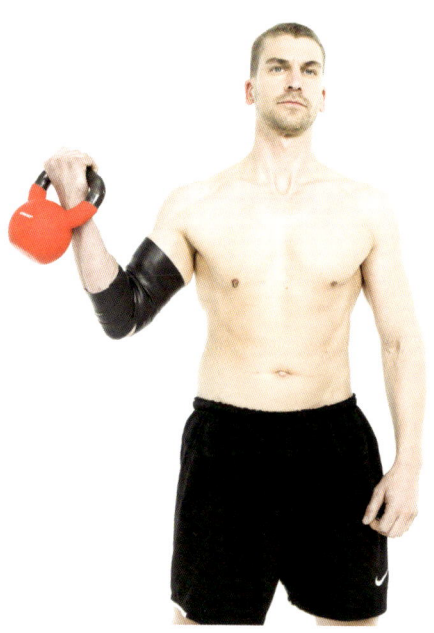

*Training Oberarm Ausgangsposition*

**Exzentrischer Bizepscurl**
Nehmen Sie eine Kettlebell in die Hand und halten Sie diese bei gebeugtem Arm auf Höhe der Schulter.

*Training Oberarm Endposition*

**Exzentrischer Bizepscurl**
Führen Sie den Arm in einer abbremsenden Bewegung über die 90°-Position bis zu einem Winkel von 160°.

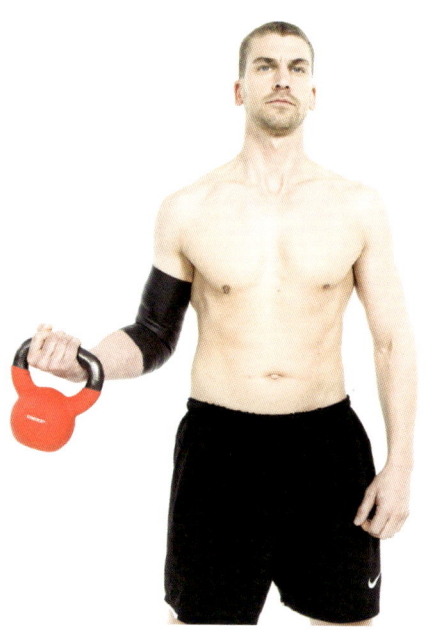

## WRAPPING ELLBOGEN TENNISARM/GOLFERARM

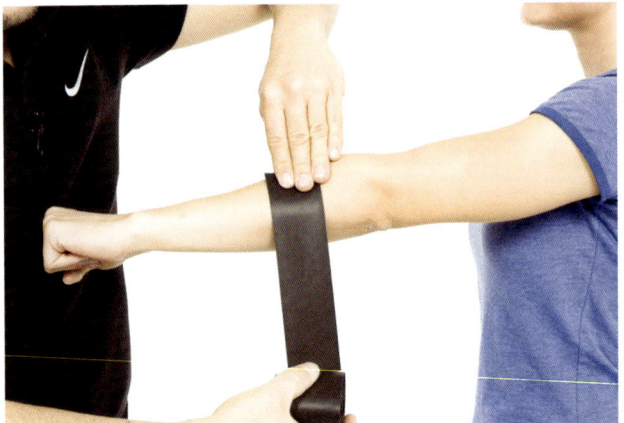

*Wrap Ellbogen Anker*

Legen Sie den Anker unterhalb des Ellbogens an. Die Hand ist dabei zu einer Faust geballt. Achten Sie darauf, dass die Zugrichtung abhängig von der Indikation (Tennis- oder Golferellbogen) ist.

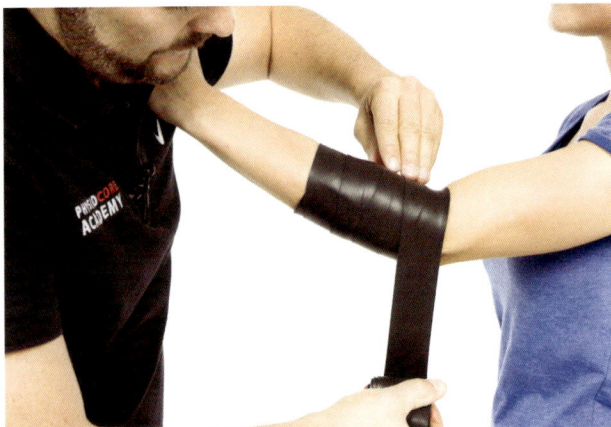

*Wraptechnik Ellbogen*

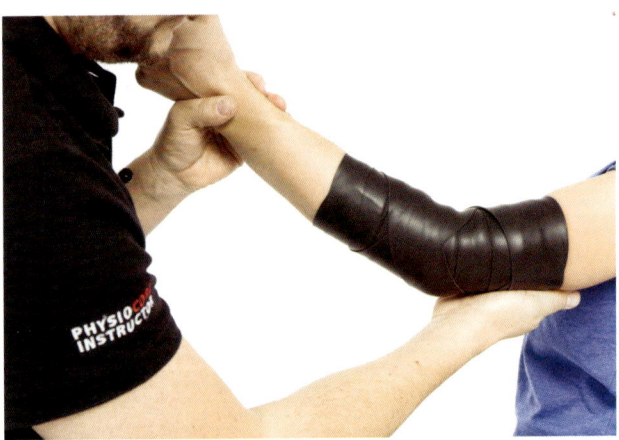

*Ellbogenwrap komplett*

Wickeln Sie so, dass der Ellbogen komplett umschlossen ist.

# THERAPIE ELLBOGEN

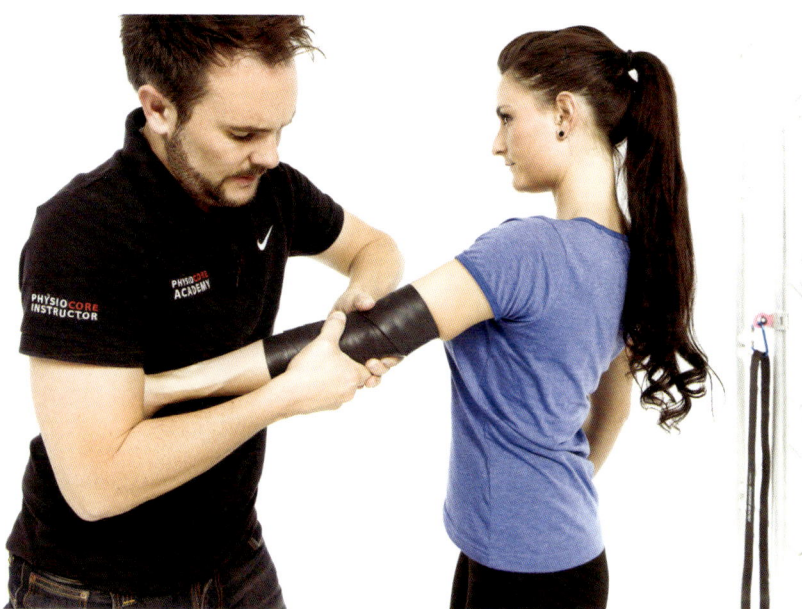

*Therapie Ellbogen – Gapping in Extension*

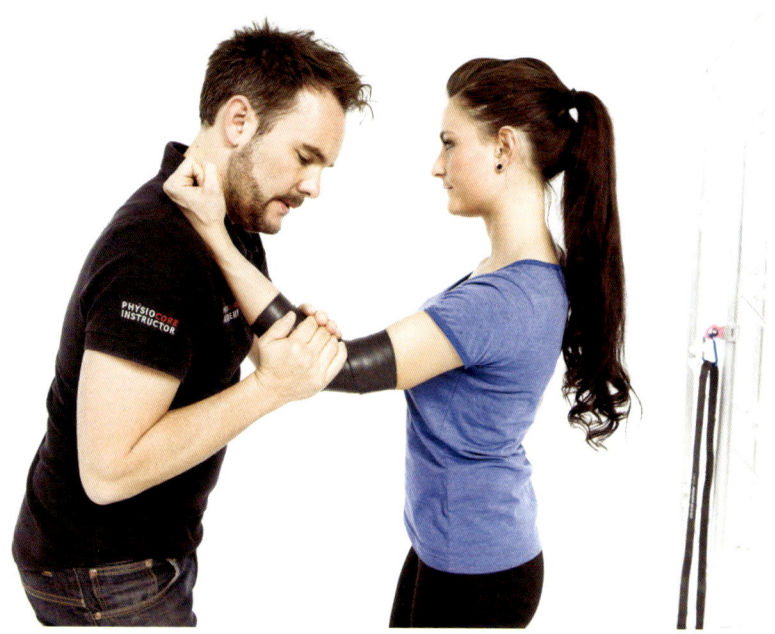

*Therapie Ellbogen – Gapping in Flexion*

**16.0**

## TRAINING ELLBOGEN

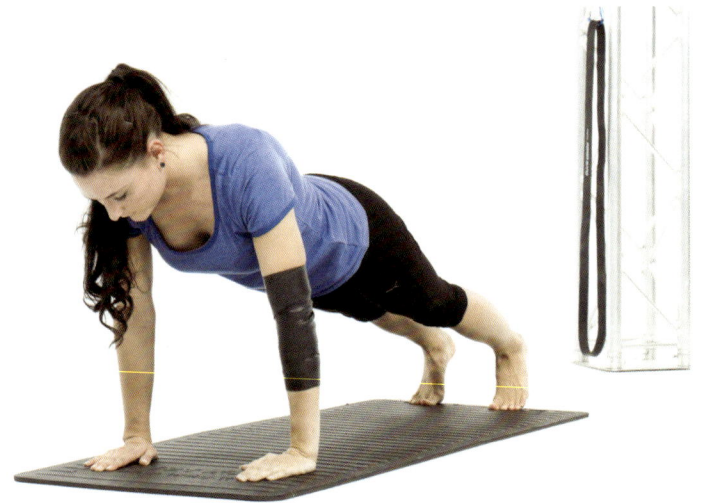

*Training Ellbogen – Ausgangsposition*

Nehmen Sie die obere, enge Liegestützposition ein. Die Fingerspitzen zeigen nach vorn.

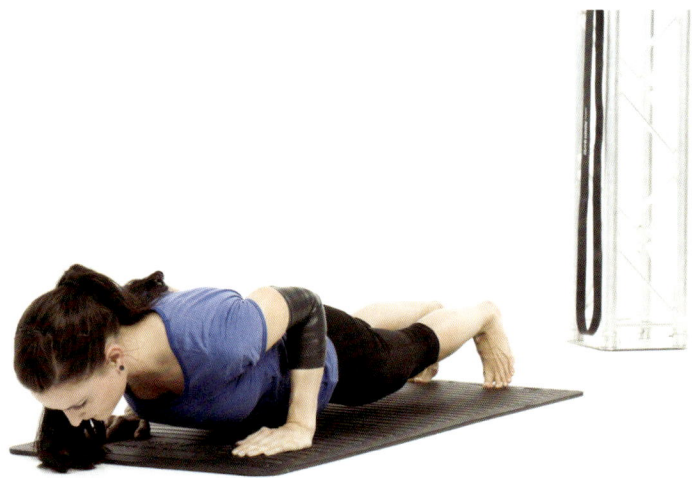

*Training Ellbogen – Endposition*

Gehen Sie in die untere Liegestützposition. Achten Sie darauf, dass die Ellbogen dicht am Körper gehalten werden.

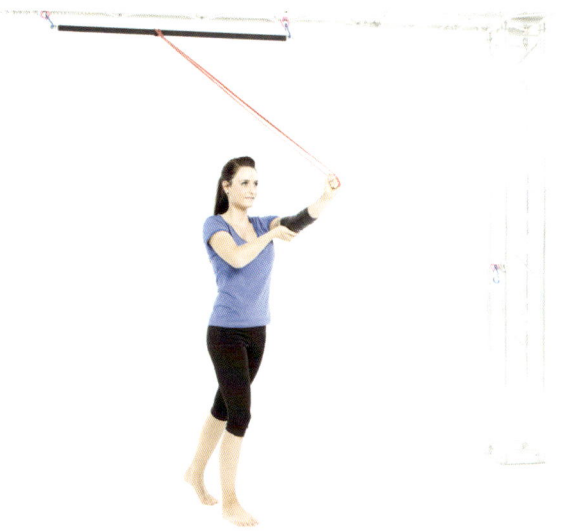

*Training Ellbogen –*
*Ausgangsposition gestreckt*

**Vorbereitung:**

Befestigen Sie ein dünnes Power- oder Thera®-Band oberhalb Ihres Kopfs.

Stellen Sie sich nun in Schrittstellung und greifen das Power- oder Thera®-Band mit der einen Hand. Die andere können Sie zum Stützen des Ellbogens des trainierenden Arms nutzen. Strecken Sie nun langsam und kontrolliert den kompletten Arm nach vorne vor den Körper.

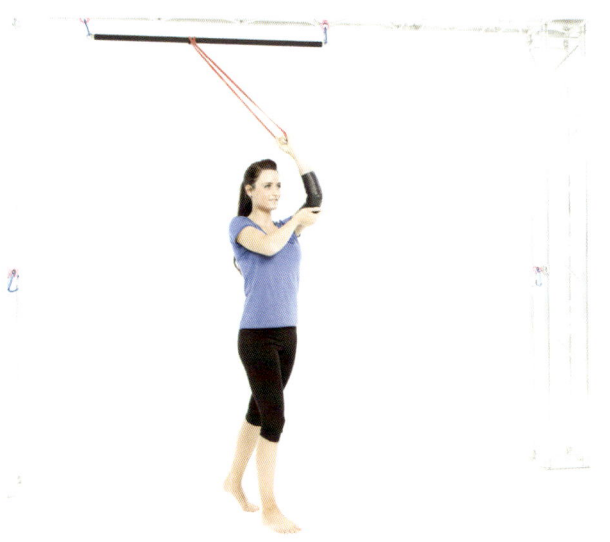

*Training Ellbogen –*
*Endposition gebeugt*

**Exzentrisches Training Trizeps**

Nehmen Sie durch eine abbremsende, beugende Bewegung des Unterarms nach hinten Spannung vom Powerband.

**16.0**

**ÜBERLASTUNGSZONE**

# ÜBERLASTUNGSZONE OBERARM/ELLBOGEN

## TRAINING MIT DEM VITALITY-FLOSSBAND

| Nr. | Indikation | Überlastungszone | Diagnose/Symptome | Ursachen | |
|---|---|---|---|---|---|
| 16 | Oberarm/ Bizeps | | Schmerzen bei der Armhebung oder/und der Ellbogenbeugung unter Belastung | **Nonkontakt** Überlastung der Schulter u. a. durch Schwimmen, Wurfsportarten oder Überkopfarbeiten. Häufig im Zusammenhang mit einem instabilen Schulterblatt | |

## THERAPIE MIT DEM VITALITY-FLOSSBAND

| Nr. | Indikation | Überlastungszone | Diagnose/Symptome | Ursachen | |
|---|---|---|---|---|---|
| 16 | Oberarm/ Bizeps | | Schmerzen bei der Armhebung oder/und der Ellbogenbeugung unter Belastung | **Nonkontakt** Überlastung der Schulter u. a. durch Schwimmen, Wurfsportarten oder Überkopfarbeiten. Häufig im Zusammenhang mit einem instabilen Schulterblatt | |

**VERLETZUNGSZONE**

# VERLETZUNGSZONE OBERARM/ELLBOGEN

| Nr. | Indikation | Verletzungszone | Diagnose/Symptome | Häufige Ursachen | |
|---|---|---|---|---|---|
| 16 | Kapselriss Ellbogen Innenseite | Ellenbogen innen | Plötzlicher Schmerz, Schwellung mit Bluterguss, Bewegungen sind schmerzhaft eingeschränkt. | **Nonkontakt** Überreizte Sehne, die plötzlich überlastet wird, plötzliche unnatürliche Überdehnungen | |
| | Radiusköpfchen Luxation | Ellenbogen außen | Plötzlicher Schmerz, Druckgefühl, evtl. sichtbare Beule, Bewegungen sind schmerzhaft eingeschränkt. | **Nonkontakt** | |

**16.0**

**ÜBERLASTUNGSZONE**

| Training mit Vitality-Flossband | Beschreibung | Hinweise/Tipps |
|---|---|---|
| | Führen Sie den Arm in einer abbremsenden Bewegung von oben nach unten über die 90°-Position bis zu einem Winkel von 160°. | Länge: 2 m<br>Breite: 5 cm<br>Zugstärke: 70-80 % innen, 50 % außen |

| Therapie mit Vitality-Flossband | Beschreibung | Hinweise/Tipps |
|---|---|---|
| | Friktion des M. biceps mit aktiver Flexion und Extension des Ellenbogens | Länge: 2 m<br>Breite: 5 cm<br>Zugstärke: 70-80 % innen, 50 % außen |

**VERLETZUNGSZONE**

| Akutphase 1.-5. Tag | Proliferationsphase 5.-21. Tag | Konsolidierungsphase ab 21. Tag |
|---|---|---|
| Kein Flossing | Wrapping<br>Aktivierung<br>Training<br>Therapie | Screening<br>Wrapping<br>Aktivierung<br>Training<br>Therapie<br><br>=> Return to Activity Entscheidung |
| Kein Flossing | Kein Flossing | Screening<br>Wrapping<br>Aktivierung<br>Training<br>Therapie<br><br>=> Return to Activity Entscheidung |

# 17.0 ELLBOGEN/UNTERARM

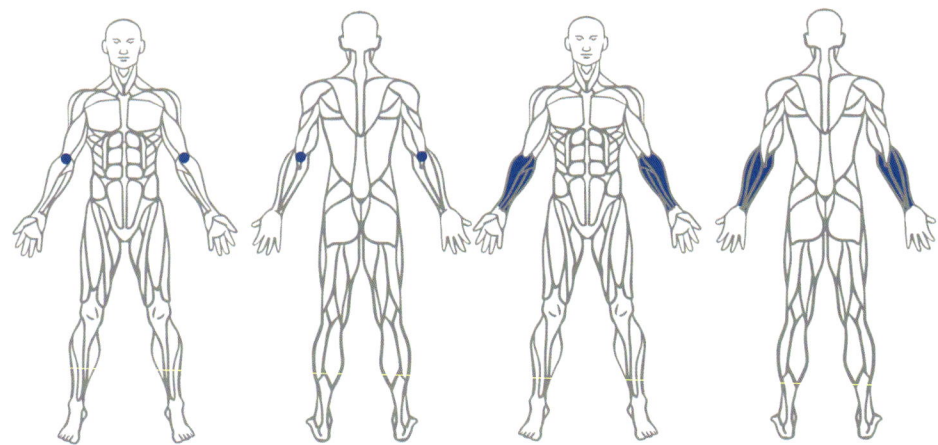

*Abb. 29: Modell Spannungszone Ellbogen Drehung*

## SCREENING ELLBOGENROTATION

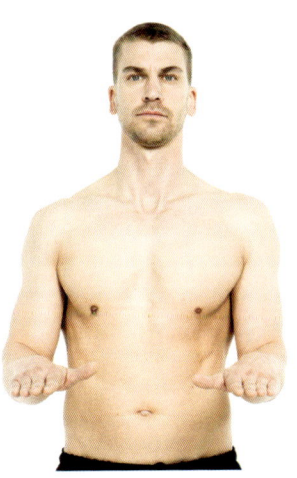

*Ausgangsposition – Ellbogenrotation*

Nehmen Sie eine aufrechte Position ein. Die Unterarme zeigen nach vorne und die Ellbogen sind 90° vor dem Körper gebeugt. Die Handflächen zeigen nach unten.

*Zielposition – Ellbogenrotation*

Die Handflächen zeigen parallel Richtung Decke, die Ellbogen liegen eng am Körper und die Schultern sind entspannt.

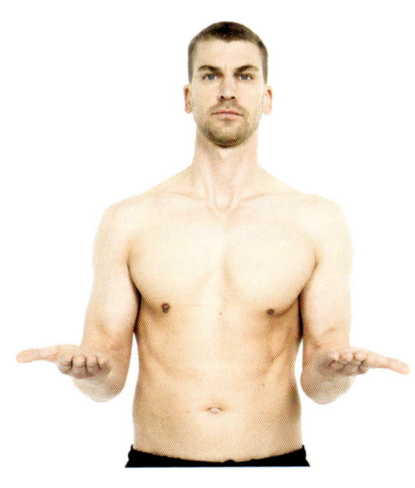

**17.0**

**SCREENING**

**WRAPPING**

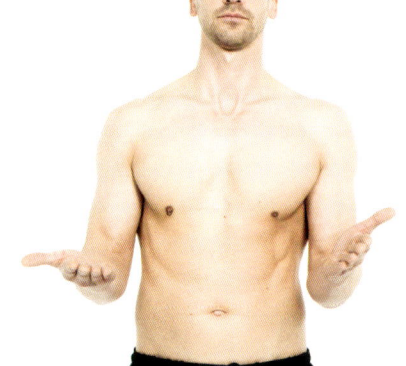

*Fehler – Ellbogenrotation*

Das Screening gilt als nicht bestanden, wenn die Schulter angehoben ist, die Handflächen nicht parallel in Richtung Decke zeigen und/oder die Ellbogen sich deutlich vom Oberkörper lösen.

# WRAPPING ELLBOGEN (TENNIS/GOLF)

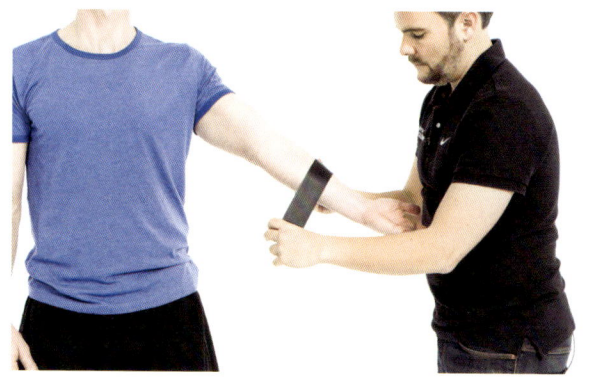

*Ellbogenwrap Anker*

Legen Sie den Anker auf der Hälfte des Unterarms auf der Innenseite an.

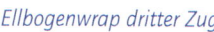

*Ellbogenwrap dritter Zug*

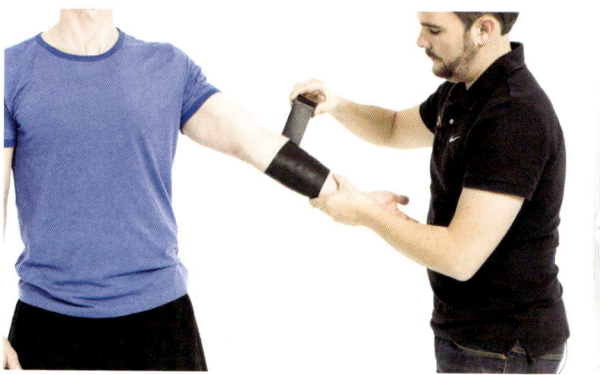

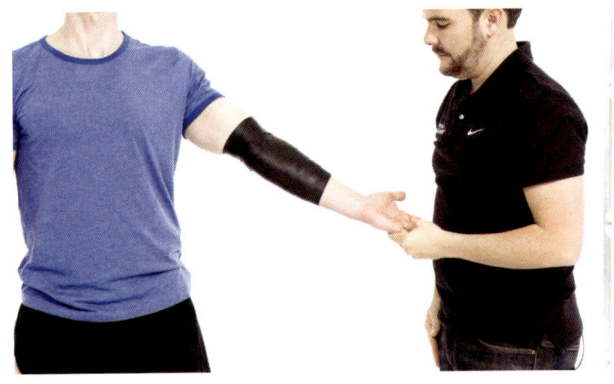

*Fertiger Ellbogenwrap*

Wickeln Sie das Flossband so, dass der Ellbogen komplett eingeschlossen ist.

# TRAINING ELLBOGEN PNF (AUCH BEI NEURONALEN STÖRUNGEN)

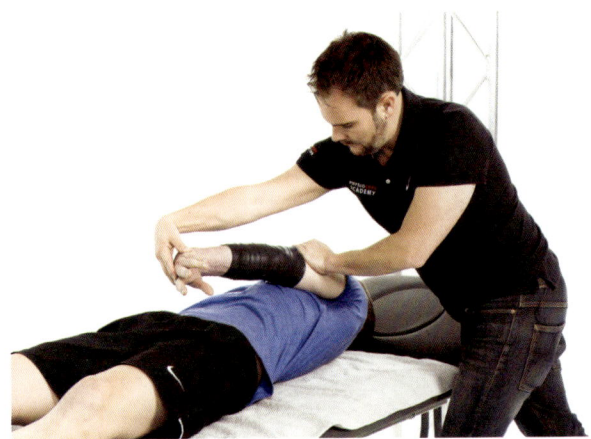

*Training Ellbogen PNF-Position 2*

**PNF-Muster Ausgangsposition: in Extension/Adduktion/ Innenrotation**

Gegen den Widerstand des Therapeuten dreht der Trainierende den Arm beginnend beim Daumen, nach innen, diagonal Richtung gegenüberliegende Hüfte.

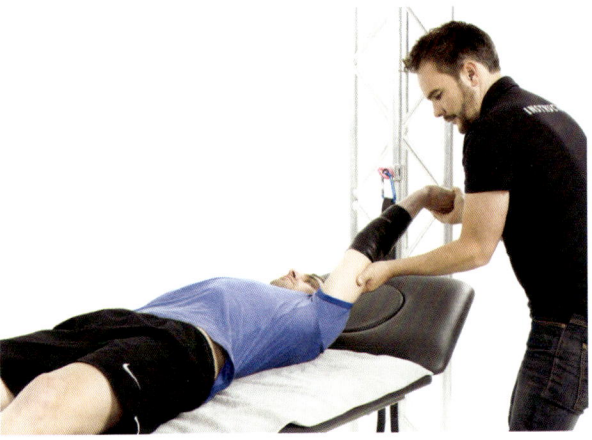

*Training Ellbogen PNF-Position 1*

**PNF-Muster Endposition: Flexion/Abduktion/Außenrotation**

Aus der Ausgangsposition überstreckt der Trainierende, beginnend beim Handgelenk, den Arm nach hinten oben.

# THERAPIE ELLBOGEN

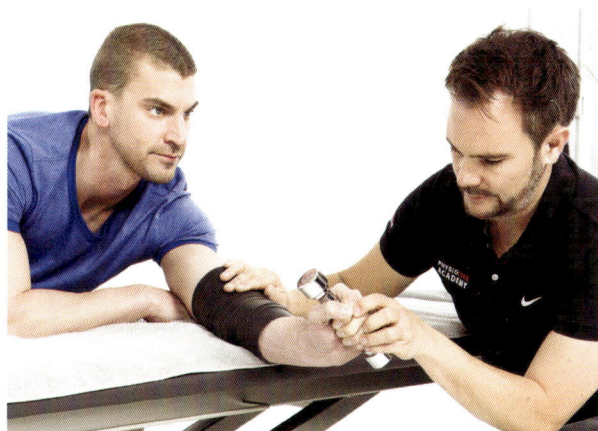

*Therapie Ellbogen*

*Ausgangsposition*

Dorsalextension mit Kurzhantel, assistiert durch den Therapeuten oder aus der Supination gestartet.

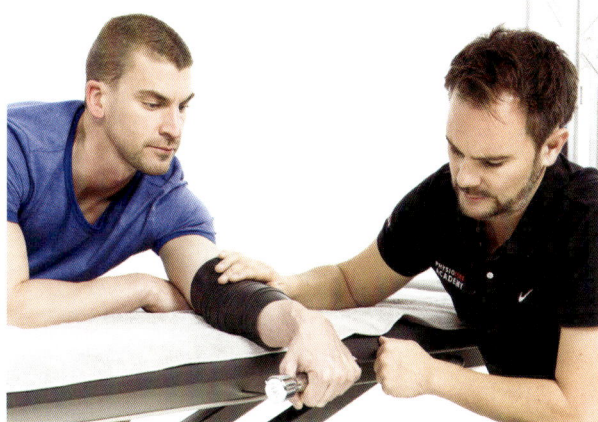

*Therapie Ellbogen*

*Endposition*

Langsam Richtung Handgelenk Flexion ablassen: exzentrisches Training für die Handgelenkstrecker bei Tennisarm in der subakuten Phase.

**Tipp:** Diese Übung eignet sich auch als Heimübungsprogramm.

## 17.0

# ÜBERLASTUNGSZONE ELLBOGEN

## TRAINING MIT DEM VITALITY-FLOSSBAND

| Nr. | Indikation | Überlastungszone | Diagnose/Symptome | Ursachen | |
|---|---|---|---|---|---|
| 17 | Golferellbogen (Epicondilitis medialis) | Ellbogen innen | Druck-und Belastungs-schmerz auf Innenseite des Ellbogens | • Überlastung der Handgelenkbeuge-muskulatur (Flexo-ren), besonders durch Schlägersportarten<br>• Überdehnung der faszialen Strukturen am inneren Ellbogen. | |
| | Tennisarm (Epicondilitis lateralis) | Ellbogen außen | Druck-und Belastungs-schmerz auf Außenseite des Ellbogens | • Überlastung der Handgelenksstreck-muskulatur (Extenso-ren) besonders durch Schlägersportaten<br>• Überdehnung der fas-zialen Strukturen am lateralen Ellbogen | |

## THERAPIE MIT DEM VITALITY-FLOSSBAND

| Nr. | Indikation | Überlastungszone | Diagnose/Symptome | Ursachen | |
|---|---|---|---|---|---|
| 17 | Golferellbogen (Epicondilitis medialis) | Ellbogen innen | Druck-und Belastungs-schmerz auf Innenseite des Ellbogens | • Überlastung der Handgelenkbeuge-muskulatur (Flexo-ren), besonders durch Schlägersportarten<br>• Überdehnung der faszialen Strukturen am inneren Ellbogen. | |
| | Tennisarm (Epicondilitis lateralis) | Ellbogen außen | Druck-und Belastungs-schmerz auf Außenseite des Ellbogens | • Überlastung der Handgelenkstreck-muskulatur (Extenso-ren) besonders durch Schlägersportaten<br>• Überdehnung der fas-zialen Strukturen am lateralen Ellbogen | |

| Training mit Vitality-Flossband | Beschreibung | Hinweise/Tipps |
|---|---|---|
| | Winkeln Sie Ihre Arme neben dem Körper an. Drehen Sie Ihren Unterarm abwechselt nach innen und außen. Wiederholen Sie die Bewegung mehrfach. | Länge: 2 m<br>Breite: 5 cm<br>Zugstärke: 70-8 % innen, 50 % außen |
| | Überstrecken Sie ihr Handgelenk. Beugen Sie es nun gegen einen Widerstand (Trainer/Physiotherapeut). Wiederholen Sie die Bewegung mehrfach. | Länge: 2 m<br>Breite: 5 cm<br>Zugstärke: 70-80 % außen, 50 % innen |

| Therapie mit Vitality-Flossband | Beschreibung | Hinweise/Tipps |
|---|---|---|
| | Gapping des Ellbogengelenks nach innen.<br>Friktion des Muskels mit aktiver Flexion und Extension des Ellbogens | Länge: 2 m<br>Breite: 5 cm<br>Zugstärke: 70-80 % innen, 50 % außen |
| | Scherkompression an Ellbogen<br>Unterarm nach außen,<br>Oberarm nach innen | Länge: 2 m<br>Breite: 5 cm<br>Zugstärke: 70-80 % außen, 50 % innen |

## ÜBERLASTUNGSZONE TENNISELLBOGEN

Beim Greifen eines Schlägers oder anderen Gegenstandes beugen sich die Finger und das Handgelenk wird leicht hochgezogen. Die Ursache für einen Tennisellbogen ist eine Reizung und Überlastung der Muskulatur, die für die Extension (Nach-oben-Ziehen) der Hand verantwortlich ist. Es handelt sich dabei um die auf der Außenseite des Unterarms verlaufende Muskulatur, deren Uhrsprungssehne seitlich am Ellbogen liegt. Genau dort klagen die Sportler zumeist über einen stechenden Schmerz, der den Sportler auch im Alltag erheblich einschränken kann.

## VERLETZUNGSZONE ELLBOGEN

| Nr. | Indikation | Verletzungszone | Diagnose/Symptome | Häufige Ursachen | |
|-----|-----------|-----------------|-------------------|------------------|---|
| 17 | Sehnenscheiden-entzündung Unterarmflexoren | Handgelenk/ Unterarm innen | Schmerzen beim Greifen, Schwellung entlang der Sehne, Dehnung ist schmerzhaft | Nonkontakt<br><br>RSI-Überlastung durch Fehl- oder Zwangshaltung, ungewohnte Belastungen | |

### EXPERTENWISSEN ELLBOGEN

**Tennisarm (Epicondilitis lateralis)**

Es handelt sich um eine akute oder chronische Überlastung der Streckmuskulatur des Handgelenks im Ursprungsbereich außen am Ellbogengelenk.

Die Entstehung steht oft im Zusammenhang mit einer Überlastung durch vermehrtes oder zu intensives Training oder eine lang andauernde handwerkliche Tätigkeit, die ungewohnt ist.

Es gibt fünf verschiedene Arten, die nach der Lokalisationsstelle unterschieden werden:

**Typ 1:** Überdehnung des M. extensor carpi radialis longus an der Insertion < 1 %.

**Typ 2:** Insertion des M. extensor carpi radialis brevis > 60 % der Fälle.

| Akutphase 1.-5. Tag | Proliferationsphase 5.-21. Tag | Konsolidierungsphase ab 21. Tag |
|---|---|---|
| Erste Hilfe<br><br>✚<br><br>**Wrapping**<br>6-8 x 2 Minuten<br>Pause 1-2 Minuten<br>80 % Zugstärke auf<br>Verletzungszone<br>Semizirkulär | Wrapping<br>Aktivierung<br>Training<br>Therapie | Screening<br>Wrapping<br>Aktivierung<br>Training<br>Therapie<br><br>=> **Return to Activity Entscheidung** |

**Typ 3:** Tendinitis im M. extensor carpi radialis brevis Höhe Caput radii < 1 %.

**Typ 4:** Muskel/Sehnenübergang des M. extensor carpi radialis brevis < 8 %.

**Typ 5:** M. extensor digitorum communis ca. 30 %.

Es bestehen Verbindungen zu anderen Systemen, wie zur Halswirbelsäule (HWS), zur ersten Rippe und zu den Faszien, die eine Kontinuität zum Rumpf darstellen. Auch die freie Beweglichkeit des Handgelenks und der Schulter ist entscheidend für die Biomechanik im Ellbogenbereich.

Daher muss die Untersuchung und Behandlung diesen Bedingungen angepasst werden, was in der Praxis nicht immer ganz einfach ist; wahrscheinlich fällt deshalb auch der Therapieerfolg so unterschiedlich aus.

Typische Symptome sind der schmerzhafte Faustschluss beim Heben von Gegenständen oder beim Zufassen.

### Golferellbogen (Epicondilitis medialis)

Beim Golfarm findet sich die Überlastung in den Handbeugemuskeln auf der Innenseite des Ellbogengelenks. Betroffen ist der Ursprung des M. flexor carpi radialis und ulnaris am medialen Epicondylus.

Die typischen Beschwerden beim Golfarm lassen sich als stechende Schmerzen an der Innenseite des Ellbogens, die häufig bis auf die Beugeseite des Unterarms ausstrahlen, beschreiben. Die Beschwerden treten oft mit zunehmender Intensität bei Beanspruchung der Muskulatur auf, also beispielsweise bei Bildung einer Faust oder beim Ziehen eines Gegenstandes, wenn der Ellbogen dabei gestreckt ist.

### Flossing

Beide Kankheitsbilder können positiv mit dem Flossband beeinflusst werden.

**Wichtig ist, vorher die Richtung der Anlage mit einem Muskelkrafttest zu testen. Dabei wird die Haut und Faszie nach innen oder außen verschoben und dabei gleichzeitig der Muskel in Extension (Tennisarm) oder Flexion (Golfarm) angespannt. In die Richtung, die den Schmerz reduziert, wird der Wrap angelegt.**

# NERVENTHERAPIE – VERBESSERUNG DER NEURODYNAMIK

**17.0**

**NERVENTHERAPIE**

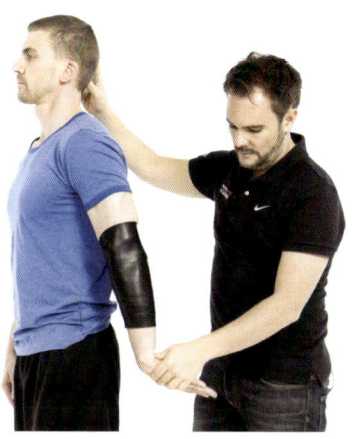

*Nervenfloss N. radialis –*
*Ausgangsposition*

Die Hand wird in die „Waiter Tip Position" (Flexion und Pronation) gebracht.

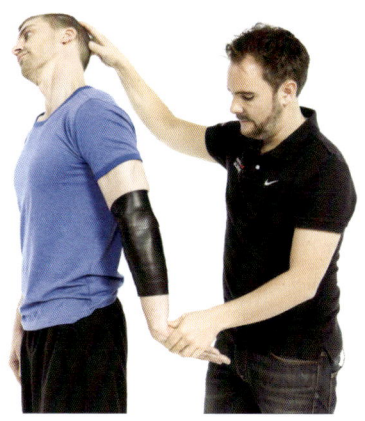

*Nervenfloss N. radialis –*
*Endposition*

Der Therapeut fixiert die Hand und führt den Kopf in eine Seitneigung zur Gegenseite, hierdurch wird der Nerv nach oben gezogen. Dies wird mehrfach wiederholt.

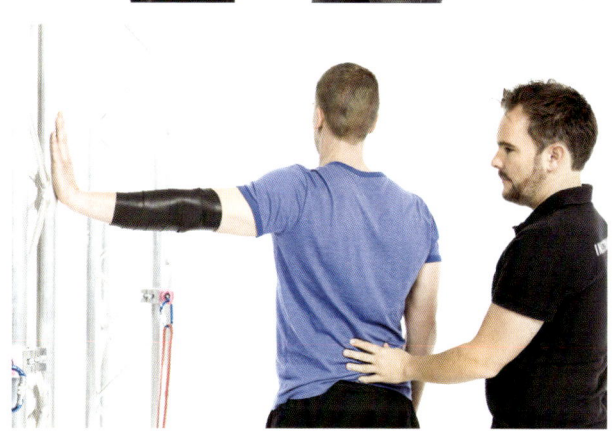

*Nervenfloss N. medianus –*
*Ausgangsposition*

Die Hand wird an der Wand fixiert.

**17.0**

**NERVENTHERAPIE**

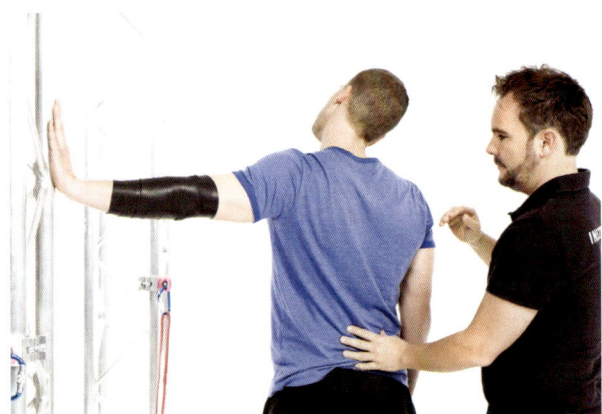

*Nervenfloss N. medianus –*
*Endposition*

Der Klient macht jetzt eine Seitneigung zur Gegenseite, hierdurch wird der Nerv nach oben gezogen. Dies wird mehrfach wiederholt.

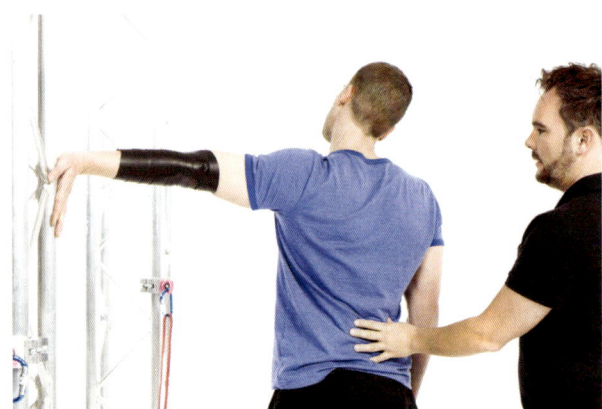

*Nervenfloss N. medianus*
*Variante – Endposition*

Alternativ kann auch die Hand nach unten gedreht werden, dadurch kann der Zug auf den Nerv erhöht werden.

## EXPERTENWISSEN NERVENFLOSSING

**Flossing peripherer Nerven**

Nervengewebe ist integraler Bestandteil aller Funktionssysteme. Voll funktionsfähig ist ein Nerv als Informationsübermittler nur dann, wenn er sowohl in seinem Inneren als auch nach außen hin, also gegen seine Umgebung, frei beweglich ist. Nur so kann er seinen neurophysiologischen Aufgaben ungehindert nachkommen und ausreichende lokale und systemische Reaktionsfähigkeit erbringen.

Ein Nerv, der in seiner Funktionsfähigkeit gestört ist, zeigt u. a. folgende Merkmale:

- Verlust der Gleitfähigkeit;
- Veränderung der Konsistenz des Gewebes, das Gewebe wird fester, teilweise kommt es zu knötchenförmiger Fibrosierung;
- Empfindlichkeit bis Schmerz bei der Palpation.

Man kann an bestimmten Stellen des Körpers den Verlauf der peripheren Nerven tasten und diese mit einer speziellen Flossingtechnik mobilisieren. Hierbei ist zu beachten, dass wir nur mit 50 % Zug auf dem Band arbeiten, um die Durchblutung des Nervs nicht zu stark einzuschränken.

Folgen einer schlechten Gleitfähigkeit:

- Missempfindungen in den Fingern,
- Kribbeln der Hand,
- Taubheit einzelnen Hautareale,
- Schmerzen.

**Wirkungsweise der Mobilisation der peripheren Nerven:**

- Verbesserung der Mobilität der faszialen Umhüllung der Nerven und Verbesserung der Gleitfähigkeit.
- Die Senkung des intraneuralen Drucks bedeutet eine Verbesserung der Informationsleitung der zu versorgenden Gefäße.
- Die Senkung des extraneuralen Drucks bedeutet eine bessere Beweglichkeit gegenüber dem angrenzenden Gewebe.

# 18.0 HANDGELENK STRECKUNG

Das Handgelenk hat mehrere Gelenkpartner. Es stellt die Verbindung zwischen Unterarm und Handwurzel dar. Sowohl die Elle als auch die Speiche bilden einen Teil des Handgelenks. Die Handwurzelknochen sind sehr kleine Knochen, die in zwei Reihen hintereinanderliegen und sich durch ein Trauma häufig verschieben.

Die Einschränkung der Beweglichkeit wird meistens durch ein Problem der Handwurzelknochen im Übergang zu Elle oder Speiche verursacht.

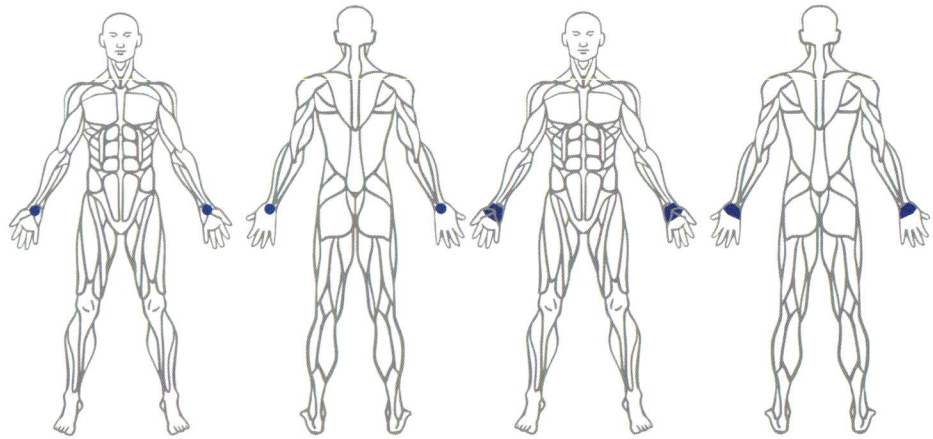

*Abb. 30: Modell Spannungszone Handgelenk*

## SCREENING HANDGELENKEXTENSION (STRECKUNG)

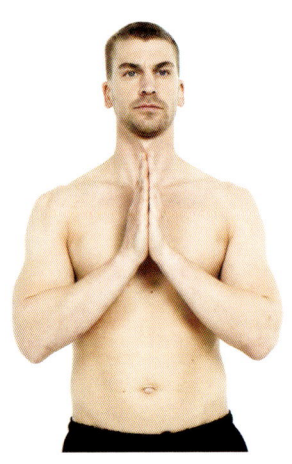

*Startposition*

Legen Sie beide Handflächen vor dem Körper zusammen.

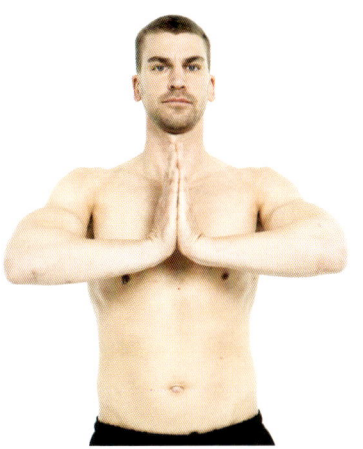

*Endposition / 90° Extension im Handgelenk*

Nehmen Sie die Ellbogen hoch, bis zwischen den Handgelenken und den Unterarmen 90° erreicht sind. Achten Sie darauf, dass die Handflächen dauerhaft Kontakt halten.

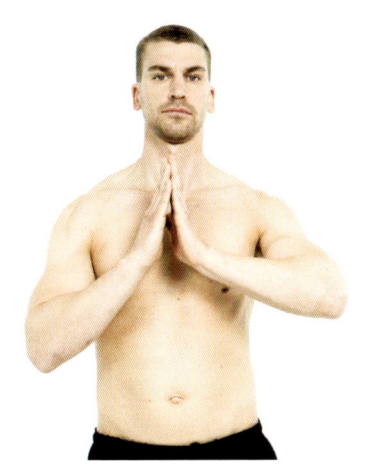

*Fehler: weniger als / 90° Extension im Handgelenk, Ellbogen nicht auf gleicher Höhe*

Das Screening gilt als nicht bestanden, wenn der Winkel zwischen Handgelenk und Ellbogen ein- oder beidseitig nicht 90° beträgt oder die Schultern durch Hochziehen kompensieren.

## WRAPPING HANDGELENK

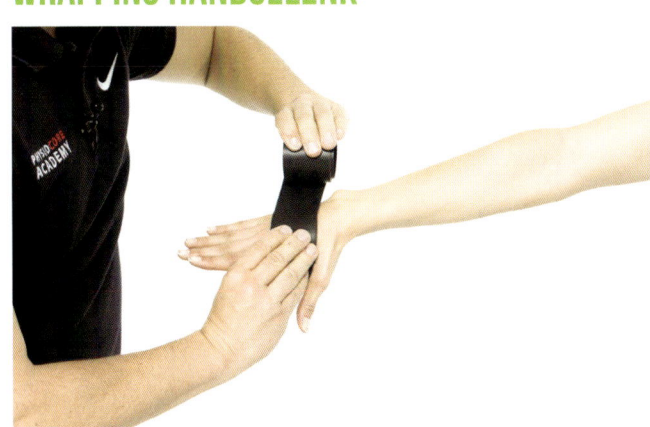

*Anlage des Ankers*

Legen Sie den Anker auf der Oberseite zwischen Daumen und Zeigefinger an.

**18.0**

**WRAPPING**

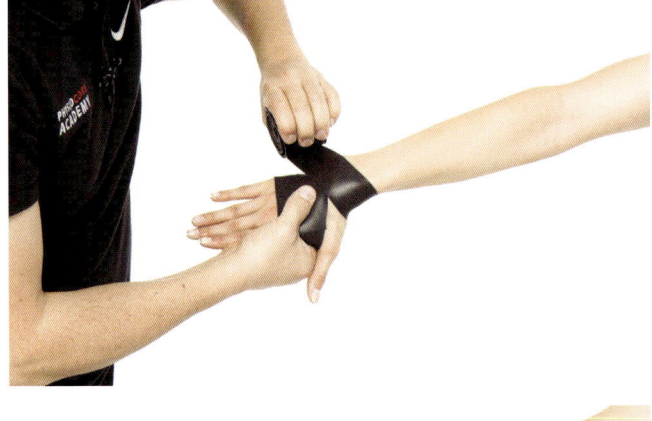

*Überkreuzungen auf dem Handrücken*

Überkreuzen Sie den Wickel zweimal auf dem Handrücken und gehen Sie dann über auf das Handgelenk.

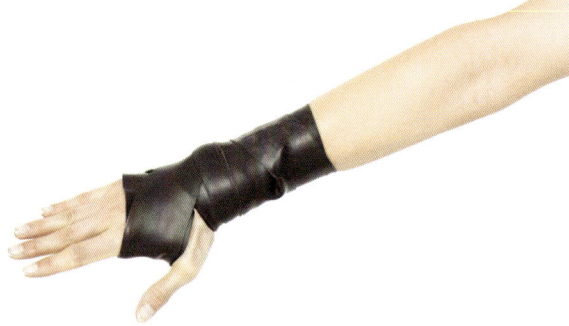

*Fertiger Wrap*

**Tipp:** Achten Sie auf die Haut, an der Hand kann es schnell zu starken Minderdurchblutungen kommen.

**THERAPIE**

# THERAPIE HANDGELENK

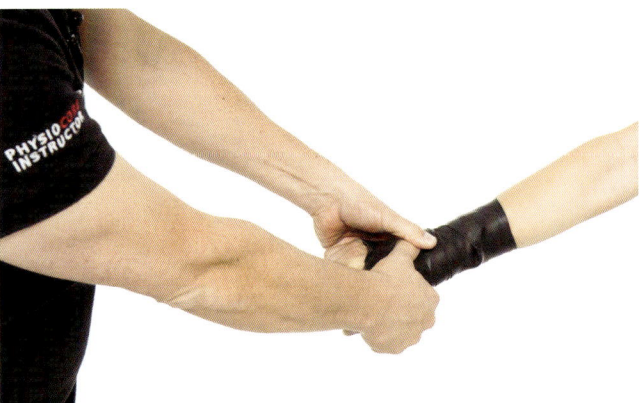

*Gapping mit Druck auf die Handwurzelknochen, Extension*

Gappen Sie das Handgelenk mit Druck auf die Handwurzelknochen nach oben.

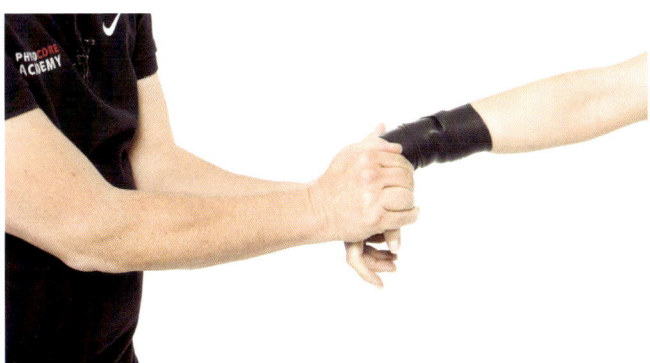

*Gapping mit Druck auf die Handwurzelknochen, Flexion*

Gappen Sie das Handgelenk mit Druck auf die Handwurzelknochen nach unten.

**Tipp:** Diese Bewegungen werden mehrfach wiederholt, die Richtungen können auch variieren, z. B. nach innen und außen (radiale und ulnare Abduktion).

## AKTIVIERUNG/TRAINING HANDGELENK

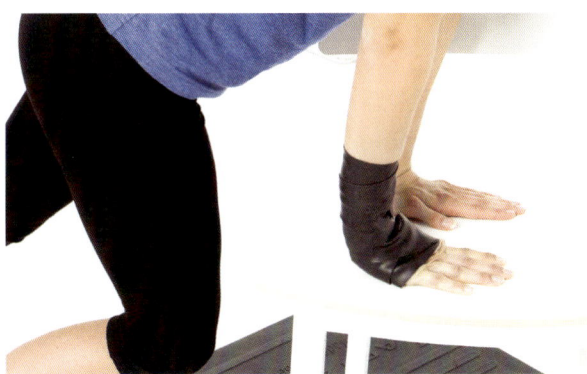

*Verbesserung der Extension als Selbstübung mit Belastung*

Stützen Sie sich mit den Händen auf einem Tisch oder Stuhl ab und bringen Sie das Handgelenk in einen 90°-Winkel.

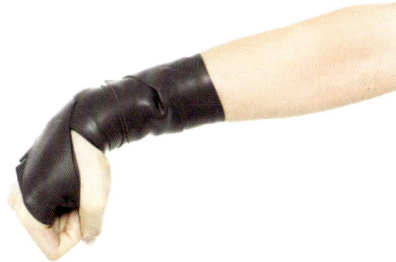

*Verbesserung der Flexion als Selbstübung ohne Belastung*

Beugen und strecken Sie das Handgelenk im Wechsel.

**Tipp:** Mit der anderen Hand kann man selbst beide Bewegungsrichtungen unterstützen und Widerstände geben.

**18.0**

**ÜBERLASTUNGSZONE**

# ÜBERLASTUNGSZONE HANDGELENK STRECKUNG

## TRAINING MIT DEM VITALITY-FLOSSBAND

| Nr. | Indikation | Überlastungszone | Diagnose/Symptome | Ursachen | |
|-----|-----------|------------------|-------------------|----------|--|
| 18 | Mausarm | Handgelenk/ Unterarm innen | Schmerzen Taubheit Koordinationsstörungen Kraftverlust | • Computertätigkeiten • Monotone Belastungen der Arme • Schlechte Körperhaltung | |

## THERAPIE MIT DEM VITALITY-FLOSSBAND

| Nr. | Indikation | Überlastungszone | Diagnose/Symptome | Ursachen | |
|-----|-----------|------------------|-------------------|----------|--|
| 18 | Mausarm | Handgelenk/ Unterarm innen | Schmerzen Taubheit Koordinationsstörungen Kraftverlust | • Computertätigkeiten • Monotone Belastungen der Arme • Schlechte Körperhaltung | |

**VERLETZUNGSZONE**

# VERLETZUNGSZONE HANDGELENK STRECKUNG

| Nr. | Indikation | Verletzungszone | Diagnose/Symptome | Häufige Ursachen | |
|-----|-----------|-----------------|-------------------|------------------|--|
| 18 | Handgelenk- fraktur Colles Fraktur (Streckung) | Handgelenk innen | Starke Schmerzen, Schwellungen, Bluterguss, mögliche Fehlstellungen | Nonkontakt Nach einem Sturz, plötzliches Abstützen von großen Krafteinwirkungen | |

| Training mit Vitality-Flossband | Beschreibung | Hinweise/Tipps |
|---|---|---|
| | Stützen Sie sich mit den Händen auf einem Tisch oder Stuhl ab und bringen Sie das Handgelenk in einen 90°-Winkel. Wiederholen Sie die Bewegung mehrfach. | Länge: 2 m<br>Breite: 5 cm<br>Zugstärke: 70-80 %<br>Schmerzbereich, 50 %<br>Gegenseite |

| Therapie mit Vitality-Flossband | Beschreibung | Hinweise/Tipps |
|---|---|---|
| | Assistierte Nervendehnung | Länge: 2 m<br>Breite: 5 cm<br>Zugstärke: 70-80 %<br>Schmerzbereich, 50 %<br>Gegenseite |

| Akutphase 1.-5. Tag | Proliferationsphase 5.-21. Tag | Konsolidierungsphase ab 21. Tag |
|---|---|---|
| Erste Hilfe<br><br>Wrapping<br>6-8 x 2 Minuten<br>Pause 1-2 Minuten<br>50 % Zugstärke<br>Zirkulär | Wrapping<br>Aktivierung<br>Training<br>Therapie | Screening<br>Wrapping<br>Aktivierung<br>Training<br>Therapie<br><br>=> Return to Activity Entscheidung |

# 19.0 HANDGELENK BEUGUNG

Das Handgelenk hat mehrere Gelenkpartner. Es stellt die Verbindung zwischen Unterarm und Handwurzel da. Sowohl die Elle als auch die Speiche bilden einen Teil des Handgelenks. Die Handwurzelknochen sind sehr kleine Knochen, die in zwei Reihen hintereinanderliegen und sich durch ein Trauma häufig verschieben.

Die Einschränkung der Beweglichkeit wird meistens durch ein Problem der Handwurzelknochen im Übergang zu Elle oder Speiche verursacht.

## SCREENING HANDGELENKFLEXION

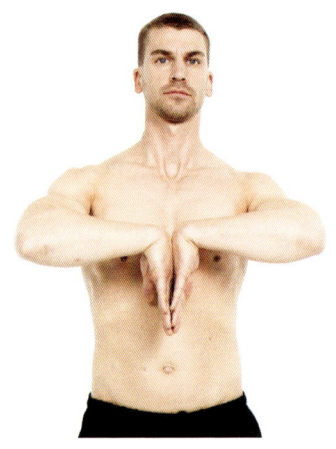

*Ausgangsposition*

Legen Sie die Handrücken vor der Brust zusammen.

*Endposition, Handrücken liegen aneinander, die Ellbogen sind auf gleicher Höhe.*

Führen Sie nun die Ellbogen auf die gleiche Höhe mit den Handgelenken.

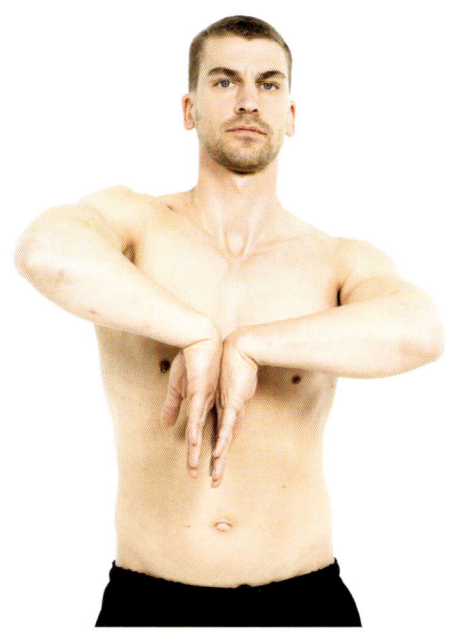

*Fehler: Eine Seite geht nicht runter, der Handrücken wird abgehoben.*

Das Screening gilt als nicht bestanden, wenn die Ellbogen nicht auf die gleiche Höhe mit den Handgelenken gebracht werden können und eine Kompensation in der Schulter- und Nackenmuskulatur zu erkennen ist.

**19.0**

**ÜBERLASTUNGSZONE**

## ÜBERLASTUNGSZONE HANDGELENK BEUGUNG

### TRAINING MIT DEM VITALITY-FLOSSBAND

| Nr | Indikation | Überlastungszone | Diagnose/Symptome | Ursachen | |
|---|---|---|---|---|---|
| 19 | Handgelenk-syndrom | Handgelenk innen | Schmerzen an der Hand-wurzel, die in den Arm strahlen, Minderung des Tastgefühls | • Kompression des Nervs an der Handwurzel | |

### THERAPIE MIT DEM VITALITY-FLOSSBAND

| Nr | Indikation | Überlastungszone | Diagnose/Symptome | Ursachen | |
|---|---|---|---|---|---|
| 19 | Handgelenk-syndrom | Handgelenk/ Unterarm innen | Schmerzen an der Hand-wurzel, die in den Arm strahlen, Minderung des Tastgefühls | • Kompression des Nervs an der Handwurzel | |

**VERLETZUNGSZONE**

## VERLETZUNGSZONE HANDGELENK BEUGUNG

| Nr | Indikation | Verletzungszone | Diagnose/Symptome | Häufige Ursachen | |
|---|---|---|---|---|---|
| 19 | Handgelenk-fraktur Smithfraktur (Beugung) | Handgelenk innen | Starke Schmerzen, Schwellungen, Bluter-guss, mögliche Fehlstel-lungen | **Kontakt** Nach einem Sturz, plötzliches Abstützen von großen Krafteinwirkungen | |

#### Verletzungszone Handgelenk

Am Handgelenk setzen zahlreiche Bänder an, die bei einer Überlastung des Gelenks schnell Ursache für Schmerzen werden können. Überdehnungen durch ein plötzliches Ab-stützen oder Abknicken der Hand sind Ursache für Überlastungen und Schmerzen.

**19.0**

**ÜBERLASTUNGSZONE**

| | Beschreibung | Hinweise/Tipps |
|---|---|---|
| | Überstrecken und beugen Sie Ihre Hand abwechselnd. Wiederholen Sie die Bewegung mehrfach. | Länge: 2 m<br>Breite: 5 cm<br>Zugstärke: 70-80 %<br>Schmerzbereich, 50 %<br>Gegenseite |

| Therapie mit Vitality-Flossband | Beschreibung | Hinweise/Tipps |
|---|---|---|
| | Gapping des Handgelenks | Länge: 2 m<br>Breite: 5 cm<br>Zugstärke: 70-80 %<br>Schmerzbereich, 50 %<br>Gegenseite |

**VERLETZUNGSZONE**

| Akutphase 1.-5. Tag | Proliferationsphase 5.-21. Tag | Konsolidierungsphase ab 21. Tag |
|---|---|---|
| Kein Flossing | Kein Flossing | Screening<br>Wrapping<br>Aktivierung<br>Training<br>Therapie<br><br>=> Return to Activity Entscheidung |

# 20.0 FINGER

Der Daumen hat zwei größere Gelenke, das Daumensattelgelenk erstellt die Verbindung zum ersten Fingerknochen dar, und das Daumengrundgelenk, es verbindet den ersten Daumenknochen mit dem zweiten Daumenknochen.

Der Daumen wird häufig beim Sport oder bei der Arbeit verletzt. Beispiele hierfür sind der Skidaumen, oder der SMS-Daumen.

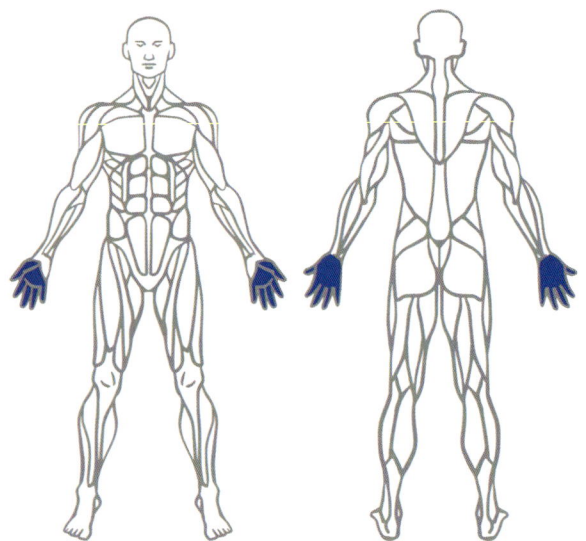

*Abb. 31: Modell Spannungszone Finger*

## SCREENING DAUMEN/FINGER

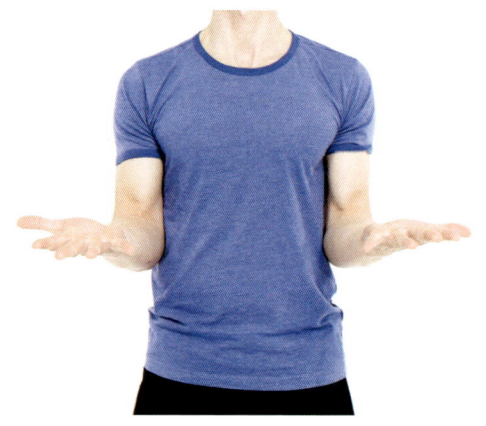

*Startposition*

Nehmen Sie eine aufrechte Position ein. Die Unterarme zeigen nach vorne und die Ellbogen sind 90° vor dem Körper gebeugt. Die Handflächen zeigen bei gespreizten Fingern nach oben.

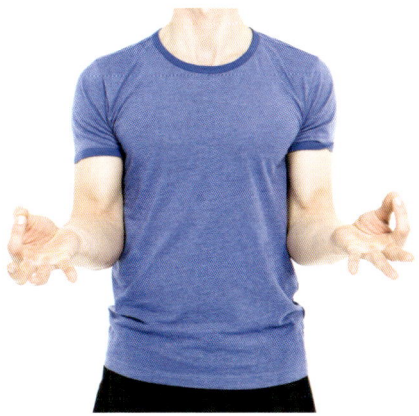

*Endposition*

Daumen und Fingerspitzen sollen sich nacheinander berühren (Oppositionsbewegung). Die Finger und den Daumen jedes Mal wieder vollständig strecken.

Bewegen Sie nacheinander alle Finger zum Daumen. Achten Sie darauf, dass die Finger und Daumen jedes Mal wieder vollständig gestreckt werden

*Fehler: Die Bewegung ist nicht an allen Fingern vollständig durchführbar.*

# WRAPPING DAUMEN

Im Bereich des Daumens gibt es verschiedene Krankheitsbilder, bei denen Flossing angebracht sein kann.

1.  **Rhizarthrose:** Verschleißerkrankung im Bereich des Daumensattelgelenks. Betrifft häufiger Frauen als Männer im Alter > 50 Jahre. Entsteht durch langjährige mechanische Überlastung.
2.  **Skidaumen:** Akute Sportverletzung des inneren Seitenbandes im Grundgelenk des Daumens. Entsteht häufig durch den Skistock oder beim Volleyball, Handball oder Basketball.

Für beide Indikationen ist dieser Wrap geeignet.

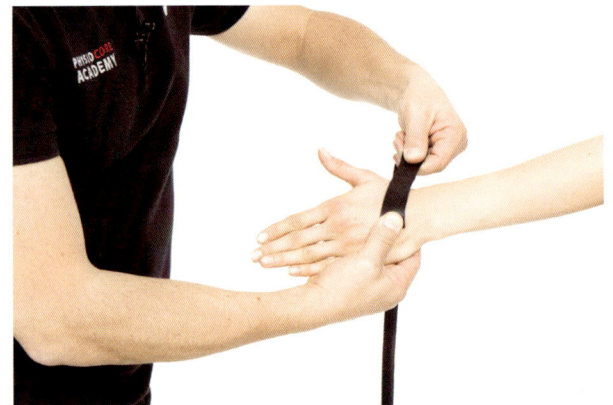

*Anlage des Ankers am Handrücken*

Legen Sie den Anker auf der Mitte des Handrückens an.

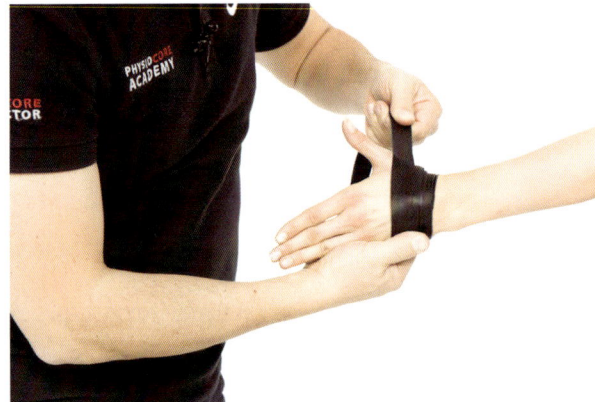

Fixieren Sie das Daumenge-lenk durch mehrfaches Wi-ckeln/Flossen.

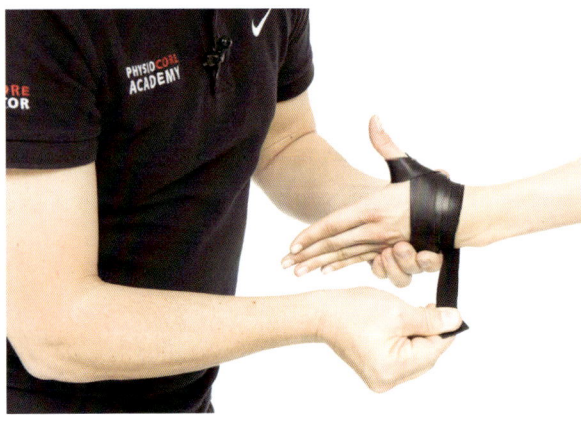

*Fixierung des Daumensattelgelenks*

Überkreuzen Sie das Floss-band im Bereich des Handge-lenks und befestigen Sie das Ende an einer Flossbandkante.

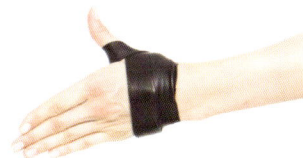

*Überkreuzen im Bereich des Grundgelenks*

# THERAPIE DAUMEN

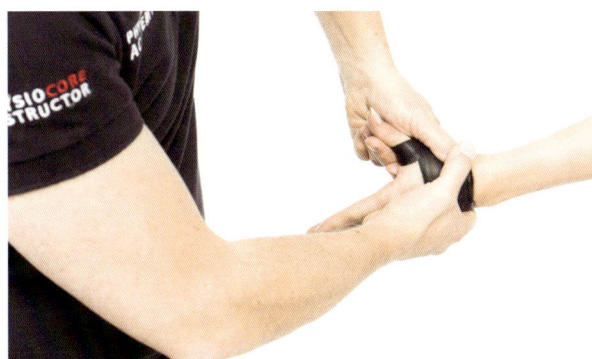

*Therapie Daumen Position 1*

**Gapping für Extension:** Das Grund- oder das Sattelgelenk wird mit einer Hand fixiert und mit der anderen Hand in die Extension bewegt.

Fixieren Sie mit einer Hand das Daumen- oder Handgelenk des Sportlers und bewegen Sie das Gelenk in Richtung Handinnenseite.

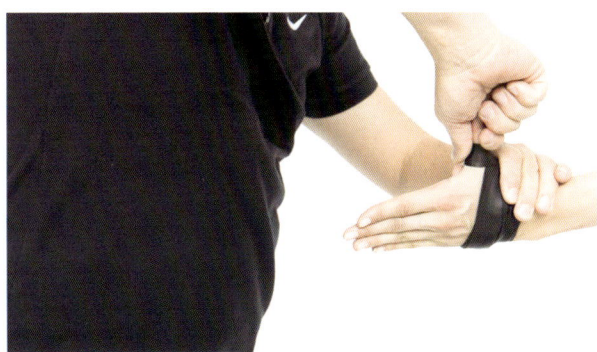

*Therapie Daumen Position 2*

Fixieren Sie mit einer Hand das Daumen- oder Handgelenk des Sportlers und bewegen Sie das Gelenk von der Handinnenseite weg.

**Gapping für Flexion:** Das Grund- oder das Sattelgelenk wird mit einer Hand fixiert und mit der anderen Hand in die Flexion bewegt.

**20.0**

**ÜBERLASTUNGSZONE**

# ÜBERLASTUNGSZONE FINGER

## AKTIVIERUNG/TRAINING MIT DEM VITALITY-FLOSSBAND

| Nr. | Indikation | Überlastungszone | Diagnose/Symptome | Ursachen | |
|-----|------------|------------------|-------------------|----------|--|
| 20 | SMS-Daumen | Daumengrundgelenk | Schmerzen vom Daumen bis ins Handgelenk | • Lange Tätigkeiten mit dem Handy | |

## THERAPIE MIT DEM VITALITY-FLOSSBAND

| Nr. | Indikation | Überlastungszone | Diagnose/Symptome | Ursachen | |
|-----|------------|------------------|-------------------|----------|--|
| 20 | SMS-Daumen | Daumengrundgelenk | Schmerzen vom Daumen bis ins Handgelenk | • Lange Tätigkeiten mit dem Handy | |

**Überlastungszone Daumengrund- und -sattelgelenk**

Finger und Zehen bestehen aus zahlreichen kleinen Knochen und Bändern, die durch einen Sturz oder Überlastungen überdehnt und gereizt werden können. Diese erzeugen Schmerzen, die schon bei einfachen Tätigkeiten im Alltag Probleme bereiten. Besonders der Daumen ist dabei anfällig für Überdehnungen.

**VERLETZUNGSZONE**

# VERLETZUNGSZONE FINGER

| Nr. | Indikation | Verletzungszone | Diagnose/Symptome | Häufige Ursachen | |
|-----|------------|-----------------|-------------------|------------------|--|
| 20 | Skidaumen | Daumengrundgelenk | Schmerzen beim Greifen, Schwellung | **Kontakt** Durch den Skistock beim Sturz verrenkt sich der Daumen. | |

| Training mit Vitality Flossband | Beschreibung | Hinweise/Tipps |
|---|---|---|
| | Bewegen Sie Ihren Daumen in alle Richtungen und mobilisieren Sie so das Gelenk. Wiederholen Sie die Bewegung mehrfach. | Länge: 1-1,5 m<br>Breite: 2,5 cm<br>Zugstärke: 70-80 %<br>Schmerzbereich, 50 %<br>Gegenseite |

| Therapie mit Vitality Flossband | Beschreibung | Hinweise/Tipps |
|---|---|---|
| | Traktion des Daumengrundgelenks | Länge: 1 m<br>Breite: 2,5 cm<br>Zugstärke: 70-80 %<br>Schmerzbereich, 50 %<br>Gegenseite |

| Akutphase 1.-5. Tag | Proliferationsphase 5.-21. Tag | Konsolidierungsphase ab 21. Tag |
|---|---|---|
| Kein Flossing an Tag 1 | Wrapping<br>Aktivierung<br>Training<br>Therapie | Screening<br>Wrapping<br>Aktivierung<br>Training<br>Therapie<br><br>=> Return to Activity Entscheidung |

# ANHANG

## SCREENINGBOGEN

**1**   Name

Datum

Bewegungsziel

Welchen Sport möchte
ich betreiben?

**2**   Beweglichkeitsziel

An welchen Körperpartien
möchte ich mich freier/
beweglicher fühlen?

Mit einem Δ auf dem
Körper markieren!

**3**   Schmerzen

An welchen Körperpartien
habe ich Beschwerden /
Schmerzen.

Mit einem X auf dem
Körper markieren!

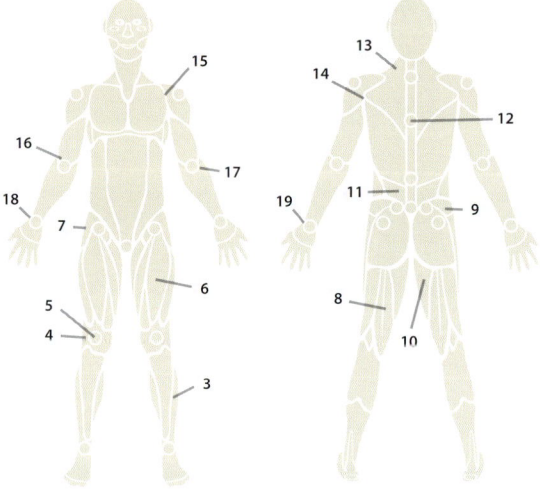

**Anleitung:**
Aus den Nummern der unter Punkt 2 und 3 markierten Körperpartien ergeben sich die Screening-
Empfehlungen! D. h., wenn Sie z. B. Körperpartie 7 markieren, sollten Sie das Screening S7 durchführen!

**Hinweis:**
Wenn Sie eine Körperpartie als schmerzhaft markiert haben, screenen Sie auch stets die Körperpartie
darüber und darunter! D. h., wenn der Schmerz z. B. bei der Körperpartie 6 liegt, screenen Sie neben der
S6 auch die S5 und S7!

## 4    Vitality Screening Unterkörper

| Nummer | Screening | Zielposition erreicht | | | Körperpartie | Kommentar/Flossing-Richtung |
|---|---|---|---|---|---|---|
| 1 | Zehensitz | ja ◯   nein ◯ | links ☐ | rechts ☐ | Fuß/Zehen | |
| 2 | Knee-to-Wall | ja ◯   nein ◯ | links ☐ | rechts ☐ | Sprunggelenk | |
| 3 | Fersensitz | ja ◯   nein ◯ | links ☐ | rechts ☐ | Unterschenkel | |
| 4 | Tiefe Kniebeuge | ja ◯   nein ◯ | links ☐ | rechts ☐ | Kniebeugung | |
| 5 | Langsitz | ja ◯   nein ◯ | links ☐ | rechts ☐ | Kniestreckung | |
| 6 | Quadriceps | ja ◯   nein ◯ | links ☐ | rechts ☐ | Beinvorderseite | |
| 7 | Hüftbeuger | ja ◯   nein ◯ | links ☐ | rechts ☐ | Hüftbeuger | |
| 8 | Single Leg Raise | ja ◯   nein ◯ | links ☐ | rechts ☐ | Beinrückseite | |
| 9 | Viererzeichen | ja ◯   nein ◯ | links ☐ | rechts ☐ | Hüfte außen | |
| 10 | Hüft IRO | ja ◯   nein ◯ | links ☐ | rechts ☐ | Hüfte innen | |

## 5    Vitality Screening Oberkörper

| Nummer | Screening | Zielposition erreicht | | | Körperpartie | Kommentar/Flossing-Richtung |
|---|---|---|---|---|---|---|
| 11 | Finger-Boden-Abstand | ja ◯   nein ◯ | links ☐ | rechts ☐ | Unterer Rücken (LWS) | |
| 12 | BWS Rotation | ja ◯   nein ◯ | links ☐ | rechts ☐ | Mittlerer Rücken (BWS) | |
| 13 | Kinn zur Brust | ja ◯   nein ◯ | links ☐ | rechts ☐ | Nacken (HWS) | |
| 14 | Nackengriff | ja ◯   nein ◯ | links ☐ | rechts ☐ | Schulter hinten außen | |
| 15 | Schürzengriff | ja ◯   nein ◯ | links ☐ | rechts ☐ | Schulter vorne innen | |
| 16 | Ellenbogen Flex | ja ◯   nein ◯ | links ☐ | rechts ☐ | Ellenbogen/Oberarm | |
| 17 | Ellenbogen Rotation | ja ◯   nein ◯ | links ☐ | rechts ☐ | Ellenbogen/Unterarm | |
| 18 | Buddha-Test | ja ◯   nein ◯ | links ☐ | rechts ☐ | Handstreckung | |
| 19 | Buddha-Test-Reverse | ja ◯   nein ◯ | links ☐ | rechts ☐ | Handbeugung | |
| 20 | Finger Flex | ja ◯   nein ◯ | links ☐ | rechts ☐ | Finger | |

# 6

## Vitality Flossing Bedarf

# LITERATURVERZEICHNIS

Altmeyer, P., Hoffmann K. & Stücker M. (2013). *Kutane Mikrozirkulation.* Springer-Verlag.

Bove, G. M. & Chapelle, S. L. (2012). Visceral mobilization can lyse and prevent peritoneal adhesions in a rat model. *Journal of Bodywork and Movement Therapies, 16* (1), 76-82.

Eder, K. & Mommsen, H. (2007). *Richtig Tapen: Funktionelle Verbände am Bewegungsapparat optimal anlegen.* Spitta Verlag.

Faller, A. & Schünke, M. (2012). *Der Körper des Menschen: Einführung in Bau und Funktion.* Thieme Verlag.

Froböse, I. et al. (2001). Überlastungssymptome von Mountainbikern- Eine empirische Untersuchung mittels Fragebogenerhebung. *Deutsche Zeitschrift für Sportmedizin. 52* (11), 311-315.

Ganschow, R. (1998). *Sportverletzungen im Judo: Risikoprofil und Ansätze für die Prävention, 49* (3), 76-81.

Gottlob, A. (2007). *Differenziertes Krafttraining: mit Schwerpunkt Wirbelsäule.* Urban & Fischer Verlag.

Hess, H. (2004). Der chronische Leistenschmerz des Sportlers. *Deutsche Zeitschrift für Sportmedizin, 55* (4), 108-109.

Jung, R. et al. (1998). Feld- und Hallenhockey: Belastung und Gefährdung des Bewegungsapparates durch Verletzungen und Sportschäden. *Deutsche Zeitschrift für Sportmedizin, 49* (11+12), 332-339.

Junius, J.J. (2007). Ein methodisches Training für das funktionell instabile Handgelenk. *Zeitschirft für Handtherapie, 1*, 8-18.

Knobloch, K. (2014). Laufverletzungen. Dominanz von Überlastungsschäden. *Medicalsportsnetworks. 3*, 16-19.

Kromer, T.O. (2004). *Das Ellenbogengelenk. Grundlagen, Diagnostik, physiotherapeutische Behandlung.* Springer Verlag.

Luig, P. (2015). *Verletzungen im Profihandball- Epidemiologie, Ätiologie & Prävention.* VBG, Bezirksverwaltung Duisburg.

Merskey, H. & Bogduk, N. C. (1994). (Eds.). *IASP task force on taxonomy. Classification of Chronic Pain, Second Edition.* Part III: Pain terms, a current list with definitions and noteson usage (pp. 209-214). IASP Press, Seattle.

Myers, T.W. (2010). *Anatomy Trains: Myofasziale Leitbahnen.* Für Manual- und Bewegungstherapeuten. Urban & Fischer Verlag.

Plesch, C. & Sieven, R. (2009). *Handbuch Sportverletzungen.* Meyer & Meyer Verlag.

Protz, K. (2007). Wie wichtig ist Kompressionstherapie? *Zeitschrift für Heilberufe, 4*, 28-31.

Richter, P. & Hebgen, E. (2011). *Triggerpunkte und Muskelfunktionsketten: in der Osteopathie und Manuellen Therapie.* Haug Verlag.

Schleip, R. & Jäger, H. (2014). Faszien und ihre Bedeutung für die Interozeption. *Osteopathische Medizin, 15* (3), 25-30.

Schleip, R. et al. (2014). *Lehrbuch Faszien- Grundlagen, Forschung, Behandlung.* Urban & Fischer Verlag.

Schmidt-Wiethoff, R. et al. (2000).Funktionelle Schulterprobleme und Muskelimbalancen beim Leistungssportler mit Überkopfbelastung. *Deutsche Zeitschrift für Sportmedizin, 51*(10); 327-335.

Schmitt, H. (2013). Prävention und Therapie typischer Verletzungen und Überlastungsbeschwerden bei männlichen Fußballspielern. *Deutsche Zeitschrift für Sportmedizin, 64* (1), 18-27.

Seidenspinner D., Kloster, (2015) Isokinetische und EMG gestützte Untersuchung des Kniegelenks vor und nach einer Kompression mit einem elastischen Band. *pt_Zeitschrift für Physiotherapeuten, 67,* 52-58

Starret, K. & Cordoza, G. (2013). *Becoming a supple Leopard: The Ultimate Guide to Resolving Pain, Preventing Injury and Optimizing Athletic Performance.* Riva Verlag.

Tesarz, J., (2010). Die Fascia thoracolumbalis als potenzielle Ursache für Rückenschmerzen: anatomische Grundlagen und klinische Aspekte. Osteopathische Medizin. *Zeitschrift für ganzheitliche Heilverfahren, 11* (1), 28-34.

Tretbar, L.L. et al. (2008). *Lymphedema. Diagnosis and Treatment.* Springer Verlag.

VBG Hamburg (2014). *Präventionskonzept für den bezahlten Sport.* Ziele-Strategien-Maßnahmen.

Weiskopf, L. (2010). Verletzungen des Bewegungsapparates im Eishockey. *Schweizerische Zeitschrift für Sportmedizing und Sporttraumatologie, 58* (2), 52-55.

Yaprak, M., (2008). The axon reflex. *Neuroanatomy, 7,* 17-19

Zech, A. et al. (2014). Sprunggelenksverletzungen und Präventionsstrategien im deutschen Nachwuchsbasketball. *Deutsche Zeitschrift für Sportmedizin, 65* (3), 61-65.

# BILDNACHWEIS

| | |
|---|---|
| Lektorat: | Dr. Irmgard Jaeger |
| Cover: | Claudia Sakyi |
| Layout & Satz: | Andreas Reuel |
| Cover- und Innenteilfotos: | ©Mira Hampel Photography, www.mirahampel.de |
| | S. 18 ©Picture-Alliance/dpa |

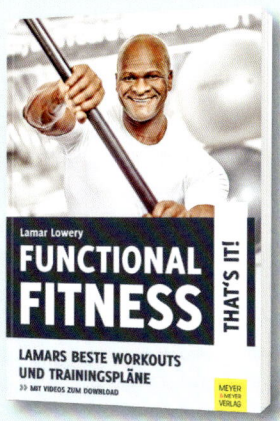
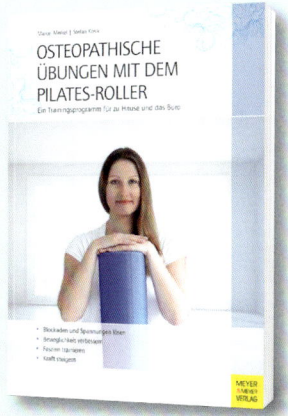
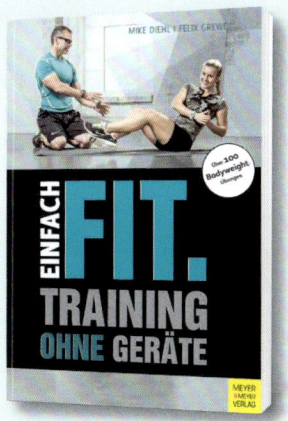
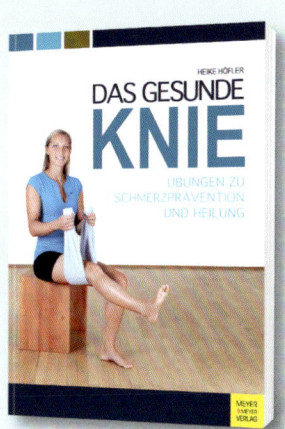